股関節拘縮の評価と運動療法

第1章 骨盤・股関節の機能解剖
1. 直立二足歩行への進化
2. 股関節の表面解剖
3. 骨形態
4. 関節包と関節包靱帯
5. 筋
6. 神経系
7. 血管系

第2章 股関節のバイオメカニクス
1. 股関節の運動
2. 関節の潤滑機構
3. 寛骨臼関節唇の構造と力学的特徴
4. 代表的なX線学的指標
5. 股関節に作用する力

第3章 股関節周辺組織の拘縮に由来する疼痛の評価
1. 関節の痛みに関する基本的な考え方
2. 疼痛の評価
3. Hip-spine syndrome
4. 拘縮に由来する股関節痛
5. 絞扼性神経障害

第4章 股関節拘縮の評価と治療
1. 股関節の関節可動域
2. 関節可動域制限（拘縮）の基礎知識
3. 関節可動域制限の評価と治療

第5章 異常歩行（跛行）の評価と治療
1. 正常歩行の運動学
2. 関節可動域制限が原因となる異常歩行
3. 異常歩行（跛行）の評価
4. 歩行障害に対する運動療法

第6章 股関節疾患に対する評価と運動療法
1. 大腿骨近位部骨折
2. 股関節脱臼骨折、寛骨臼骨折
3. 変形性股関節症
4. 大腿骨寛骨臼インピンジメント（FAI）

索引

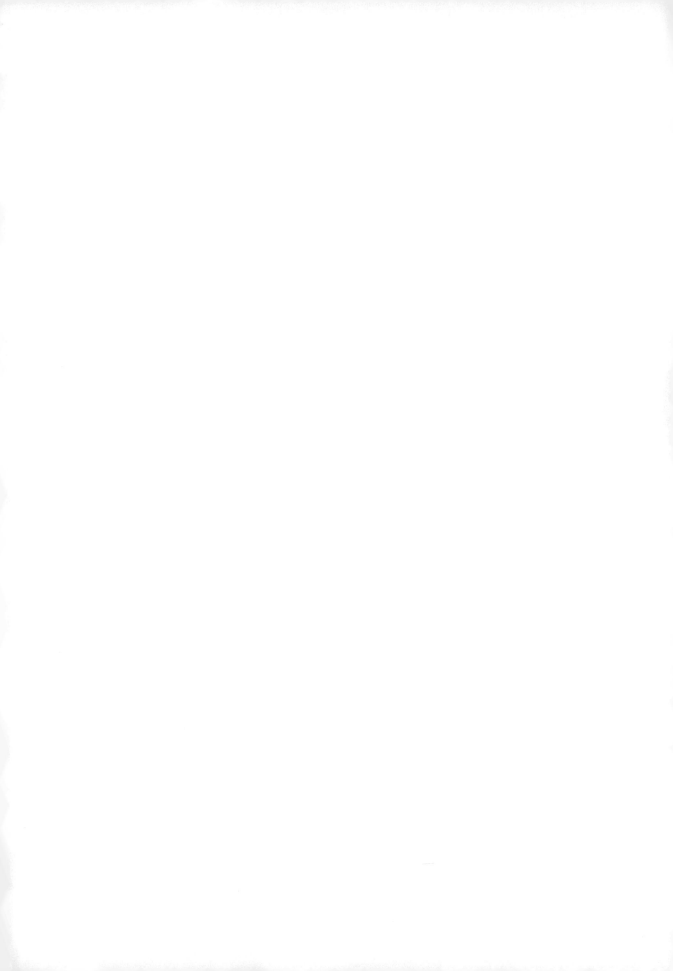

股関節拘縮の評価と運動療法

監修　林　典雄
　　　運動器機能解剖学研究所 所長

　　　浅野昭裕
　　　中部学院大学 看護リハビリテーション学部 理学療法学科 教授

執筆　熊谷匡晃
　　　松阪中央総合病院 リハビリテーション科 副技師長

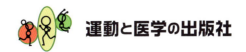

監修の言葉

　私の同窓（国立療養所東名古屋病院附属リハビリテーション学院）でもあり、卒業後は整形外科リハビリテーション学会で研鑽を積まれた熊谷君が、大きな仕事をやり遂げました。単著「股関節拘縮の評価と運動療法」の完成です。このシリーズは、教え子である赤羽根君が書いた「肩関節拘縮の評価と運動療法」に続く第2弾となります。赤羽根君の書籍が世の中に広く認められたように、本書も運動器診療に携わる多くの方々のお役に立つ一冊になると確信しています。

　整形外科リハビリテーション学会においてAAグレード認定を受けている熊谷君は、現在まさに「脂の乗り切った理学療法士」の一人です。その診療技術は高く、股関節診療にとどまらず、上肢障害、下肢障害を問わず、オールマイティーに対応できる理学療法士です。私は熊谷君のように、どの関節でも診られる能力を有しつつ、その中で際立って強い専門領域を持っている方を、「一人前の理学療法士」と考えています。世の中には「肩専門の理学療法士」、「膝専門の理学療法士」であると、胸を張っている方を見かけます。でも私には、「肩以外の患者は他に行ってください！」、「膝以外の患者は他に行ってください！」としか聞こえません。限られた一部の地域で仕事をするのであれば、ある関節専門の理学療法士でも役に立つかもしれません。しかし、それ以外の多くの地域では、どこの関節であろうとも、平均以上の診療ができる理学療法士が求められます。各関節の解剖構造をしっかりと把握し、構造が持つ機能特性について考察しながら診療している理学療法士であれば、自分をこのように表するのではないでしょうか？

「私は、肩も、肘も、手も、腰も、股も、膝も、足も・・・専門の理学療法士です」・・と。

　このように堂々と言える日が来るには、それなりの努力と自分を律する時間が必要です。でも、たった1回の人生、そして多くの職業の中から理学療法士という仕事を選んだのであれば、「本当の運動器専門の理学療法士」を目指してみてはいかがでしょうか？本書が、そんな方々のかけがえのない1冊になると確信しています。

　今回の監修作業には、私の盟友であり、親友であり、最大のライバルである中部学院大学教授の浅野昭裕先生に協力をお願いしました。浅野先生の文章校正のすばらしさは、他の追随を許しませんが、画像解釈の眼力もまた他の追随を許しません。股関節疾患を理解するには、身体所見を正確に把握し、レントゲン画像との因果関係を考察する過程が極めて大切です。このような観点から本書は、私と浅野先生とのダブル監修とさせていただきました。こちらもあわせてお楽しみ頂ければと思います。

　最後になりますが、本書の出版にあたり多大なご尽力いただきました運動と医学の出版社の園部氏に感謝申し上げます。加えて、熊谷君をしっかりと支えていただいた奥様とその家族に深く感謝いたします。

2019年10月吉日
監修代表　運動器機能解剖学研究所 所長　林 典雄

序文 … 出版に寄せて

　直立二足歩行を行うヒトの股関節は、四足動物とくらべて構造が大きく異なり、身体の重心に近接する機能的に重要な関節ですが、わが国では超高齢化の進行に伴い、骨粗鬆症関連骨折である大腿骨近位部骨折が増え続けています。

　大腿骨近位部骨折は患者のADLを著しく低下させ、ひいては生命予後まで悪化させてしまう骨折ですが、その骨折治療において骨癒合が得られていない状態（骨折部からインプラントを挿入しての骨接合や、大転子や小転子といった大きな骨片の未固定状態）であっても、術後の歩行練習は早期より積極的に行われています。手術の翌日から全荷重歩行が開始されることの多い、他の骨折と比べると特殊な整形外科的治療や運動療法が行われる疾患と言えるでしょう。

　大腿骨近位部骨折の多くは高齢者であるため、術後合併症やADL低下の予防という観点から早期に離床を図ることが望ましいからではあるものの、結果的に、運動療法においては他の部位の骨折では行われる関節機能解剖学から病態を詳細に解釈するというプロセスが軽視され、クリニカルパスに沿った画一的な運動療法が多かれ少なかれ行われているようです。

　長期的な成績や転倒予防を考えれば、詳細な評価のもとでの適切な運動療法の実施が大切であることは言うまでもありません。

　運動器疾患のリハビリテーションにおいて、我々セラピストが扱う病態としては、「関節拘縮」、「痛み」、「筋力低下」の問題が大半を占めており、これらは互いに修飾し合いながら存在しています。

　関節拘縮が存在することで、疼痛が出現することは多々あることです。また、筋力については、純粋な筋力低下のみならず、関節拘縮が背後に存在するという場合もあります。

　筋力と可動域とを個別に考えてしまう傾向が往々にしてありますが、両者は表裏一体の関係です。痛みがなく、よく動き、そしてしっかりと支えることができる関節に導いていくためには、これら3つの問題を分けて捉えることはできません。中でも関節拘縮は他の要因に及ぼす影響が大きいため、医療現場で日々奮闘しているセラピストであれば、「関節拘縮の評価と治療」がいかに重要であるかがおわかりいただけるでしょう。

　現代社会では効率の良さがとかく重視され、巷には小手先のサービスが氾濫しています。リハビリテーション業界も決して例外ではなく、テクニックの習得ばかりに奔走し、病態に基づいた評価・治療が軽視される風潮がみられることは否めません。

　書店には思わず手に取りたくなるような魅力的なタイトルの本が所狭しと並んでいます。必要な情報を簡単に収集できることを掲げた本は効率性が重視される現代社会にマッチしているのかもしれませんが、評価や運動療法の技術向上は短期間に成し遂げられるものではなく、その有用性は断片的になりがちです。

我々が扱う運動器疾患は多岐にわたり、患者の症状や病態も人によって大きく異なります。また、関節拘縮の評価と治療を行うためには、解剖学や運動学を熟知すると共に正確な触診技術や関節操作が重要です。最近では運動器の分野におけるエコーの普及もあり、関節拘縮の原因は実に様々で、関節拘縮が股関節疾患の基盤をなしていることもわかってきています。

　このたび、そのような新しい知見も含めつつ今一度原点に戻り、運動器リハビリテーションに従事するセラピストが評価・治療の根底に必ず置くべき「股関節の拘縮」をテーマに、本書を上梓することとなりました。解剖学、バイオメカニクスの総論、股関節拘縮の詳細な評価方法、関節拘縮に起因する痛みや異常歩行など多岐にわたる内容を、画像やイラストを多用し、容易に理解できるよう心がけたつもりです。股関節疾患の全てを網羅しているわけではありませんが、運動器リハビリテーションに携わる方々が診ることの多い疾患を中心に掲載いたしました。
　本書が拙著を手に取ってくださった方々にとって少しでも役立つものとなり、一人でも多くの患者様の症状改善に寄与することができれば、これに勝る喜びはありません。

　本書は、運動器機能解剖学研究所の林典雄先生、中部学院大学の浅野昭裕先生にご監修いただきました。両先生とも、運動器リハビリテーション分野のリーダーとして長期にわたりその普及と啓蒙とに全力を注がれており、私自身も臨床施設で両先生より指導を受けた一人です。お二方より教わったことが私の運動器リハビリテーションの根底に流れるコンセプトとなっており、今回、監修のご承諾を頂戴することができたことを大変光栄に思います。
　また、編集に関わる多くのご協力をいただきました運動と医学の出版社編集部、コンディション・ラボの園部俊晴所長をはじめ関係者の皆様にはこの場を借りて厚くお礼申し上げます。

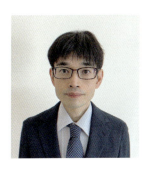

2019年10月吉日
三重県厚生連松阪中央総合病院
リハビリテーション科　副技師長
熊谷 匡晃

目　次

監修のことば

序文

第1章　骨盤・股関節の機能解剖

1. 直立二足歩行への進化 　10
2. 股関節の表面解剖 　14
　　1）皮膚のランドマーク 　14
　　2）骨のランドマーク 　15
3. 骨形態 　17
　　1）寛骨、寛骨臼 　17
　　2）大腿骨 　20
4. 関節包と関節包靱帯 　24
　　1）関節包 　24
　　2）関節包靱帯 　24
5. 筋 　27
　　1）内寛骨筋 　29
　　2）外寛骨筋 　30
　　3）大腿の伸筋（大腿前面の筋） 　32
　　4）大腿の内転筋 　32
　　5）大腿の屈筋（大腿後面の筋） 　34
6. 神経系 　35
　　1）知覚 　35
　　2）運動 　37
7. 血管系 　40
　　1）股関節周囲の血管系 　40
　　2）大腿骨頭の血管系 　41

第 2 章　股関節のバイオメカニクス

1. 股関節の運動 —————————————————————————————— 46
    1）股関節の可動域と制動 ——————————————————————— 46
    2）股関節の可動域と ADL ——————————————————————— 47
2. 関節の潤滑機構 —————————————————————————————— 49
    1）関節軟骨 ————————————————————————————————— 49
    2）関節の潤滑のバイオメカニクス ———————————————— 50
3. 寛骨臼関節唇の構造と力学的特徴 ———————————————— 51
    1）関節唇の構造 —————————————————————————————— 51
    2）関節唇のバイオメカニクス ——————————————————— 51
4. 代表的な X 線学的指標 ————————————————————————— 53
    1）寛骨臼角（α角）———————————————————————————— 53
    2）Sharp 角 ———————————————————————————————— 53
    3）CE 角（center-edge angle）—————————————————— 53
    4）AHI（acetabular head index）———————————————— 53
    5）ARO（acetabular roof obliquity）—————————————— 54
    6）ADR（acetabular depth ratio）——————————————— 54
    7）Shenton 線 —————————————————————————————— 54
    8）大腿骨頭脱臼度（Crowe 分類）———————————————— 54
5. 股関節に作用する力 ——————————————————————————— 56
    1）関節合力 ———————————————————————————————— 56
    2）関節応力 ———————————————————————————————— 58
    3）股関節疾患へのバイオメカニクスの応用 —————————— 62

第 3 章　股関節周辺組織の拘縮に由来する疼痛の評価

1. 関節の痛みに関する基本的な考え方 ——————————————— 68
    1）安定した関節と不安定な関節 —————————————————— 68
    2）股関節における不安定性 ———————————————————— 69
2. 疼痛の評価 ——————————————————————————————————— 71
    1）関節周囲組織に存在する感覚受容器の分類と機能 ——— 71

- 2）疼痛の発生時期 ... 73
- 3）疼痛の発生要因 ... 73
- 4）疼痛部位の示し方 ... 74
- 5）疼痛の定量的評価 ... 74
- 6）関連痛 ... 74

3. Hip-spine syndrome ... 76
- 1）分類 ... 76
- 2）骨盤傾斜と脊椎アライメントの評価 ... 77
- 3）骨盤前傾に起因する股関節痛 ... 83
- 4）骨盤後傾に起因する股関節痛 ... 105

4. 拘縮に由来する股関節痛 ... 119
- 1）骨盤後傾、腰椎の後弯化に制限がある場合の股関節前方部痛 ... 119
- 2）股関節後方支持組織の柔軟性低下に伴う股関節前方部痛 ... 121
- 3）股関節前方支持組織の柔軟性低下に伴う股関節前方部痛 ... 123

5. 絞扼性神経障害 ... 126
- 1）大腿神経障害 ... 126
- 2）梨状筋症候群 ... 129
- 3）閉鎖神経障害 ... 134

第4章　股関節拘縮の評価と治療

1. 股関節の関節可動域 ... 144
- 1）股関節複合体の可動域と股関節固有の可動域 ... 144
- 2）股関節屈曲と頚部軸屈曲との違い ... 145
- 3）関節可動域の測定方法 ... 145

2. 関節可動域制限（拘縮）の基礎知識 ... 155
- 1）関節拘縮の発生メカニズム ... 155
- 2）関節可動域制限の要因 ... 157
- 3）癒着と短縮 ... 157
- 4）外傷性拘縮完成までの時間的要素 ... 160
- 5）股関節可動障害の特徴 ... 162

3. 関節可動域制限の評価と治療 ——————————————— 164
    1）制限因子の推察方法 ……………………………………… 164
    2）関節可動域運動の実際 …………………………………… 168

第5章　異常歩行（跛行）の評価と治療

1. 正常歩行の運動学 ————————————————————— 176
    1）二足歩行の力学的特性 …………………………………… 176
    2）歩行周期の区分と役割 …………………………………… 177
2. 関節可動域制限が原因となる異常歩行 ————————————— 181
    1）歩行における下肢関節角度の変化 ……………………… 181
    2）股関節の関節可動域制限に伴う異常歩行 ……………… 183
    3）膝関節の関節可動域制限に伴う異常歩行 ……………… 192
    4）足関節の関節可動域制限に伴う異常歩行 ……………… 194
3. 異常歩行（跛行）の評価 ——————————————————— 195
    1）観察による歩行評価 ……………………………………… 195
    2）動作の誘導による歩行評価 ……………………………… 196
4. 歩行障害に対する運動療法 —————————————————— 198
    1）歩行に必要な関節可動域の獲得 ………………………… 198
    2）筋の質的機能向上を目的とした運動療法 ……………… 198
    3）起立・荷重訓練 …………………………………………… 203
    4）歩行訓練 …………………………………………………… 207

第6章　股関節疾患に対する評価と運動療法

1. 大腿骨近位部骨折 —————————————————————— 216
    1）疾患概説 …………………………………………………… 216
    2）整形外科的治療 …………………………………………… 219
    3）評価 ………………………………………………………… 221
    4）運動療法 …………………………………………………… 227

2. 股関節脱臼骨折、寛骨臼骨折 — 231
　　1）疾患概説 — 231
　　2）整形外科的治療 — 232
　　3）評価 — 233
　　4）運動療法 — 234

3. 変形性股関節症 — 236
　　1）疾患概説 — 236
　　2）整形外科的治療 — 237
　　3）評価 — 239
　　4）運動療法 — 245

4. 大腿骨寛骨臼インピンジメント（FAI） — 249
　　1）疾患概説 — 249
　　2）整形外科的治療 — 252
　　3）評価 — 254
　　4）運動療法 — 257

索引 — 264

NOTE:

　　侵害受容性疼痛と神経障害性疼痛 — 72
　　頸椎と腰椎の椎間関節の形態的特徴 — 90
　　ヒルトンの法則 — 112
　　股関節外旋筋群と股関節内外転軸との関係 — 134
　　立位姿勢での筋活動 — 178
　　関節モーメントと関節パワー — 188
　　歩行の神経制御にも伸展可動域が影響する？ — 189
　　高齢者の歩行特性 — 193
　　ロッカー機能 — 194
　　高齢者の姿勢変化と歩行への影響 — 208
　　静歩行と動歩行 — 210
　　体表からの骨盤アライメントの確認方法 — 241
　　O'Malley 筋解離術の目的と効果 — 244

1 骨盤・股関節の機能解剖

1. 直立二足歩行への進化
2. 股関節の表面解剖
1）皮膚のランドマーク
2）骨のランドマーク

3. 骨形態
1）寛骨、寛骨臼
2）大腿骨

4. 関節包と関節包靱帯
1）関節包
2）関節包靱帯

5. 筋
1）内寛骨筋
2）外寛骨筋
3）大腿の伸筋（大腿前面の筋）
4）大腿の内転筋
5）大腿の屈筋（大腿後面の筋）

6. 神経系
1）知覚
2）運動

7. 血管系
1）股関節周囲の血管系
2）大腿骨頭の血管系

1 骨盤・股関節の機能解剖

> 　股関節は、寛骨臼（臼蓋）と大腿骨頭からなる、自由度3の球関節である。人体における最大の荷重関節として強固な支持性を有し、大きな荷重に耐え得る構造になっている。他の哺乳類の股関節もよく似た構造をしているが、力学的に不安定な直立二足歩行をするヒトの股関節は、生体力学的に独特な特徴を有する。進化の過程において股関節が伸展する事で直立二足歩行が可能となり、重力や慣性力をうまく利用しながらエネルギー消費の少ない優れた移動様式となった。
>
> 　本章では、ヒトの股関節が、支持性と可動性という2つの異なる機能を両立させるために獲得してきた機能解剖学的特徴について述べる。

1. 直立二足歩行への進化

　ヒトと他の動物との大きな違いの一つに、直立二足歩行という移動様式がある。ヒトは直立二足歩行の獲得によって手の自由度が増したことに伴い脳が発達し、今日の高度な文明を築き上げることができたとされている。ヒトに限らず二足歩行を行う動物としてダチョウやカンガルー等があるが、彼らの股関節や膝関節は屈曲しており、体幹と下肢との関係は四足動物と同様である（図 1-1）。

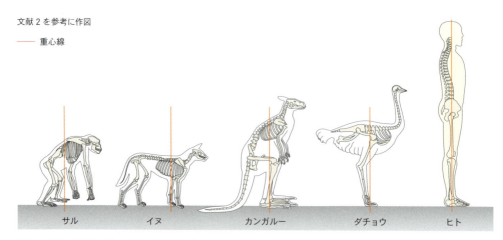

文献2を参考に作図
―― 重心線

図 1-1: 二足と四足で立つときの骨格位置

ヒトは、股・膝関節が完全に伸展した下肢の上に体幹と頭部が鉛直に乗っている。二足移動を行うダチョウやカンガルーでは、股・膝関節は屈曲し、骨盤と下肢の関係は四足動物と同様である。これらの二足移動は直立二足歩行ではない。また四足動物の重心線を見ると、イヌなど一般の地上四足獣では前足近くを通る。このため前足の荷重量が多いが、サルでは後足に近く、ヒトでは股関節の直上に位置する。

四足移動を行う動物と直立二足歩行を行うヒトとでは、生物の移動様式を反映する骨盤の形態に大きな違いがある。脊椎動物の骨盤は、その進化の過程で抗重力筋との関係や移動様式などに応じて形を変化させてきたとされる[1]。四足移動をする動物の骨盤は縦に長く板状（図 1-2）であり、このような骨盤から後脚が直角に下方に出ている構造は、後脚を強く蹴り出す大腿屈筋を配置するのに都合がよい。一方、ヒトの骨盤は横に広く、内臓を下から受け止めるように椀状に広がっている。広い腸骨は股関節を伸展させる大殿筋や中殿筋の付着部を拡大し、腹部内臓を支えるのに有利である[2]（図 1-3）。また、腸骨が背側に起き上がると同時に腰椎が強く前弯した結果、上半身が直立かつ後方へ移動すると共に重心が股関節の直上に

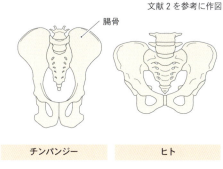

文献2を参考に作図

図 1-2: チンパンジーとヒトの骨盤の比較

中腰で歩くチンパンジーの骨盤は細長く伸びているが、ヒトのそれはお椀型をしている。

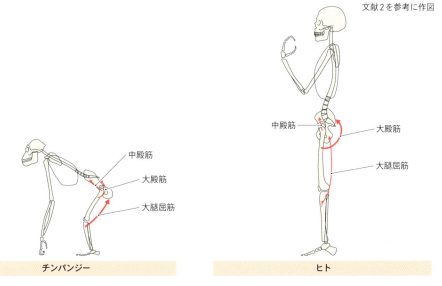

図 1-3: チンパンジーとヒトにおける筋肉の付き方の比較

チンパンジーの場合は、大腿部の屈筋群が脚を蹴り出すための主要な筋であるが、直立二足歩行を行うヒトでは大殿筋がその役割を担う。

位置し、重い頭と体幹とを少ないエネルギーで安定保持できるようになった[3]（10ページ図 1-1）。

次に大腿骨の形状について見ていくと、ヒトの大腿骨骨幹中央部付近の横断面は後面の骨質が張り出した形になっており、粗線を形成している[4]（図 1-4）。二足起立時は重力による大腿骨の長軸方向への圧縮を強く受けるため、前後方向の曲げに強い力学的な性質を表していると考えられる。一方、チンパンジーの大腿骨ではヒトのような粗線の張り出しは認められない。内外方向の径が大きく、四足移動に適した形状であると考えられる[4]。大腿骨近位部にも運動様式をよく反映した構造を見ることができる。ヒトの大腿骨頚部の緻密骨の厚さには、下縁部が厚く上縁部が薄いという特徴がある[5),6)]。これは断面の下縁部と上縁部との間で加わる力が

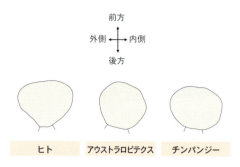

図 1-4: 大腿骨骨幹部における断面形態の比較

ヒトの大腿骨骨幹中央部付近の横断面は後面の骨質が張り出した形になっており、粗線を形成している。粗線の張り出しは前後方向の曲げに強い力学的な性質を表している。一方、チンパンジーの大腿骨にはヒトのような粗線の張り出しは認められず、内外方向の径が大きい。これは四足移動に適した形状であると考えられる。

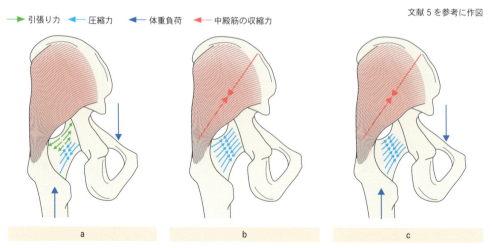

文献 5 を参考に作図

図 1-5: 荷重により大腿骨頚部に加わる力

大腿骨頚部には体重負荷によって内反力が加わるため、上縁部には引張りの力が、下縁部には圧縮力が加わる（a）。一方、大腿骨頚部の長軸と平行な方向に働く中殿筋の収縮力は、上縁にも下縁にも圧縮力を生じさせる（b）。その結果、上縁部では引張りと圧縮の力が相殺され二足起立時に加わる力が小さく、下縁部では圧縮力が大きく働くことになる（c）。

異なることが原因である。すなわち、直立した体重負荷によってヒトの大腿骨頚部に内反力が加わるため、上縁部には引張りの力が、下縁部には圧縮力が加わる（左ページ図 1-5a）。一方、大腿骨頚部の長軸と平行な方向に働く中殿筋の収縮力は、上縁にも下縁にも圧縮力を生じさせる（左ページ図 1-5b）。その結果二足起立時には、上縁部では引張と圧縮の力が相殺されて加わる力が小さく、下縁部では圧縮力が大きくなる[5]（左ページ図 1-5c）。したがって、二足起立時に大きな負荷がかかる下縁部では、丈夫な構造を保つと共に緻密骨に構造力学的な適応が生じている[7]。また、ヒトの大腿骨頚部表面を観察すると後面に外閉鎖筋が通る溝（外閉鎖筋溝）が見られるが、この溝は股関節を過伸展させた時に腱の圧迫によって形成される圧痕とされている[8]。

このように、四足動物と直立二足歩行を行うヒトとの骨形態を比較すると、長い年月をかけて変化した移動様式にうまく対応してきた様子を知ることができる。また、骨格では、形状や筋の付着部が調整され、それらと密接に関係した歩容が完成されてきたと考えられる。

2. 股関節の表面解剖

　治療対象である組織を正確に触診する技術を持つ事は、セラピストにとって評価や運動療法における数多くの有益な情報を得る事に繋がる。

　本書のテーマである関節拘縮の原因を考えていく場合、関節を他動的に動かした時に最初に緊張が認められる組織（多くは筋である）を触診できる事およびその組織が何であるかを判断できる事が、制限因子を推察する第一歩として重要である。

　圧痛の有無は、その組織自体に原因があるか否かの情報を提供してくれる。治療対象となる筋が収縮できるかどうかの確認は、他の筋による代償運動を制御し筋のリラクセーションを得るための操作や、効果的な筋力強化訓練としても重要である。

　それぞれの筋の触診方法については、成書[9]を参照していただく事とし、本書では皮膚および骨のランドマークについてのみ述べる。

1）皮膚のランドマーク

　前面では、下腹部と大腿部との境界をなす鼡径溝がみられる。鼡径溝は上前腸骨棘から恥骨結節にいたる鼡径靱帯に一致する。

　後面では、大殿筋に相当する部位が豊かに膨隆しており、その下縁付近が殿溝である。この殿溝は大殿筋の下縁とは一致しない事に注意が必要である。殿溝のほぼ中央の深部に、坐骨神経が遠位へ向けて走行している。

　乳幼児では、大腿内側から大腿前面および後面に横走する大腿内側皮膚溝がみられる。大腿内側皮膚溝の非対称は、先天性股関節脱臼にみられる特徴的な症状の一つとされている（図 1-6）。

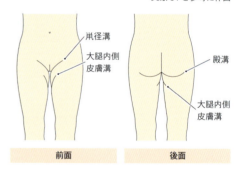

文献 31 を参考に作図

図 1-6: 皮膚のランドマーク

2) 骨のランドマーク

① 骨盤側

骨盤側では、腸骨稜、腸骨棘、恥骨結合、坐骨結節が主なランドマークとなる（図 1-7）。腸骨稜は腸骨翼の上縁を構成し、腸骨稜の前端に上前腸骨棘が位置している。上前腸骨棘は、縫工筋と大腿筋膜張筋との起始となっている。上前腸骨棘の 5cm 後方には肥厚した腸骨結節を、さらにその内下方の深部には下前腸骨棘を確認する事ができる。腸骨稜の後端に上後腸骨棘が位置している。上後腸骨棘は第 2 仙椎の高さにあり、ここには第 1 腰椎棘突起に向かう多裂筋が付着している。左右の腸骨稜の頂点を結ぶ腸骨稜切線（ヤコビー線：Jacoby line）は第 4 腰椎棘突起上を通る。

恥骨結合は下腹部下縁の正中部に触れ、その外側の恥骨上縁に恥骨結節がある。坐骨結節は下殿部で触れる。大殿筋に覆われているため立位では分かりにくいが、坐位や股関節屈曲位では容易に触れる事ができる。

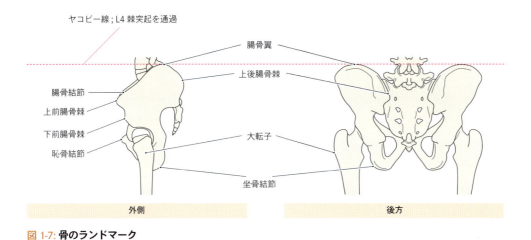

図 1-7: **骨のランドマーク**

② **大腿骨側**

大腿骨側では、大転子と大腿骨頭とがランドマークである。大転子は大腿骨近位外側部の骨隆起として、股関節の内転や内外旋を適宜加えながら触れるとよく分かる。大転子の位置評価には、ローザー・ネラトン線（Roser Nelaton line；上前腸骨棘と坐骨結節を結ぶ線）が用いられる。正常では、股関節45°屈曲位の大転子上縁がローザー・ネラトン線上に位置する（図1-8）。

大腿骨頭は、鼠径靱帯と縫工筋内縁、長内転筋外縁を三辺とするスカルパ（Scarpa）三角の中に位置し、骨性のふくらみとして触れる事ができる。骨頭中心は、鼠径靱帯中央の遠位外方で大転子上縁の高さに位置する（図1-9）。

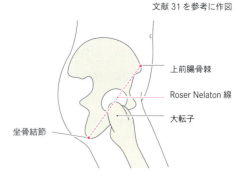

図 1-8: Roser Nelaton 線

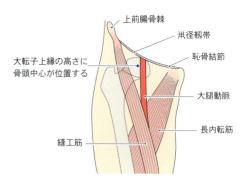

図 1-9: スカルパ三角と大腿骨頭の位置

3. 骨形態

臼蓋に対する大腿骨頭被覆の変化を異なる肢位から観察してみると、股関節伸展位（立位での基本肢位）において大腿骨頭の前面が臼蓋からはみ出ている事が観察できる（図 1-10）。これは、前捻をもつ大腿骨頸部軸と前開きになっている臼蓋の軸の方向とが大きく異なるために生じる現象である[10]（図 1-11）。これに対し、股関節 90°屈曲／軽度外転位では、大腿骨頭が臼蓋に完全に被覆され、極めて安定した肢位となる。骨性の骨頭被覆という点において股関節はいまだ四足移動に適応した構造であり、直立二足歩行への変化に十分適応できていない未完成な進化の過程にある関節といえる。

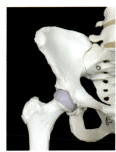 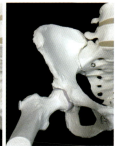

股関節の伸展位
前方部分の被覆が不足している

股関節の屈曲位
大部分が臼蓋に覆われ安定する

図 1-10: 肢位の違いによる
臼蓋に対する大腿骨頭被覆

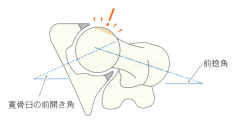

文献 10 を参考に作図

前捻角

寛骨臼の前開き角

図 1-11: 股関節伸展位における水平断面模式図

1）寛骨、寛骨臼

① 寛骨

寛骨は腸骨、恥骨、坐骨の骨端により形成される扁平骨であり、これらが結合した部分が寛骨臼である。成長期には、これらの骨端線は寛骨臼の底部でY軟骨を介して結合している。Y軟骨は、女子では 11 〜 14 歳、男子では 14 〜 16 歳で骨化が完成し、腸骨、恥骨、坐骨は骨性に癒合し、一塊の骨（寛骨）となる[11]。左右の寛骨は、腸骨の後部においては仙骨との間で仙腸関節を形成し、恥骨の前端

においては恥骨結合により直接結合して、お椀型をした骨盤を形成している。仙骨との関節面は耳状面と呼ばれる。寛骨の内面は耳状面から恥骨上縁にかけて斜走する弓状線から恥骨櫛を経て恥骨結合上縁に達する隆起の連なりである。この隆起を境界線として上下で形状が変わる。分界線の上方内面は仙骨と共に浅い椀状の大骨盤を形成し、下方は仙骨・尾骨共に短い円筒形の小骨盤を形成する（図 1-12、1-13、右ページ 1-14）。股関節運動に関与する筋の骨盤付着部を右ページ図 1-15 に示す。

② **寛骨臼**

　寛骨臼は寛骨の外側面に存在する外前下方に開口した半球状の関節窩であり、水平面となす角（Sharp 角）は約 40°、前額面となす角（前開き角）は約 30°である（17 ページ図 1-11）。寛骨臼は、関節軟骨で覆われた馬蹄形をした月状面と、それに囲まれた窪みの寛骨

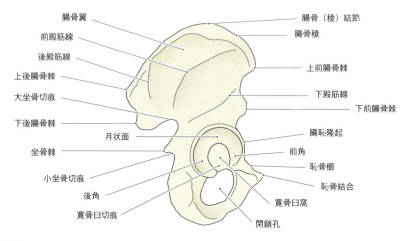

図 1-12: **寛骨外面**

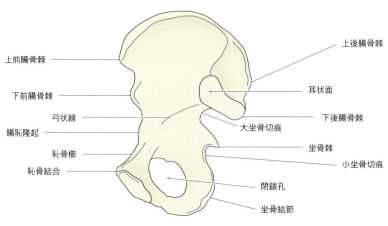

図 1-13: **寛骨内面**

臼窩からなる。月状面の関節軟骨は中心部で薄く、外縁に向かって厚みが増加しており、外縁では約0.8〜3.0mm、内方では約0.5〜0.9mmである[11]。寛骨臼窩は、滑膜で覆われた線維脂肪組織で満たされており、下方に大腿骨頭靱帯（円靱帯）が付着している。月状面の前角と後角の間を寛骨臼切痕といい、そこには寛骨臼横靱帯が走行している。寛骨臼の辺縁は全周を関節唇と呼ばれる線維軟骨が付着しており、臼の懐を深くする事で大腿骨頭は臼蓋内での安定性を得ている（次ページ図1-16）。

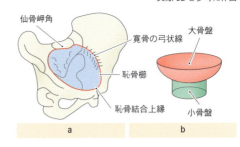

文献32を参考に作図

図 1-14: **大骨盤と小骨盤**

a: 仙骨岬角から寛骨の弓状線および恥骨櫛を経て恥骨結合上縁に達する隆起の連なりが分界線であり、その上方を大骨盤、下方を小骨盤（骨盤腔）とよぶ。小骨盤の入り口は骨盤上口とよばれる。
b: 大骨盤は浅い椀型を、小骨盤は短い円筒形をしている。

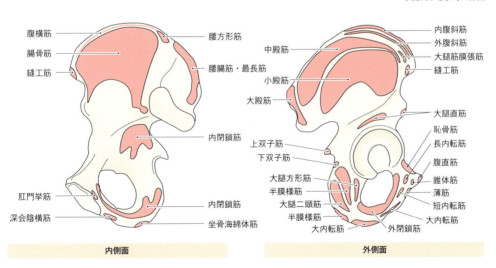

文献33を参考に作図

図 1-15: **寛骨（右側）における筋の付着部**

2）大腿骨

大腿骨は人体最長の長管骨であり、前方に軽く弯曲している。大腿骨近位部は骨頭、頚部、転子部、骨幹部からなる（図1-17）。大腿骨における筋の付着部を図1-18に示す。

① 大腿骨頭

大腿骨頭は半径2.5cmの2/3球状をしており、大腿骨頭靱帯が付着する後下方部（骨頭窩）を除き関節軟骨で覆われている。関節軟骨は辺縁で厚くなる寛骨臼とは逆に、骨頭の上方や後方の荷重部で厚く、辺縁ほど薄くなり、寛骨臼の月状面と好対照をなす。関節軟骨の厚みは、荷重部で約2.2〜3.7mm、辺縁部では約1.0〜1.9mmである[11]。

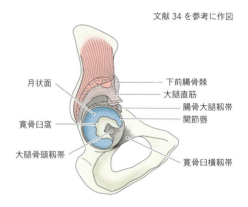

図1-16: 寛骨臼

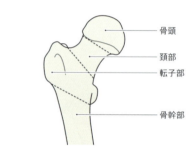

図1-17: 大腿骨近位部の構造

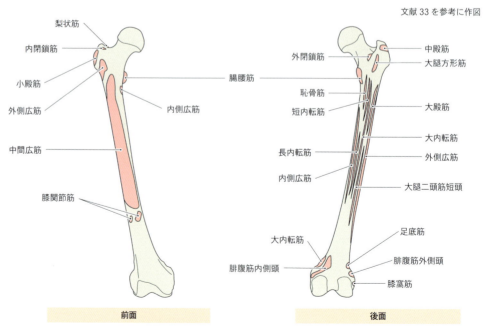

図1-18: 大腿骨（右側）における筋の付着部

② 頚体角

骨頭は、大腿骨軸より内側に位置する。前方に少し捻じれた構造をしており、大腿骨頚部が骨頭と骨幹部を斜めに連結している。大腿骨頚部軸と骨幹部のなす角を頚体角といい、成人の頚体角は125〜135°程度（図 1-19）であり、経年的変化をきたす。平尾[14]によれば、出生後3歳まではやや増加傾向を示し、2〜3歳で135.5°と最大、5歳以降は成人正常値とほぼ等しくなる（表 1-1）。一般に頚体角が140°を超えるものを外反股、115°未満を内反股と呼ぶ[12]。

頚部の存在意義としては、股関節の運動に伴う臼蓋とのインピンジメント（impingement）を回避し、大きな可動域を得る事である。それに加えて、運動中心と筋力の作用点の距離（lever arm）を大きくする事により中殿筋効率を高める事が挙げられる。

一方、頚体角の存在は、頚部において曲げモーメントが反復する事となり、力学的弱点となる。

③ 骨梁構造

大腿骨近位部に観察される特徴的な骨梁構造は、骨頭に加わる荷重を支えるための合理的な適応の結果とみなされる。頚部内側骨皮質（Adams弓）から骨頭の上内部に広がる骨梁は、主として圧縮荷重を支持する主圧縮骨梁群と呼ばれる。また、近位骨幹部外側骨皮質より弓状線をなして頚部を通過し骨頭の内下部に向かう骨梁は、主として張力に抵抗する主引張骨

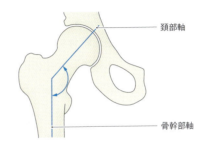

図 1-19: **頚体角**

表 1-1: **日本人における頚体角・前捻角の正常値**

文献 14 を参考に作図

年齢	頚体角	前捻角
〜1	132.6°	33.5°
1〜	133.1°	33.7°
2〜	135.5°	34.0°
3〜	131.3°	34.5°
4〜	130.4°	33.3°
5〜	130.2°	35.6°
6〜	129.8°	33.1°
7〜	130.5°	32.2°
8〜	131.0°	31.7°
9〜	130.4°	31.8°
10〜	129.8°	30.5°
11〜	130.1°	30.7°
12〜	131.4°	28.6°
13〜	129.8°	28.1°
14〜	129.7°	27.3°
15〜	130.1°	25.3°
16〜	130.6°	25.4°
17〜	128.7°	23.7°
18〜	130.5°	22.4°
19〜58	129.5°	19.7°

梁群と呼ばれる。さらに、これらを補強する骨梁群として副圧縮骨梁群ならびに副引張骨梁群が、小転子レベルの内側および外側骨皮質から中央に向かいゴシックアーチを形成するように走行しており、上述の骨梁群に大転子骨梁群を加えた5群により網構造を形成している。主圧縮骨梁群、主引張骨梁群、副圧縮骨梁群に囲まれた網構造の疎な部分はウォード三角（Ward's triangle）と呼ばれ、骨粗鬆症に伴い生じる大腿骨頸部骨折の好発部位となる（図 1-20）。

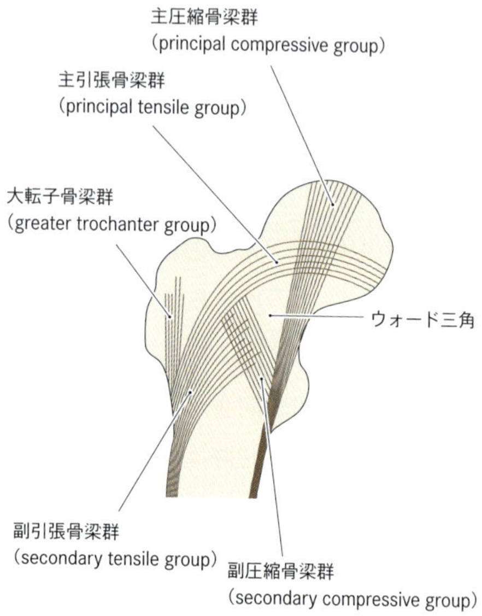

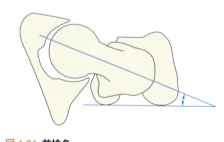

図 1-20: **骨梁構造**

④ 前捻角

大腿骨頸部軸と大腿骨顆部横軸（内・外顆を結ぶ軸）のなす角を前捻角と呼び、正常ではおよそ 15 ～ 20°である（図 1-21）。前捻角は、生下時には 30 ～ 40°と大きいが次第に減少し 16 歳ごろまでに 15°になる[13),14)]。このような成長に伴う前捻角の減少は、直立二足歩行時の骨頭被覆度の不足を補うと共に股関節への負担軽減に有用である事が示されている[15)]。

図 1-21: **前捻角**

⑤ 転子部

転子部は、大腿骨近位外側に大きく張り出した外転筋群の付着部である大転子と、頸部の下内側後方に存在し腸腰筋が付着する小転子、および両者の間の転子間部により構成される。転子間部前面の、大転子から小転子前方に向けて連なる隆起を転子間線と呼ぶ。転子間線には前方関節包、腸骨大腿靱帯が付着する。後面で大転子と小転子との間をつないでいる

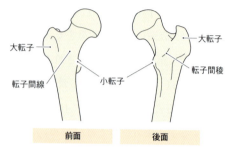

図 1-22: **大腿骨転子部**

のが転子間稜であり、大腿方形筋の付着部となっている。これらは骨幹軸に対し斜めに走り、大腿骨頚部との境界をなす（左ページ図 1-22）。

⑥ 大腿骨距

頚部後方から骨幹部後方にかけて、小転子を裏打ちするように髄内を縦走する板状の骨硬化部を大腿骨距（calcar femorale）と呼ぶ[16]（図 1-23）。近年では、大腿骨頚部内側の厚い骨皮質を指す言葉として使用される事が一般化しているが、本来は誤用である。

単純 X 線像では明瞭に投影されない事もあるが、大腿骨近位部骨折の前後像で内側骨皮質にズレを生じている場合や回旋転位している場合には、大腿骨距の連続性は保たれず、早期荷重により頚部の短縮を生じる危険があるため注意を要する[17]。

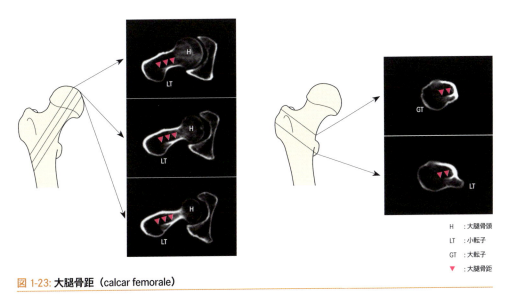

図 1-23: **大腿骨距**（calcar femorale）

4. 関節包と関節包靱帯

1) 関節包

　先に述べたように、直立二足歩行を行うヒトは、起立時における大腿骨頭の骨性被覆の減少を補うための関節包および靱帯が顕著に発達している。

　関節包は中央部がくびれた円筒状をしており、臼蓋側では関節唇周囲の寛骨臼縁および臼蓋横靱帯に付着する。大腿骨側では前方が転子間線、後方が転子間稜の1横指近位部で大腿骨頚部の遠位部に付着しており、頚部全面を覆ってはいない（図1-24）。関節包の主要な線維は、深部の一部を除き関節の長軸方向に走行している。関節包の内面で頚部に巻きつくように関節包を裏打ちしている線維束は輪帯（orbicular zone）と呼ばれ、関節包に砂時計様のくびれを形成し、ロッキングリングのように頚部を絞める事により牽引に対する制動因子として働く[18]（図1-25）。

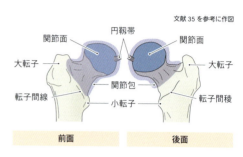

図 1-24: 関節包の付着部

前方関節包は転子間線に付着して大腿骨頚部全面を覆っている。後方関節包は転子間稜より近位に付着していて頚部全面を覆ってはいない。

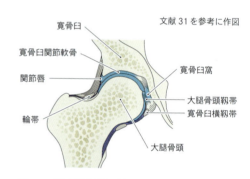

図 1-25: 股関節前額面断面図

輪帯は関節包の一部が内方に向かって肥厚した線維束であり、大腿骨頚部を輪状に取り巻いている。

2) 関節包靱帯

　関節包を補強する靱帯は3つあり、前方には腸骨大腿靱帯および恥骨大腿靱帯、後方には坐骨大腿靱帯が存在する（右ページ図1-26）。

　これら3つの靱帯はいずれの線維も伸展位では絞った雑巾のように捻じれて大腿骨頚部を取り巻き、骨頭を臼蓋に引き

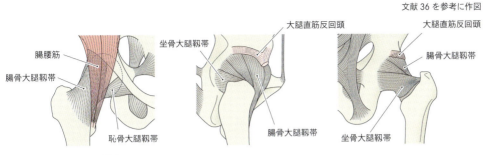

図 1-26: 股関節の靱帯構造

関節包はその外側から靱帯によって補強されている。前方には腸骨大腿靱帯、前内方には恥骨大腿靱帯、後方には坐骨大腿靱帯がある。
腸骨大腿靱帯と恥骨大腿靱帯の合流部より中枢の部位は補強靱帯で覆われてはいないが、大腰筋腱で補強されている。同様に坐骨大腿靱帯の後上方部は大腿直筋の反回頭によって補強されている。

つける事で支持性を高めている。それに対し、屈曲位では弛緩する[10]（図 1-27）。

① 腸骨大腿靱帯

関節包を補強する靱帯の中では腸骨大腿靱帯が最も強靱であり、下前腸骨棘および寛骨臼上縁から起始し、大腿骨転子間線に付着する。大転子に付着する横走線維と転子間線に付着する縦走線維が逆Y字形をなしている事からY状靱帯と呼ばれる場合もある。主に股関節の伸展と外旋とを制動し、内転の制動にも寄与する[19]。

② 恥骨大腿靱帯

恥骨大腿靱帯は、腸恥隆起の前面内側および恥骨上枝から起始し、腸骨大腿靱帯に合流し転子窩前面外側に付着する。この靱帯は股関節の外転・外旋・伸展を制動する。

③ 坐骨大腿靱帯

坐骨大腿靱帯は、寛骨臼後下面から広

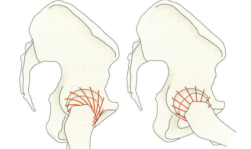

図 1-27: 関節肢位による靱帯の作用の違い

3つの靱帯はいずれの線維も屈曲位で弛緩する。伸展位では絞った雑巾のように捻れて大腿骨頸部をとりまき、骨頭を臼蓋に引きつける事で支持性を高めている。

く起始し、外前方へ捻じれつつ転子窩に付着するが、一部は輪帯に付着する。この靱帯は伸展位でも緊張するが、股関節屈曲位における内旋を主に制動し、外転の制動にも寄与する。

腸骨大腿靱帯と恥骨大腿靱帯との合流部より中枢側には大腰筋腱が、坐骨大腿靱帯の後上方部には大腿直筋反回頭が存在し、それぞれ弱点を補っている（前ページ図 1-26）。

④ 大腿骨頭靱帯

大腿骨頭靱帯（円靱帯）は、寛骨臼切痕および寛骨臼横靱帯より起始し、大腿骨頭窩に付着する約 3cm の扁平な靱帯であり、大腿骨頭へと動脈を導く（20 ページ図 1-16）。幼少期は大腿骨頭を栄養する血管が通過するが、成人では栄養血管としての役割を終えた解剖学的痕跡とされ、股関節の安定性への関与は低い。しかしながら、近年の関節鏡や MRI による観察において、内転・外旋・屈曲に対する制動作用を有している事が明らかにされている [20]。

⑤ Weitbrecht 支帯

完全な靱帯組織ではないが、上記の靱帯のほかにも Weitbrecht 支帯が関節包下方から大腿骨頭遠位部にかけて存在する。この支帯の中には大腿骨頭を栄養する血管束が存在すると報告されている [21]。Weitbrecht 支帯は前方・内側・外側支帯に分けられ、その中でも内側支帯の損傷の有無は、大腿骨頚部骨折における骨頭の回旋転位と骨片の整復の可否に影響を及ぼし、Garden 分類の Stage III と IV を分ける根拠となっている [22]。

5. 筋

　股関節の運動に関与する筋は全部で 21 個あり、寛骨の筋と大腿の筋がある。寛骨の筋は骨盤の前方にある内寛骨筋と、後方にある外寛骨筋とに分けられる。大腿の筋は前方にある伸筋、内側にある内転筋、および後方にある屈筋の 3 群に分ける事ができる[23]。

　表 1-2 は股関節の運動に関与する筋をまとめたものであり、その作用として解剖学的肢位からの求心性収縮に伴う運動を示している。股関節は自由度 3 の関節であるため、屈曲・伸展・内転・外転・内旋・外旋の、6 種の運動が可能である。

　股関節は三次元的に可動するため、同一筋であっても肢位により運動の作用方向が異なる場合が多い。例えば、内転筋である長内転筋は、屈曲 60°を境に屈曲と伸展の作用が逆転する。この作用の変化は、長内転筋の走行が股関節屈曲 60°において屈伸軸に一致する事による。屈曲 60°未満では屈伸軸の前方を走行するため屈曲に作用するが、60°を超えた屈曲位では屈伸軸の後方に位置が変化するため、伸展に作用する[24]（次ページ図 1-28）。

　また、大殿筋は股関節の内転・外転軸を上下に大きく覆うため、機能的に上方線維と下方

表 1-2: 股関節の運動に関与する筋

	筋名と支配神経		屈曲	伸展	外転	内転	外旋	内旋
内寛骨筋	大腰筋 腸骨筋	大腿神経	○ ○				△ △	
外寛骨筋	大殿筋 上部 大殿筋 下部	下殿神経		○ ○	△	△	○	
	中殿筋 前部 中殿筋 後部 小殿筋 大腿筋膜張筋	上殿神経	△ ○	△	○ ○ △ △			○ △
	梨状筋 内閉鎖筋 上双子筋 下双子筋 大腿方形筋	仙骨神経叢					○ ○ ○ ○ ○	
大腿の伸筋群 （大腿前面の筋）	縫工筋 大腿直筋	大腿神経	○ ○		△		△	
大腿の内転筋群	恥骨筋 薄筋 長内転筋 短内転筋 外閉鎖筋	閉鎖神経	○			○ ○ ○ ○ △	○	
	大内転筋 筋性部 大内転筋 腱性部	坐骨神経	△	△		○ ○		
大腿の屈筋群 （大腿後面の筋）	大腿二頭筋 長頭 半腱様筋 半膜様筋	坐骨神経		○ ○ ○			△ △ △	△ △

○は主動作筋、△は補助動作筋を表す。

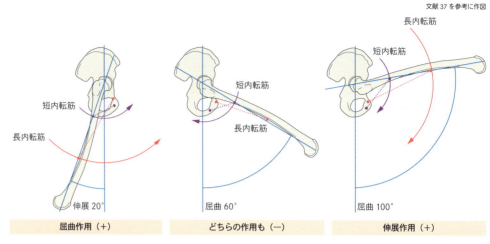

図 1-28: 股関節屈曲角度による長内転筋の作用の変化

長内転筋の走行は股関節屈曲60°において屈伸軸に一致する。つまりこの角度では、長内転筋は屈曲にも伸展にも関与しない。屈曲60°未満では屈伸軸の前方を走行するため屈曲に作用し、60°を超えた角度では屈伸軸の後方に位置するため伸展に作用する。

線維とに分類する事ができる[25]。上方線維は内外転軸の上方にあるため外転作用を有するが、下方線維は内外転軸の下方にあるため内転作用を有する（図 1-29）。

同様に、中殿筋はすべての線維が内外転軸の外側に位置するため、全体としては股関節外転に作用するが、屈伸軸および回旋軸を前後に覆うため、前方線維と後方線維とではその作用が異なる[26]。前方線維は屈伸軸および回旋軸の前方にあるため、屈曲および内旋作用を有するが、後方線維はこれらの軸の後方にあるため伸展および外旋作用を有している（右ページ図 1-30）。

また、大内転筋は恥骨より起始する筋性部と坐骨より起始する腱性部とに分けられ、筋性部は股関節の屈曲に、腱性部は伸展に作用する。

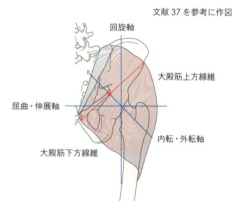

図 1-29: 運動軸よりみた大殿筋の作用

大殿筋の走行は屈曲・伸展軸を中心にみると、すべての線維群は軸の後方に位置するため全体として股関節伸展に作用する。しかし、内転・外転軸との関係でみると、上方線維は軸の上方にあるため外転作用を有する。逆に下方線維は内転作用を有する。

1) 内寛骨筋

腸骨筋と大腰筋は合わせて腸腰筋と呼ばれ、最も強力な股関節の屈筋である（図1-31）。腸腰筋は屈曲に伴い屈曲作用が増強し、最終域において股関節をさらに屈曲させる事ができる唯一の筋である。また、股関節伸展位では、腸骨大腿靱帯および恥骨大腿靱帯と共に、骨頭の前方不安定性を制動し支持する役割がある[9]。

① 腸骨筋

腸骨内面の腸骨窩および下前腸骨棘とその下方から起始し、鼡径靱帯下の筋裂孔を経て小転子に付着する。

② 大腰筋

浅頭は第12胸椎～第5腰椎の椎体と椎間板から、深頭はすべての腰椎の肋骨突起から起始し、鼡径靱帯の下の筋裂孔を経て小転子に付着する。

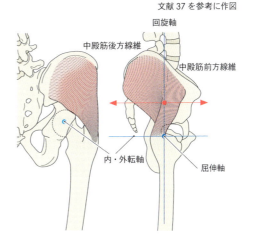

図 1-30: **運動軸よりみた中殿筋の作用**

中殿筋の走行は内・外転軸を中心にみると、すべての線維群は軸の外側に位置するため、全体として股関節外転に作用する。しかし、屈伸軸および回旋軸との関係でみると、前方線維はこれら軸の前方にあるため屈曲および内旋作用を有する。逆に後方線維は伸展および外旋作用を有する。

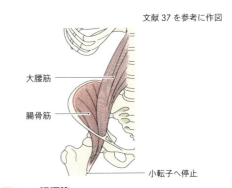

図 1-31: **腸腰筋**

腸骨筋と大腰筋とを合わせて腸腰筋と呼ぶ。

2）外寛骨筋

a. 殿筋群（大殿筋、中殿筋、小殿筋、大腿筋膜張筋）

　大殿筋は股関節の主に伸展・外旋に働くが、上方線維は外転に作用し、下方線維は内転に作用する。その他の中殿筋、小殿筋、大腿筋膜張筋は主に外転に働くが、回旋作用は回旋軸の前方にある筋線維が内旋作用を、回旋軸の後方にある筋線維が外旋作用を有する。

　大殿筋は下殿神経支配、その他の筋は上殿神経支配である。大殿筋は階段を上がる動作など股関節屈曲位でハムストリングによる作用が減少する際に、大腿を伸展する筋として重要である。

　中殿筋は、立脚期に遊脚側骨盤の沈下を制御すると共に、大腿骨頭を寛骨臼に押しつける働きがある。大腿筋膜張筋は中殿筋、小殿筋と共に、片脚起立時の骨盤の安定化に関与するが、外転筋力としては、中殿筋の1/2程度である。

① 大殿筋
　起始の違いにより浅部線維と深部線維に分類される。浅部線維は腸骨稜、上後腸骨棘、腰背腱膜、仙骨、尾骨から起始し、大転子を超え腸脛靱帯に移行する。深部線維は腸骨外面で後殿筋線の後方、仙結節靱帯、中殿筋の筋膜から起始し、大腿骨の殿筋粗面に付着する。

② 中殿筋
　腸骨外面の前殿筋線と後殿筋線の間、腸骨稜外唇および殿筋筋膜から起始し、大転子の外側面に付着する。

③ 小殿筋
　腸骨外面で前および下殿筋線の間から起始し、大転子の前面に付着する。

④ 大腿筋膜張筋
　中殿筋の前方で上前腸骨棘と大腿筋膜の内面から起始し、腸脛靱帯を介し脛骨粗面の外側にあるGerdy結節に付着する。股関節における運動は、屈曲、外転、内旋に作用する。

b. 回旋筋群（梨状筋、内閉鎖筋、上双子筋、下双子筋、大腿方形筋、外閉鎖筋）

　梨状筋、内閉鎖筋、上・下双子筋、大腿方形筋に外閉鎖筋を加えた6つの筋群はすべて股関節外旋に作用する小さな筋の集合体であり、深層外旋6筋と呼ばれる（右ページ図

1-32)。股関節外旋筋群は股関節屈伸角度の変化によって回旋作用が変化する。股関節屈曲0°（解剖学的肢位）ではすべての筋が外旋に作用するが、屈曲90°では梨状筋が内旋作用を持つ事が報告されている[27]。これは筋肉と回旋中心の位置関係が変化するために生じる現象である（図1-33）。深層外旋6筋は肩関節でいう腱板と同じように、腸骨大腿靱帯などと協力して股関節運動の支点を形成し、骨頭の動的安定化に作用すると考えられている。

① 梨状筋

仙骨前面より起始し、大坐骨孔を通り骨盤の外に出て大転子尖端の後縁に付着する。

② 内閉鎖筋

骨盤内面で閉鎖膜と閉鎖孔の周りから起始し、小坐骨孔の縁で直角に方向を変え、骨盤外に出て大転子転子窩の上部に付着する。

③ 上双子筋

坐骨棘から起始し、大腿骨の転子窩に付着する。

④ 下双子筋

坐骨結節の上部から起始し、大腿骨の転子窩に付着する。

⑤ 大腿方形筋

坐骨結節の外面から起始し、大転子後面下部と転子間稜に付着する。

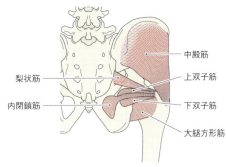

図 1-32: 股関節外旋筋群の位置関係

中殿筋の後方に梨状筋が走行し、坐骨結節の高さでほぼ平行に大腿方形筋が位置する。この間隙を埋めるように、上・下双子筋が内閉鎖筋を挟みながら走行し転子窩へと至る。

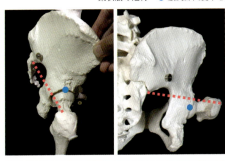

図 1-33: 股関節の肢位と梨状筋の回旋作用

股関節中間位（解剖学的肢位）では回旋中心の後方を通るため外旋作用があるが、屈曲90°では回旋中心の上方を通るため内旋作用を持つ。これは筋肉と回旋中心の位置関係が変化するために生じる現象である。

⑥ 外閉鎖筋

　内閉鎖筋と相対し、閉鎖膜の外面とその周囲の骨から起始し、集まりながら大腿骨頸部の後方を走行して転子窩下部に付着する。

　外閉鎖筋以外の深層外旋筋が、股関節屈曲位では起始と停止が大腿骨軸方向に近い走行となるため外旋作用が減少するのに対し、外閉鎖筋は股関節中間位および90°屈曲位の双方において大腿骨軸とほぼ直交するように走行するため、股関節屈曲位での内旋制動として働く事が確認されている[28]。

3）大腿の伸筋（大腿前面の筋）

　大腿前面の筋で股関節に作用する筋には、縫工筋と大腿直筋とがある。両筋共に脛骨に付着し股関節の屈曲をつかさどる二関節筋であり、大腿神経支配である。ダッシュや走り幅跳びなど縫工筋の遠心性収縮と求心性収縮とが急激に変換する動作が多い競技において、起始である上前腸骨棘の裂離骨折が発生しやすい[9]。近年では、大腿直筋の起始部はインピンジメントの好発部位として注目されている。

① 縫工筋

　長い帯状の筋で上前腸骨棘から起始し、斜めに内下方に走行する。その腱は鵞足の一部となって脛骨粗面の内側に付着する。

② 大腿直筋

　下前腸骨棘から起始する腱（direct head）および寛骨臼の上縁から起始する腱（reflect head）が合し共同腱（大腿四頭筋腱）へ移行後、膝蓋骨を介して脛骨粗面に付着する。

4）大腿の内転筋

　大腿内側の筋である内転筋群は、すべて股関節に作用する。恥骨筋は股関節の屈曲と内転に作用するが、内転作用としては長内転筋より弱い。薄筋は股関節内転筋群の中で唯一の二関節筋であり、縫工筋と半腱様筋と共に鵞足を形成する。内転筋群は主として閉鎖神経支配であるが、恥骨筋は股関節内転筋群の中で唯一大腿神経および閉鎖神経からの二重支配を受けている（右ページ図1-34）。

　大内転筋を除く内転筋群においては、股関節の肢位によって筋の機能が変化する「筋作用の逆転」が認められる。股関節中間位および伸展位では屈曲に作用するが、屈曲位では伸展

作用をもつようになる。したがって、内転筋群に短縮が生じると、外転制限のみならず、屈曲・伸展可動域の制限にも関与する事になる。歩行時の骨盤支持には殿筋群のほかにも内転筋群が重要な役割を果たしている。中でも大内転筋は、立脚期に殿筋群によって膝関節が骨盤に対して外側へ偏位する事を制動し、骨盤を膝関節の上に配置させる作用を有する。

① 恥骨筋

恥骨櫛から起始し、大腿骨上部の恥骨筋線に付着する。

② 薄筋

恥骨結合の外側に接して起始し、大腿の最も内側を走行し停止腱は鵞足の一部となって脛骨粗面の内側に付着する。

③ 長内転筋

恥骨筋の内側に接する。恥骨結節の下方から強い腱で起始し、大腿骨後面にある粗線内側

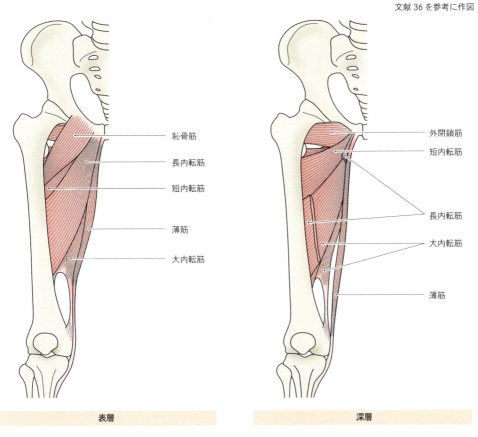

文献 36 を参考に作図

図 1-34: **股関節内転筋群**

唇の中 1/3 に付着する。股関節の内転、屈曲に作用し、外旋にも補助的に関与する。

④ 短内転筋

筋全体を恥骨筋と長内転筋に覆われる。恥骨下枝の下部から短い腱で起始し、大腿骨の恥骨筋線の下半と大腿骨後面にある粗線内側唇に付着する。

⑤ 大内転筋

もっとも大きく強い内転筋で、恥骨下枝から粗線内側唇へ走行する筋性部と、坐骨枝および坐骨結節から内転筋結節へ走行する腱性部とに分けられる。筋性部は股関節の屈曲に、腱性部は伸展に関与する。

5）大腿の屈筋（大腿後面の筋）

大腿後面の筋で股関節に作用する筋には、大腿二頭筋、半腱様筋および半膜様筋があり、これらは総称してハムストリングス（hamstrings）と呼ばれる。股関節の伸展と膝関節の屈曲をつかさどる二関節筋であり、坐骨神経支配である。

ハムストリングスのレバーアームは膝関節よりも股関節の方が大きい。そのため足部が床に接地した閉鎖運動連鎖（closed kinetic chain: CKC）において骨盤の安定（スタビリティ）が担保されている場合には、強力な股関節伸展作用により大腿部を後方に移動するため脛骨が後方に引かれ膝関節伸展筋として作用する。

① 大腿二頭筋

大腿二頭筋の長頭は坐骨結節から、短頭は大腿骨粗線外側唇から起始し、大腿外側を走り主として腓骨頭に付着する。二関節筋である長頭は股関節伸展に関与する。

② 半腱様筋

坐骨結節の下内側部に起始し、大腿内方を走り鵞足の一部をなして脛骨粗面の内側に付着する。

③ 半膜様筋

半腱様筋に覆われて坐骨結節の上外側部から起始し、大腿内方を走り、脛骨内側顆内側部から後部、斜膝窩靱帯、膝窩筋筋膜、膝後方関節包、後斜靱帯、内側半月板に付着する。

6. 神経系

1）知覚

① 皮膚の支配神経

　大腿前面の皮神経は第1～4腰髄神経由来である。腰部外側から鼠径部は腸骨下腹神経、大腿外側は外側大腿皮神経、大腿前面上部中央は陰部大腿神経の大腿枝、上部内側は腸骨鼠径神経により支配されている。また、大腿前面には大腿神経の前皮枝が分布し、大腿内側は閉鎖神経皮枝に支配されている（図 1-35）。

　殿部の皮神経は部位により神経支配が異なる。殿部上部は第1～3腰神経後枝の外側枝である上殿皮神経に、殿部外側は腸骨下腹神経皮枝に、殿部内側は第1～3仙骨後枝の外側枝である中殿皮神経に、殿部下部は後大腿皮神経の枝である下殿皮神経に支配されている（次ページ図 1-36）。

② 関節包の支配神経

　股関節包は股関節周囲組織で最も感覚受容器が多い。機械受容器（ルフィニ小体：Ruffini、パチニ小体：Pacini、ゴルジ・マッツオーニ小体：Golgi-Mazzoni）や自由神経終末のいずれもが認められる。

　股関節包の支配神経は、前面では腰神経叢、後面では仙骨神経叢に由来する。関節包の前方は大腿神経、前内側は閉鎖神経および副閉鎖神経、上方は上殿神経、後上方は坐骨神経、後下方は下殿神経および大腿方形筋枝の関節包枝によりそれぞれ支配されている[28]。

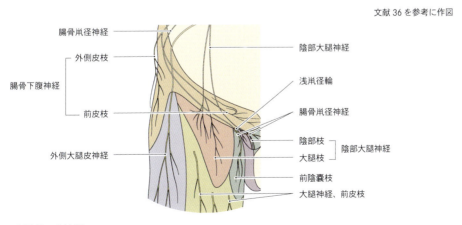

文献 36 を参考に作図

図 1-35: **大腿部の皮神経**

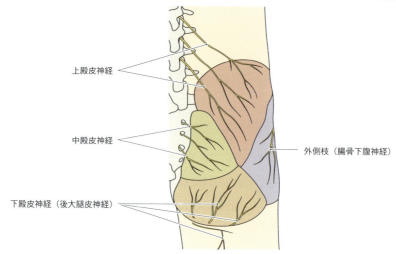

図 1-36: 殿部・大腿後面の皮神経

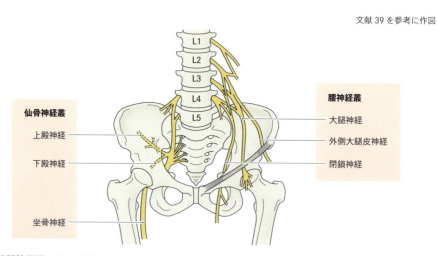

図 1-37: 股関節周囲における神経走行

関節包の多様な神経支配により、股関節疾患では関節包への侵害刺激が股関節以外の様々な部位に関連痛を生じさせるため、腰椎疾患や膝疾患との鑑別が重要となる[30]。

2）運動

腰神経叢および仙骨神経叢の各分枝が股関節周囲筋を支配する。前者は大腿神経および閉鎖神経、後者は上殿神経、下殿神経および坐骨神経である（左ページ図 1-37）。

① 大腿神経（第 2〜4 腰神経）

大腿神経は腰神経叢の最大の枝であり、第 2〜4 腰神経叢から出て大腰筋と腸骨筋の間を外下方に走り、大腿動脈の外側で鼠径靭帯の下から大腿前面に出る。骨盤内で腸骨筋および大腰筋、骨盤外（殿部）で大腿四頭筋や縫工筋などの股関節屈筋および内転筋のうち恥骨筋のみに筋枝を出す（図 1-38）。

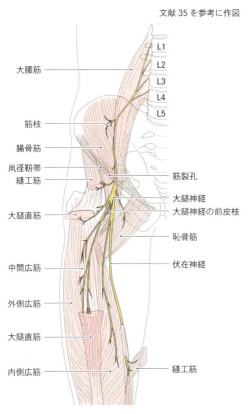

図 1-38: **大腿神経**

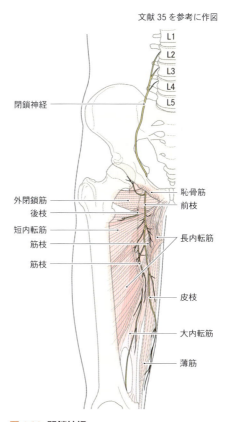

図 1-39: **閉鎖神経**

② **閉鎖神経**（第2〜4腰神経）

　第2〜4腰神経前枝の腹側枝からなる閉鎖神経は、大腰筋の内側を走り、仙腸関節の高さで小骨盤腔に入り、閉鎖動脈と共に閉鎖孔を通って大腿前部内側に至る。閉鎖神経は、閉鎖管を出て外閉鎖筋をまたぐように前枝と後枝に分かれる。前枝は長内転筋と短内転筋の間を走行し、長内転筋、短内転筋、薄筋へ筋枝を出す。後枝は外閉鎖筋を貫き、短内転筋と大内転筋の間を走行し、外閉鎖筋、大内転筋、短内転筋へ筋枝を出す。閉鎖神経だけでなく、恥骨筋は大腿神経にも、大内転筋は坐骨神経にも支配されている（前ページ図1-39）。

　上殿神経、下殿神経および坐骨神経は仙骨神経叢の分枝であり、第4腰神経〜第3仙骨神経よりなる。3神経とも骨盤後壁を通り、大坐骨孔より外へ出る。

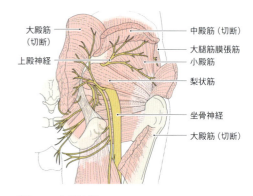

図 1-40: **上殿神経**

③ **上殿神経**（第4腰神経〜第1仙骨神経）

　上殿神経は運動枝のみである。梨状筋上孔を通過して殿部に至り、中殿筋、小殿筋および大腿筋膜張筋に筋枝を出す（図1-40）。

④ **下殿神経**（第5腰神経〜第2仙骨神経）

　梨状筋下孔を通過して、殿部に出た後に大殿筋に筋枝を出す（図1-41）。

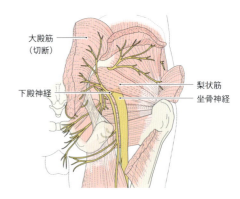

図 1-41: **下殿神経**

⑤ **坐骨神経**（第4腰神経〜第2仙骨神経）

　人体で最大の神経である。下殿神経と共に梨状筋下孔を通り、坐骨切痕の上縁に接して大坐骨孔から殿部に現れる。殿

部では、大転子と坐骨結節を結ぶ線の内側1/3の点を通る。大腿屈筋群に分布しつつ、大腿後面を下行し、膝窩部で脛骨神経と総腓骨神経に分かれる。半腱様筋、大腿二頭筋、大内転筋および半膜様筋に筋枝を出す（図 1-42）。

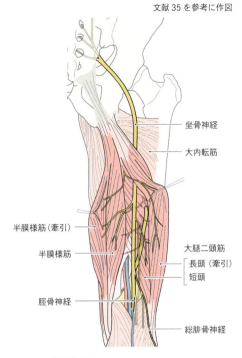

図 1-42: **坐骨神経**

7. 血管系

　股関節の血行に関連する血管系は、内腸骨動脈の分枝と外腸骨動脈の分枝の二つの経路が主である。外腸骨動脈の分枝に由来する大腿骨頭の血行は特殊性を持ち、小児期におけるペルテス病（Perthes）や成人の特発性大腿骨頭壊死、大腿骨頚部骨折に続発する症候性大腿骨頭壊死症などの発症に深く関与している。

1）股関節周囲の血管系

　総腸骨動脈は、第4腰椎下端で左右に分岐した後、仙腸関節の前で内腸骨動脈と外腸骨動脈とに分岐する。内腸骨動脈は上殿動脈と下殿動脈とに大きく分かれる。上殿動脈は、梨状筋の上から上殿神経と共に大坐骨孔を通って殿部に現れ、殿筋に分布する。これに対し下殿動脈は、坐骨神経、下殿神経などと共に梨状筋の下から大坐骨孔を通って殿部に至り、大殿筋の下部付近に分布し閉鎖動脈を分岐する。閉鎖動脈は閉鎖神経と共に閉鎖孔上縁から大腿前内側へ出て、前枝と後枝に分かれる。前枝は内転筋上部に分布し、後枝である寛骨臼枝が大腿骨頭靱帯動脈となる。

　外腸骨動脈は骨盤内を前下方に走り、鼠径靱帯下の血管裂孔から大腿前面に出て大腿動脈となり膝窩動脈に移行する。大腿動脈は多くの枝を出すが、大腿深動脈とその枝である内・外側大腿回旋動脈は、股関節周辺や大腿骨頭の栄養に重要である。大腿深動脈は大腿骨頭の血行に深く関与する内側大腿回旋動脈を中枢から後方に分岐すると共に、転子部前方を通り

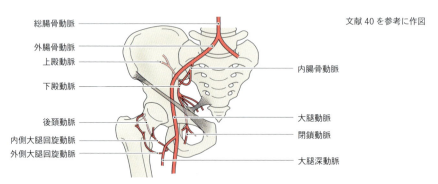

文献40を参考に作図

図 1-43: 股関節に関連する血管系

内腸骨動脈と外腸骨動脈の二つの大きな血管が総腸骨動脈から分枝される。内腸骨動脈は、上殿動脈と下殿動脈に分かれる。下殿動脈は閉鎖動脈を分岐する。外腸骨動脈は鼠径靱帯付近で大腿動脈となり、大腿深動脈は大腿動脈から分かれる。大腿深動脈から後方へ内側大腿回旋動脈が分岐すると共に、外側大腿回旋動脈も分岐する。

大転子に至る外側大腿回旋動脈を分岐する（左ページ図 1-43）。

2）大腿骨頭の血管系

　大腿骨頭の循環には、被膜下動脈経由と大腿骨頭靱帯経由との2つのルートがある（図 1-44）。骨頭窩周辺の栄養は大腿骨頭靱帯動脈によるとされるが、その範囲は小さく、大腿骨頭の血流には重要ではないとする考え方が一般的である。

　大腿骨頭の血行に最も深く関与する内側大腿回旋動脈から、後頚動脈と下被膜下動脈（inferior retinacular artery: IRA）が分かれる。後頚動脈は転子間稜を走行し、転子窩で上被膜下動脈（superior retinacular artery: SRA）となる。上被膜下動脈は、その末梢で外側骨端動脈として骨端に入り、荷重部を含む骨頭の外上方2/3の広範囲な領域を栄養する。下被膜下動脈の末梢である下骨幹端動脈は、大腿骨頚部内側に位置する強靱な支持組織であるWeitbrecht支帯の中を通って骨頭の後内側へ進入する。骨頭の内下方1/3の領域を栄養しており、荷重部への血行の関与は少ない。

　外側大腿回旋動脈の分枝は、大腿骨頭前内側に一部分布する。大腿骨頭荷重部への血行の関与は少なく、転子部前方において内側大腿回旋動脈の分枝である後頚動脈と骨外で吻合し、頚部における動脈輪を形成する。

　大腿骨頭靱帯動脈（ligamentumteres artery: LTA）は、閉鎖動脈から分岐し寛骨臼窩に分布すると共に、大腿骨頭靱帯内を通過し大腿骨頭窩から内側骨端動脈として骨内に進入し、大腿骨頭靱帯付着部の小領域を栄養する。

　大腿骨頚部骨折の骨癒合は、SRA と IRA が存在しているか否かにより決まるとされる。SRA の血行が途絶すると、残る IRA、LTA は血行を代償する事ができず、その灌流域である骨頭荷重部を中心とした骨頭の陥没変形（late segmental collapse）に陥る。

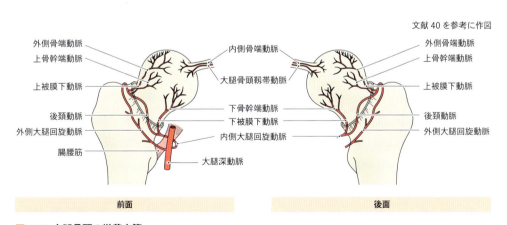

文献40を参考に作図

図 1-44: **大腿骨頭の栄養血管**
大腿骨頭の栄養血管で最も重要なものは、上被膜下動脈の末梢である外側骨端動脈である。

参考文献

1) 高橋秀雄：ヒト骨盤の形態．3次元形態の性差中心に．歩行の進化と老化（木村 賛編），人間科学全書，研究報告シリーズ 1，てらぺいあ，東京：135-48，2002．

2) NHK取材班：生命40億年はるかな旅 5，ヒトがサルと分かれた日／ヒトは何処へ行くのか．日本放送出版協会：20-28，1995．

3) 竹村義治：人類の進化における直立二足歩行の光と影 – 整形外科医の立場から．旭川医科大学研究フォーラム 12：23-26，2011．

4) 松村秋芳，岡田守彦，高橋裕：猿人類の大腿骨と上腕骨：初期人類の二足歩行を探る手がかりを求めて．歩行の進化と老化（木村 賛編），人間科学全書，研究報告シリーズ 1，てらぺいあ，東京：21-33，2002．

5) Lovejoy CO: Evolution of human walking. Sci Am 259: 118-125, 1988.

6) Matsumura A, Gunji H, Takahashi Y, et al: Cross-sectional morphology of the femoral neck of wild chimpanzees. Int J Primatol 31: 219-238, 2010.

7) 松村秋芳，高橋 裕，石田英実，他：二足起立ラット大腿骨の運動適応：骨密度と横断面形状からみた分析．バイオメカニズム 15：89-95，2000．

8) 諏訪 元：中新世末から鮮新世の化石人類：最新の動向．地学雑誌 111：816-831，2002．

9) 林典雄：運動療法のための機能解剖学的触診技術．メジカルビュー社，東京，2012．

10) 川嶋禎之，祖父江牟婁人：関節の形態と機能／下肢 股関節．関節外科 9（増刊号）：113-125，1990．

11) Lanz J, Wachsmuth W: PraktischeAnatomie, Bein und Statik. Springer-Verlag, Berlin, 152-214, 1972.

12) 野口康男：股関節の成長と変形．神中整形外科学（岩本幸英編），南山堂，東京：837-842，2013．

13) Crane L: Femoral torsion and its relation to toeing-in and toeing-out. J Bone Joint Surg Am 41: 421-428, 1959.

14) 平尾尚徳：先天股脱整復後の骨頭核変形と前捻角の関係．慈恵会誌 76：534-542，1960．

15) Fabeck L, Tolley M, et al: Theoretical study of the decrease in the femoral neck anteversion during growth. Cells Tissues Organs 171: 269-275, 2002.

16) Harty M: The calcarfemorale and the femoral neck. J Bone Joint Surh 39A: 625-630, 1957.

17) 浅野昭裕：運動療法に役立つ単純X線像の読み方，メジカルビュー社：177，2011．

18) Ito H, Song Y, Lindsey DP, et al: The proximal hip joint capsule and the zona orbicularis contribute to hip joint stability in distraction. J Orthop Res 27: 989-995, 2009.

19) Kapandji IA: The hip. In: The physiology of the joints: lower limb annotated diagrams of the mechanics of the human joints-lower limb. 5th ed. Vol2. Elsevier.: 24-33, 1987.

20) Cerezal L, Kassarjian A, et al: Anatomy, biomechanics, imaging, and management of ligamentumteres injuries. Radiographics 30: 1637-1651, 2010.

21) 南澤育展：下肢骨折および脱臼 – 大腿骨近位部．整形外科手術 2-A 外傷Ⅰ（黒川高秀総編集，原田征行ほか編集），中山書店：102-116，1994．

22) Garden RS：Low-angle Fixation in fractures of the femoral neck．J Bone Joint Surg Br 43：647-663，1961．

23) 森於莵，小川鼎三大内弘，他：分担解剖学 1 総説・骨学・靱帯学・筋学第 11 版，金原出版：378-384，1992.

24) Castaing J, et al：図解関節・運動器の機能解剖下肢編，共同医書出版社：47，1993.

25) 林典雄：運動療法のための機能解剖学的触診技術下肢・体幹，メジカルビュー社：160-164，2012.

26) 林典雄：運動療法のための機能解剖学的触診技術下肢・体幹，メジカルビュー社：154-155，2012.

27) Delp SL, Hess WE, et al: Variation of rotation moment arms with hip flexion. J Biomech 32：493-501, 1999.

28) 平野和宏，木下一雄，加藤努，他：ヒト屍体を用いた股関節外旋筋群の機能解剖の検討 –THA 術後脱臼予防における内・外閉鎖筋の役割 –．Hip joint 35：174-176，2009.

29) Kampa RJ, Prasthofer A, Lawrence-Watt, et al: The internervous safe zone for incision of the capsule of the hip. A cadaver study. J Bone Joint Surg Br 89: 971-976, 2007.

30) Lesher JM, Dreyfuss P, Hager N, et al：Hip joint pain referral patterns：a descriptive study. Pain Med 9：22-25, 2008.

31) 松尾丈夫："股関節"．標準整形外科学第 10 版．国分正一，鳥巣兵彦監修，医学書院：504-505，2010.

32) 古賀大介，神野哲也："解剖学"股関節学．久保俊一編，金芳堂：20，2014.

33) 森於莵，小川鼎三，大内，弘、他：分担解剖学 1 総説・骨学・靱帯学・筋学第 11 版，金原出版，1992.

34) Anderson JE（森田茂、楠豊和訳）：グラント解剖学図譜第 3 版，医学書院，東京，1990.

35) 宮永豊：機能解剖と生体力学．図説臨床整形外科講座 6A 骨盤・股関節（寺山和雄編），メジカルビュー社，東京：15，1983.

36) Michael Schunke, Erik Schulte, Udo Schumacher（坂井建雄，松村讓兒監訳）：プロメテウス解剖学アトラス解剖学総論／運動器系，医学書院，東京，2009.

37) 林典雄："下肢の筋"．運動療法のための機能解剖学的触診技術下肢・体幹，メジカルビュー社：140-179，2012.

38) 市橋則明：股関節の動きを運動学的視点から考える．理学療法学 38（8）：613-614，2011.

39) 古賀大介，神野哲也："解剖学"．股関節学．久保俊一編，金芳堂：62，2014.

40) 渥美敬，久保俊一："解剖学"．股関節学．久保俊一編，金芳堂：53-58，2014.

1

骨盤・股関節の機能解剖

2 股関節のバイオメカニクス

1. 股関節の運動
1）股関節の可動域と制動
2）股関節の可動域と ADL

2. 関節の潤滑機構
1）関節軟骨
2）関節の潤滑のバイオメカニクス

3. 寛骨臼関節唇の構造と力学的特徴
1）関節唇の構造
2）関節唇のバイオメカニクス

4. 代表的な X 線学的指標
1）寛骨臼角（α角）
2）Sharp 角
3）CE 角（center-edge angle）
4）AHI（acetabular head index）
5）ARO（acetabular roof obliquity）
6）ADR（acetabular depth ratio）
7）Shenton 線
8）大腿骨頭脱臼度（Crowe 分類）

5. 股関節に作用する力
1）関節合力
2）関節応力
3）股関節疾患へのバイオメカニクスの応用

> バイオメカニクス（biomechanics）とは、生体の運動と、その運動に関係する構造を、力学的な観点から論ずる学問領域である。バイオメカニクスは、運動する生体の位置や速度、加速度などの運動を研究する運動学（kinematics）と、運動と共に作用する力の大きさを対象とする運動力学（kinetics）とに分類される[1]。
>
> 関節運動は、関節面の形状や靱帯の走行といった解剖学の影響を受けており、解剖学もまた関節運動と整合性がある。つまり、運動学と解剖学とは表裏一体の関係であり、関節運動を常に双方の観点から考える事が必要となる。
>
> 股関節は荷重関節として強固な支持性を有し、大きな荷重ストレスを繰り返し受けると共に、3軸方向の回転成分をもつ自由度の高い関節である。そのため、股関節に関する生体力学的な研究や安全で効率的な運動療法を遂行する上で、バイオメカニクスの理解は特に大切である。

1. 股関節の運動

1）股関節の可動域と制動

股関節は、三次元すべての方向、屈曲 - 伸展、外転 - 内転、外旋 - 内旋の可動域を有するが、屈曲 - 伸展の可動域がもっとも広い（右ページ表 2-1）。

矢状面上の全運動域の伸展側に偏っている"基本肢位"は、股関節伸展筋群が弛緩し、屈筋群が緊張している状態である。これは股関節の屈曲には有利であるが、前方移動に必要な伸筋群の運動には不利である。急激な前方移動を行う際、クラウチングスタートのように基本肢位から股関節を大きく屈曲するのは、股関節の伸筋群に適度な緊張を与えるためである[2]。

股関節の可動域を制動する主な構造は、体幹、対側下肢、臼縁、靱帯であり、これら以外にも、拮抗筋が反対方向から緊張を加えている（右ページ表 2-1）。また、これらによる制動は、隣接関節の肢位の影響も受けている。股関節屈曲域は、膝関節屈曲位では拮抗筋であるハムストリングスが弛緩するため120°以上となるが、膝関節伸展位では90°にとどまる。伸展域は、膝を屈曲すれば大腿直筋の緊張のために約10°に減少する。股関節の屈曲拘縮を有する症例では、腰椎の過伸展により代償される事があるため、注意が必要である。

表 2-1: 股関節の可動域と制動組織

	可動域	主な制動組織	主な動作筋
屈曲	0〜125°	体幹	腸腰筋、大腿直筋、大腿筋膜張筋
伸展	0〜15°	腸骨大腿靱帯	大殿筋、大内転筋、内側ハムストリングス
外転	0〜45°	臼縁、恥骨大腿靱帯	中・大殿筋、大腿筋膜張筋、大腿直筋
内転	0〜20°	対側下肢、腸骨大腿靱帯	大内転筋、長・短内転筋、大殿筋
外旋	0〜45°	腸骨大腿靱帯、臼縁	大・中殿筋、腸腰筋
内旋	0〜45°	坐骨大腿靱帯	中・小殿筋、大腿筋膜張筋

2）股関節の可動域と ADL

　日常生活動作における股関節可動域の解析は、1960 年代後半から電動式角度計（electoric goniometer）を用いて行われ、近年では open MRI を用いた手法や、赤外線反射マーカーおよび赤外線カメラを使用した解析法が報告されている。

　「日本整形外科学会股関節機能判定基準（JOA ヒップスコア）」の『日常生活動作』の項目に含まれる、「腰かけ」、「しゃがみ込み・立ち上がり」、「階段昇降」、「車・バスなどの乗り降り」に加え、靴下着脱や足指の爪切りなどの動作をすべて円滑に行うためには、屈曲 120 〜 130°、外転 20°、外旋 30°、内旋 20°程度の可動域が必要となる。三次元的股関節運動域の測定からみた日常生活動作における各動作中の最大可動域（次ページ表 2-2）および平均可動域（次ページ表 2-3）を表に示す。

表 2-2: 日常動作における股関節の最大可動域

文献 24 を参考に作図

動作	運動面	角度
立ったまま靴紐を結ぶ	矢状面（屈曲） 前額面（外転） 横断面（外旋）	129° 18° 13°
足を組んで靴紐を結ぶ	矢状面（屈曲） 前額面（外転） 横断面（外旋）	115° 24° 28°
椅子からの立ち座り	矢状面（屈曲） 前額面（外転） 横断面（外旋）	112° 20° 14°
かがんで床の物を拾う	矢状面（屈曲） 前額面（外転） 横断面（外旋）	125° 21° 15°
しゃがみこみ	矢状面（屈曲） 前額面（外転） 横断面（外旋）	114° 27° 24°
階段の昇り	矢状面（屈曲） 前額面（外転） 横断面（外旋）	68° 16° 18°

表 2-3: 生体股関節の可動域

文献 25 および 26 を参考に作図

報告書	解析方法	動作	屈曲(°)	外転(°)	外旋(°)
Yamamuraら(2007)	オープンMRI	正座	55	-4.8	1
		あぐら	106.7 (最大値133.3)	25.3 (最大値35)	41.8 (最大値48.5)
		座礼	109.7 (最大値117.2)	-3.7 (最小値-9.4)	-8.4 (最小値-18.7)
		しゃがみ (踵接地)	110.8 (最大値122.4)	2.2	-9.6
		割座	91.3 (最大値108.9)	-1 (最小値-5.2)	-37.2 (最小値-50.1)
Hemmerichら(2006)	赤外線カメラ(Fastrak)	しゃがみ (踵接地)	95.4±26.2	28.2±13.9	25.7±11.8
		しゃがみ (踵接地なし)	91.3±17.1	31.7±11.2	33.7±12.7

2. 関節の潤滑機構

1）関節軟骨

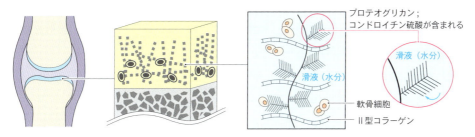

図 2-1: 関節軟骨の構造

関節軟骨は主に、プロテオグリカン、Ⅱ型コラーゲン、軟骨細胞により構成される。関節軟骨の主成分であるプロテオグリカンに含まれるコンドロイチンがスポンジの役割を果たし、滑液を十分に蓄えることにより、滑らかな関節の動きを可能にしている。

関節軟骨は組織学的には硝子軟骨に分類され、80％の水分、20％の軟骨基質およびわずかな軟骨細胞により構成される。軟骨基質の主成分は、コラーゲンとプロテオグリカンである。構造性たんぱくであるコラーゲンが形成する網目構造の中には、水分を多量に含むプロテオグリカンと軟骨細胞が封じ込められており、この特殊な構造が軟骨基質の固有の粘弾性を作っている（図 2-1）。この粘弾性体である関節軟骨が、衝撃吸収や潤滑の機能を果たしている。

関節軟骨は、輝板、表層、中間層、深層および石灰化層からなり、深層と石灰化層の間にはタイドマーク（tidemark）が存在している（図 2-2）。

関節軟骨の厚さは、体重や部位、関節内の位置により異なる。ヒト股関節では

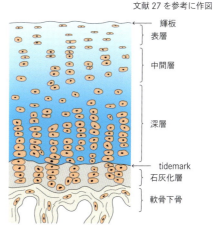

図 2-2: 軟骨の層構造

軟骨細胞は表層から深層にいくにしたがって大きく球形になり柱状配列を呈するが細胞密度は低下する。コラーゲン線維は深層ほど関節面に垂直になり密度は疎になる。

寛骨臼側と大腿骨頭側を合わせて 2 ～ 4mm であり、大腿骨頭では前内側が、寛骨臼では上外側が、最も厚いとされている[3]。

関節軟骨の機能は関節の運動と力の分散であり、関節に加えられた衝撃荷重を分散して軟骨下骨に伝達し、骨を守る機能がある。さらに、荷重による粘弾性変形が起こる事により力を吸収し、円滑な関節運動を可能にしている。

関節軟骨は関節液の拡散により栄養される。関節液の拡散には、関節への間欠的な荷重に伴う軟骨の圧縮と復元とが必要である。長期間の関節固定や免荷は、関節液の拡散を妨げ、栄養障害により関節軟骨の変性をもたらす。

成熟した関節軟骨は、血管、リンパ管、神経組織を欠き、関節軟骨にいったん損傷が起こると、他の組織とは異なる修復形態となる[4],[5]。

関節軟骨損傷の自然修復機序は、損傷深度により異なる。軟骨下骨に達しない損傷（部分欠損）では、損傷部周辺からの炎症細胞浸潤はみられず、たとえ小さな損傷であっても損傷部はそのまま残存する。一方、軟骨下骨に達する損傷（全層欠損）では、骨髄から未分化間葉系細胞が進入し、それらの細胞から修復組織が形成されるが、それが硝子軟骨と線維軟骨のどちらであるのかについては議論がある。

弾性率が低くわずか 3mm 前後の関節軟骨が約 70 ～ 80 年の酷使に耐えうるのは、関節軟骨の持つ潤滑機構にあると考えられている。

2）関節の潤滑のバイオメカニクス

潤滑とは、触れ合う面の摩擦を少なくする事を意味する。

滑膜関節には滑液が少量含まれており、軟骨、滑膜、半月板など関節内腔の表面をすべて覆っている。滑液は軟骨の栄養源であると共に、軟骨と軟骨、軟骨と滑膜との潤滑剤でもある。

生体の潤滑は境界潤滑と流体潤滑とに大きく分けられる[註1]。関節運動が低荷重・低速時には境界潤滑が、また、高荷重・高速時では流体潤滑が主体となり、関節の運動や速度と荷重の状況によって、最もよい潤滑機構が選択される仕組みとなっている[6]。

潤滑に関しては滑膜関節と機械ベアリングとの比較が論じられているが、滑膜関節の方が比較にならないほど優れている。人体の関節は、工業的に作り出せる実現可能な低い摩擦係数（金属対プラスチック 0.01 ～ 0.03、金属対金属 0.03 ～ 0.08）よりさらに一桁低い、優れた摩擦係数（軟骨対軟骨 0.001 ～ 0.002）で運動している。

[註1] 境界潤滑とは、2つの面が接触する潤滑をいい、流体潤滑とは2つの面に流体が介在する潤滑のことをいう。

2. 関節の潤滑機構

1）関節軟骨

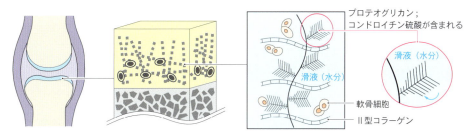

図 2-1: 関節軟骨の構造

関節軟骨は主に、プロテオグリカン、Ⅱ型コラーゲン、軟骨細胞により構成される。関節軟骨の主成分であるプロテオグリカンに含まれるコンドロイチンがスポンジの役割を果たし、滑液を十分に蓄えることにより、滑らかな関節の動きを可能にしている。

　関節軟骨は組織学的には硝子軟骨に分類され、80％の水分、20％の軟骨基質およびわずかな軟骨細胞により構成される。軟骨基質の主成分は、コラーゲンとプロテオグリカンである。構造性たんぱくであるコラーゲンが形成する網目構造の中には、水分を多量に含むプロテオグリカンと軟骨細胞が封じ込められており、この特殊な構造が軟骨基質の固有の粘弾性を作っている（図 2-1）。この粘弾性体である関節軟骨が、衝撃吸収や潤滑の機能を果たしている。

　関節軟骨は、輝板、表層、中間層、深層および石灰化層からなり、深層と石灰化層の間にはタイドマーク（tidemark）が存在している（図 2-2）。

　関節軟骨の厚さは、体重や部位、関節内の位置により異なる。ヒト股関節では

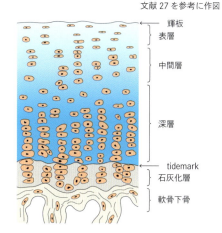

図 2-2: 軟骨の層構造

軟骨細胞は表層から深層にいくにしたがって大きく球形になり柱状配列を呈するが細胞密度は低下する。コラーゲン線維は深層ほど関節面に垂直になり密度は疎になる。

寛骨臼側と大腿骨頭側を合わせて2〜4mmであり、大腿骨頭では前内側が、寛骨臼では上外側が、最も厚いとされている[3]。

　関節軟骨の機能は関節の運動と力の分散であり、関節に加えられた衝撃荷重を分散して軟骨下骨に伝達し、骨を守る機能がある。さらに、荷重による粘弾性変形が起こる事により力を吸収し、円滑な関節運動を可能にしている。

　関節軟骨は関節液の拡散により栄養される。関節液の拡散には、関節への間欠的な荷重に伴う軟骨の圧縮と復元とが必要である。長期間の関節固定や免荷は、関節液の拡散を妨げ、栄養障害により関節軟骨の変性をもたらす。

　成熟した関節軟骨は、血管、リンパ管、神経組織を欠き、関節軟骨にいったん損傷が起こると、他の組織とは異なる修復形態となる[4),5)]。

　関節軟骨損傷の自然修復機序は、損傷深度により異なる。軟骨下骨に達しない損傷（部分欠損）では、損傷部周辺からの炎症細胞浸潤はみられず、たとえ小さな損傷であっても損傷部はそのまま残存する。一方、軟骨下骨に達する損傷（全層欠損）では、骨髄から未分化間葉系細胞が進入し、それらの細胞から修復組織が形成されるが、それが硝子軟骨と線維軟骨のどちらであるのかについては議論がある。

　弾性率が低くわずか3mm前後の関節軟骨が約70〜80年の酷使に耐えうるのは、関節軟骨の持つ潤滑機構にあると考えられている。

2）関節の潤滑のバイオメカニクス

　潤滑とは、触れ合う面の摩擦を少なくする事を意味する。

　滑膜関節には滑液が少量含まれており、軟骨、滑膜、半月板など関節内腔の表面をすべて覆っている。滑液は軟骨の栄養源であると共に、軟骨と軟骨、軟骨と滑膜との潤滑剤でもある。

　生体の潤滑は境界潤滑と流体潤滑とに大きく分けられる[註1]。関節運動が低荷重・低速時には境界潤滑が、また、高荷重・高速時では流体潤滑が主体となり、関節の運動や速度と荷重の状況によって、最もよい潤滑機構が選択される仕組みとなっている[6)]。

　潤滑に関しては滑膜関節と機械ベアリングとの比較が論じられているが、滑膜関節の方が比較にならないほど優れている。人体の関節は、工業的に作り出せる実現可能な低い摩擦係数（金属対プラスチック0.01〜0.03、金属対金属0.03〜0.08）よりさらに一桁低い、優れた摩擦係数（軟骨対軟骨0.001〜0.002）で運動している。

[註1]　境界潤滑とは、2つの面が接触する潤滑をいい、流体潤滑とは2つの面に流体が介在する潤滑のことをいう。

3. 寛骨臼関節唇の構造と力学的特徴

　寛骨臼関節唇（acetabular labrum）は、寛骨臼切痕部を除く寛骨臼の辺縁を縁取るように存在する、馬蹄形をした線維軟骨組織である。関節唇は肩関節の肩甲骨関節窩にも存在するため、寛骨臼関節唇と表現する方が混乱を招かない。本書では特に断らない限り、関節唇の用語は寛骨臼関節唇の意味で用いている。

1）関節唇の構造

　関節唇は寛骨臼縁で骨に直接固着しており、寛骨臼切痕部では寛骨臼横靭帯（横靭帯）に連続する。関節唇の横断面は三角形状を呈し、形態は前方が約6.3mmと幅広く、厚さは上方が約5.5mmと分厚い[7]。関節唇は関節腔と関節包との間に位置し、関節面側では石灰化層を介して、関節包側では直接、固く連続している。関節軟骨と関節唇は1〜2mmの移行部を経て連続している[7,8]（図2-3）。関節唇への血行は主に上殿動脈および下殿動脈から供給され、それらの血管は関節唇を取り囲むように関節唇に分布している[9]。関節唇は基本的に血行が乏しいが、関節腔側に比べ関節包側の方が、供給される血流がより豊富である。

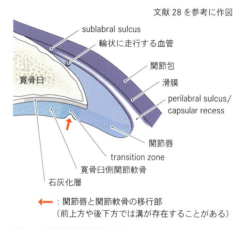

文献28を参考に作図

図2-3: 関節唇付着部断面

←：関節唇と関節軟骨の移行部
（前上方や後下方では溝が存在することがある）

2）関節唇のバイオメカニクス

　関節唇が存在する事により、静的機能として関節軟骨面積が28％、臼蓋体積が30％増加するとされている[10]。動的機能

としては、suction 機能と sealing 機能とがある[11]（図 2-4）。suction 機能とは、大腿骨頭と臼蓋の間の引っ張り力に対し抵抗する事で、関節の安定性を高める機能の事である[12]。sealing 機能とは、圧迫力を密閉（sealing）によって少量の関節液で圧迫力を臼蓋関節軟骨に均一に負担させると共に、軟骨に対し効率よく栄養を届ける事を可能とする機能である[13),14)]。

つまり関節唇は、関節内と関節外とを密封（seal）する事によって、陰圧を保ち（suction 効果）、最小限の関節液で関節内を安定化させ、円滑な関節運動、圧分散、関節軟骨への栄養供給を行なわせる重要な組織の1つである。よって、関節唇の損傷はこれらの効果を失う事に繋がり、関節安定性を低下させ、軟骨へのダメージを引き起こす要因となる。

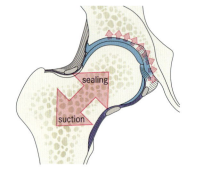

図 2-4: suction 機能と sealing 機能

4. 代表的な X 線学的指標

　股関節疾患に対する適切な運動療法の展開とその効果判定において、X 線評価は有益な情報を与えてくれる。また、股関節のバイオメカニクスを理解するためにも、X 線所見に対する正しい理解が必要である。ここでは、現在広く行われている臨床的 X 線学的診断法・評価法について、セラピストにとって必要と思われる知識を整理しまとめた。

1）寛骨臼角（α角）

　骨端線の骨癒合が未成熟な小児期において、寛骨臼嘴（寛骨臼の上外側縁）と Y 軟骨外上角とを結ぶ直線と両側の Y 軟骨を結ぶ Y 軟骨線（Hilgenreiner 線）のなす角をいう（55 ページ図 2-5a）。女児で 35°、男児で 30°以下を正常としており、それ以上では臼蓋形成不全とされる。

2）Sharp 角

　寛骨臼外側縁と涙滴下端とを結ぶ線と、骨盤水平線（両側涙滴下端を結ぶ線）とのなす角をいう（55 ページ図 2-5b）。寛骨臼角と同様に臼蓋の傾きを表し、大腿骨頭が臼蓋に十分に被覆されているかどうかの指標となる。正常は 33 ～ 38°であり、40°以上では臼蓋形成不全とされる。

3）CE 角（center-edge angle）

　大腿骨頭中心と寛骨臼外側縁を結ぶ線と両側大腿骨頭中心を結ぶ線の垂線とのなす角で、臼蓋と大腿骨頭との相対的な位置関係を表す（55 ページ図 2-5c）。成人では 25°以上が正常で、20°以下では臼蓋形成不全と評価される。

4）AHI（acetabular head index）

　大腿骨頭内側端から寛骨臼縁外側端までの距離（A）と大腿骨頭横径（B）を用いて、A/B × 100％で表したものをいう（55 ページ図 2-5d）。骨頭が臼蓋にどれだけ被覆されているか

を示すもので、正常値は 80％以上で、75％以下では臼蓋形成不全と評価される。

5) ARO（acetabular roof obliquity）

寛骨臼荷重部硬化帯（sourcil）の内側縁と寛骨臼外側縁を結ぶ線と骨盤水平線とのなす角で、臼蓋荷重面の傾斜角を表す（右ページ図 2-5e）。寛骨臼荷重部硬化帯の幅が減少するとAROも減少する。正常では正の値となる。

6) ADR（acetabular depth ratio）

寛骨臼外側縁から涙滴下端までの距離（AW）と、この線と垂線で尚且つ寛骨臼までの最も大きい距離（AD）を用いて、AW/AD × 1000 で表したものをいう（右ページ図 2-5f）。臼蓋の深さ指数を示すもので、正常値は 280 〜 300 である。

7) Shenton 線

正常の股関節正面像においては、大腿骨の内側を近位にたどるラインが大腿骨頚部で内側にカーブを描き、尚且つその延長が閉鎖孔の上縁にスムースにつながり、一つの上方凸の曲線が完成する（右ページ図 2-5g）。

しかし、変形性股関節症、股関節脱臼、大腿骨頚部骨折などではそのラインが連続せず、形態や位置異常の存在を示す。

8) 大腿骨頭脱臼度（Crowe 分類）

亜脱臼性股関節症における股関節の脱臼度の指標である。大腿骨頭の直径を基準として、その何％程度高位に脱臼しているかを評価し 4 群に分類したものである（右ページ図 2-5h）。通常大腿骨頭の直径は、骨盤高（単純 X 線正面像における両腸骨上縁を結ぶ線と両坐骨下縁を結ぶ線との距離）の 1/5 程度である事から、大腿骨頭に変形のある場合においても分類が容易であるという利点がある。最も軽症の Group I では 50％未満の脱臼（大腿骨頭径の 1/2 未満の上方移動）、最も重症の Group IV では 100％以上の脱臼（大腿骨頭 1 つ分以上の上方移動）を示す。

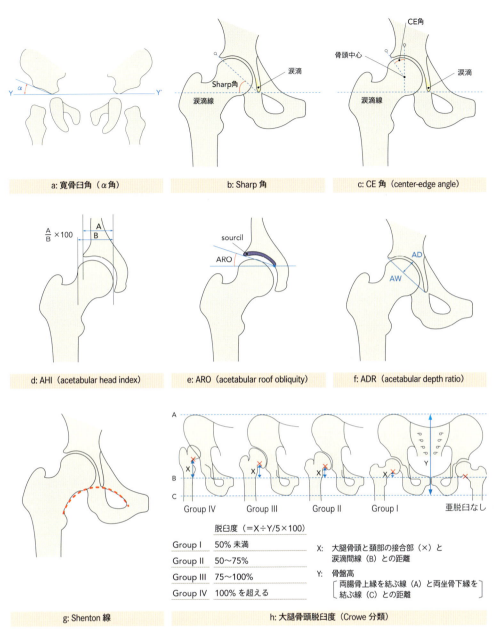

図 2-5: X 線画像での代表的な骨形態指標

5. 股関節に作用する力

股関節への荷重負荷は、臼蓋側に向かって作用する合力 R (resultant compression force) として表す事ができる。股関節に生じる荷重は、関節にかかる合力の大きさや方向、関節の荷重面積によって決まる。正常な股関節では臼蓋と骨頭の適合性が良好であるが、変形性股関節症の場合は、急峻な sharp 角の関節面上の外上方への剪断力が大きくなる（図 2-6）。

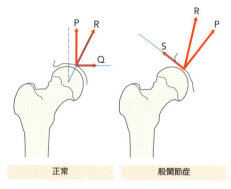

図 2-6: **合力と分力**

骨頭にかかる合力（R）は、荷重面に垂直な分力（P）と荷重面に平行な分力（Q）、あるいは分力－剪断力（S）とに分けられる。

1) 関節合力

関節合力とは、関節全体に作用する力の総和である。股関節合力の算定は、Pauwels[15] の静的平衡理論に基づく先駆的な研究に始まった。関節合力は、同じ動作を行なった場合においても体重や身長、筋力などによって相違があり、一般に体重（weight: W）に対する比率として求められる。

静的姿勢のうち両脚起立時は股関節を中心とした回転モーメントが働かないため、片側の股関節にかかる荷重は片脚下肢重量を体重の 1/6 と仮定して両下肢の重量を引いた 2/3W の半分である 1/3W と考えられ、その方向は垂直である（図 2-7）。片脚起立時は、立脚側の下肢の重量を差し引いた体重 5/6W が立脚時の股関節中心の内側にあるため、外回りの回転モーメントが働く。このため、平衡状

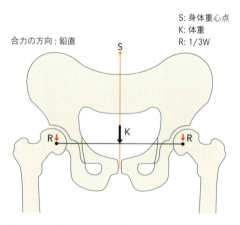

図 2-7: **両脚起立時の股関節合力（R）の大きさ**

両脚起立時は股関節を中心とした回転モーメントが働かないため、股関節にかかる荷重は片脚下肢重量を体重の 1/6 と仮定して両下肢の重量を引いた 2/3W の半分である 1/3W と考えられ、その方向は垂直である。

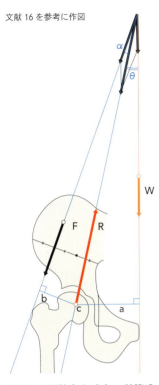

正常

$F = \frac{a}{b}W \left(\frac{a}{b} = P とする\right)$

$R = \sqrt{P^2 + 2P\cos\theta + 1}\,W$

計算式

$F \times b = W \times a$

$F = \frac{a}{b} \times W$　ここで $P = \frac{a}{b}$ とする。

次に、力のモーメントを考える。

垂直方向： $R\sin\theta = F\sin\alpha = PW\sin\alpha$

水平方向： $R\cos\theta = F\cos\alpha = W + F\cos\alpha = W + PW\cos\alpha$

$R^2 = P^2\sin^2\alpha W^2 + (1+P)^2\cos^2\alpha W^2 = (P^2 + 2P\cos\alpha + 1)W^2$

$R = \sqrt{P^2 + 2P\cos\alpha + 1}\,W$

ここで $\cos\alpha = \cos\theta$、ゆえに

$R = \sqrt{P^2 + 2P\cos\theta + 1}\,W$

F：外転筋群の筋力
W：体重
R：大腿骨頭への合力
a：大腿骨頭の中心点から体重の重力方向線への垂線の長さ
b：大腿骨頭の中心点から外転筋の筋力作用方向線への垂線の長さ
θ：大腿骨頭への合力方向線と体重の重力方向線とのなす角度
α：外転筋の筋力作用方向線と体重の重力方向線のなす角度

図 2-8: 股関節合力（R）の計算式

態を保つためには外転筋により内回りの回転モーメントでつり合いを保たなければならない。

　関節合力は、股関節軸を第 1 のテコとした外転筋と荷重の平衡理論およびベクトル合成の理論とで算出される。Pauwels は、片脚起立時の股関節合力は体重の 3 倍であり、関節合力の作用方向は垂線に対して 16°であると報告している[15]。本邦では二ノ宮ら[16]が股関節に加わる力の方向を考慮した計算式を作成している（図 2-8）。この場合、外転筋群の方向を決定する必要があるが、図 2-8 のように大転子より骨盤の最外側点へ接線を引き、その接点より X 線像上認められる腸骨内壁の最短部を結ぶ線上で、その外方 1/3 部に大転子外縁より引いた直線方向を外転筋群の筋力方向と想定している。また体重（W; 正確には体重から立脚肢の重量を減じたもの）の加わる荷重方向は、X 線画像上において身体の中心を通る垂線方向としている。以上の作図から、大腿骨頭にかかる合力（R）を算出しており、男性で平均 2.74W、女性で平均 2.87W であったと述べている（次ページ表 2-4）。この計算式はあくまで静力学的平衡理論に基づくものであるが、a/b が小さいほど、すなわち外転筋のレバーアーム b が長いほど同じトルクを得るための股関節外転筋力は小さくてすみ、関節合力も減少するが、外転筋のレバーアーム b が短くなる変形性股関節症や内反股などでは、より大きな外転筋力が必要となると同時に関節合力も増加する事になる。

また、健側上肢での杖の使用は、骨頭中心からの長いレバーアームによる相反するモーメントが生じる結果、必要となる股関節の外転筋力は小さくなり、関節合力は激減する。Maquet[17] の研究結果は、体重 47kg の人が片脚起立時に杖を使用して 17kg の負荷を杖に加えた場合、関節合力は 30kg（体重の64％）となり、杖の非使用時の関節合力である 147kg の約 1/5 に減少する事を報告している。同様に、杖を使用する事によって得られる関節合力の減少を、Radin[18] は体重の 60％と報告している。

表 2-4: 正常成人男女における股関節合力の計算値（平均値±標準偏差）

文献 16 を参考に作図

	女性	男性
a (mm)	100.6±4.8	99.8±1.6
b (mm)	53.6±5.3	56.8±5.7
θ (°)	14.9±3.3	17.5±4.2
R (×体重)	2.87±0.19	2.74±0.17

しかし、上記の静力学的な解析では中殿筋しか考慮されておらず、日常生活のさまざまな動作の骨頭内圧を知るには限界がある。そのため、生体内で実際の股関節の関節合力を直接測定しようとする試みがなされてきた。

Rydell[19] は、頚部に歪みゲージを組み込んだ Austin-Moore 型の人工骨頭を 2 名の大腿骨頚部骨折患者に埋め込み、術後 6 ヵ月間における各種動作時の股関節合力を測定した。その結果、データから仰臥位患肢挙上で体重を超える荷重がかかる事が判明した（右ページ表 2-5）。患肢での片脚起立時の股関節荷重は、関節合力が Case 1 で体重の 2.3 倍、Case 2 で 2.8 倍、方向は垂線に対し 19°（Case 1）と 27°（Case 2）であった。

Hodge ら[20] は、人工骨頭表面にゲージを設置し寛骨臼との接触圧（contact pressure）を測定している。独立歩行時で 5.5MPa、ジャンプやジョギング時で 7.3〜7.7MPa の接触圧がかかるのに対し、階段昇降時では 10.2MPa、椅子からの立ち上がり時では実に 9〜15MPa の圧力が発生している事は興味深い（右ページ表 2-6）。

2）関節応力

関節応力とは関節面の局所に作用する力の事であり、単位面積あたりの力として捉える事ができる。関節応力を決定する因子としては、股関節の形態、関節合力や関節周囲筋の収縮力、関節包や靱帯などの非収縮要素、さらには関節内圧が考えられる。

正常股関節における骨頭の荷重面は広範囲であるが、臼蓋形成不全の股関節においては荷重面が極端に狭くなる。Pauwels[21] はこれをハイヒールの踵の断面積に例え、股関節の荷重面積の大きさが重要である事を示している（60 ページ図 2-9）。すなわち、踵部分断面積の大・小により接地面積に加わる荷重が驚くほど変化し、荷重面積が減少すると単位面積当たりの

表 2-5: 各種動作時の股関節合力

文献 19 を参考に作図

		Case 1	Case 2
仰臥位での患肢挙上（膝軽度屈曲位）	0〜10度	1.23	1.24
	10〜0度	1.19	1
	30度	1.06	1.01
	60度	0.99	0.97
	90度	0.65	0.82
仰臥位で反対側下肢挙上	45度	0.47	0.62
	90度	0.23	0.42
腹臥位で患肢最大伸展		1.31	2.1
腹臥位で反対側下肢最大伸展		＊＊	1.58
仰臥位で患肢自動外転	0〜30度	0.56	0.69
仰臥位で反対側下肢自動外転	0〜30度	0.25	0.17
座位		0	0.22
反対側下肢にて片脚起立	患肢膝屈曲	0.5	＊＊
	股膝とも屈曲	＊＊	0.91
患肢にて片脚起立		2.3	2.8
平地歩行		1.59 – 1.8	2.95 – 3.27
階段昇降	昇り	1.54	3.38
	下り	1.59	2.83
ランニング		＊＊	4.33

(% Body Weight)

表 2-6: 各種動作における寛骨臼との最大接触圧

文献 20 を参考に作図

動作	接触圧
仰臥位安静	1.4
平行棒内歩行	3.4
歩行器歩行	3.8
二本松葉杖免荷歩行	2.4
二本松葉杖部分荷重歩行	3.5
T字杖歩行	4.8
独歩	5.5
ジャンプ	7.3
ジョギング	7.7
階段昇降	10.2
椅子（座面56cm）からの起立	9.2
椅子（座面45cm）からの起立	13.1
椅子（座面38cm）からの起立	15

Pressure (MPa)

荷重量が増大する。同様に、正常股関節と比較した臼蓋形成不全股の股関節の場合にも負荷が骨頭のほぼ一点に集中する。この事から、変形性股関節症における軟骨の変性は、関節合力（関節面全体に加わる力の総和）ではなく、関節応力（関節面に分布する局所的な力の大きさ）に関係するとされる。

　また、正常股関節の場合は、臼蓋の方が骨頭よりもわずかに大きな曲率半径を形成し、広い荷重面積で均一な荷重分布となる。しかし、臼蓋と骨頭間に不適合が存在し関節裂隙が狭小化した場合は接触領域が偏り、部分的な関節応力の集中をもたらす。関節合力と関節応力の関係を図 2-10 に示す [22]。

　近年のコンピュータ技術の発展に伴い、生体の X 線、CT、MRI のデータを基に作成した骨・筋の形態モデルに逆動力学を用いて、関節応力を算出する方法もみられ、元田ら [22] は剛体バネモデル（骨を剛体、軟骨や靱帯をバネと仮定したモデル）を利用した股関節モデルを作製し、その臨床応用を試みている。健常成人を対象とした杖歩行時の股関節合力を算出した結果は、杖非使用時には立脚後期に最大 2,000N であった股関節合力が 1,000N、つまり 1/2 である事を示したが、Maquet による [17] テコの原理を使用した静力学的な計算式から得られる 1/5 ～ 1/6 までの減少とはならなかった。SLR 運動における股関節合力は、健常群が不全群のおよそ 1.5 倍であった。しかし、関節面応力は不全群の方が大きく、特に股関節伸展位の

文献 21 を参考に作図

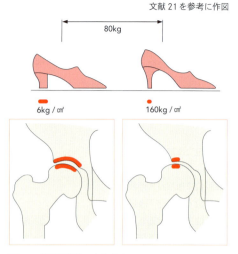

図 2-9: 荷重面積の大きさと単位面積当たりの負荷量

踵の部分の断面積の大小により接地面積に加わる荷重が驚くほど変化する。荷重面積が減少すると単位面積当たりの荷重量が増大する。

文献 22 を参考に作図

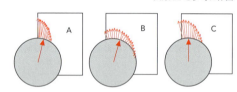

関節面の大きさ：A＜B＝C
↑：力の大きさと方向

図 2-10: 関節合力と関節応力の関係

A と B では力の方向と大きさは等しいが、関節面の大きさの違いにより応力分布は異なる。
B と C では関節面と力の大きさは等しいが、力の方向が異なるため応力分布は異なる。

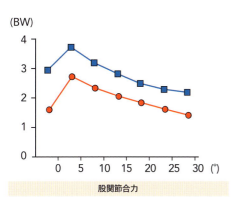 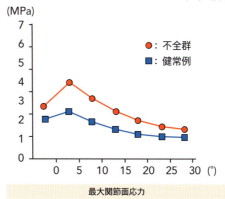

図 2-11: SLR 運動時の股関節合力と応力

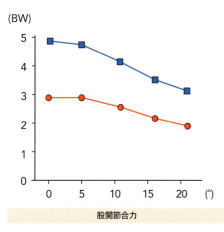 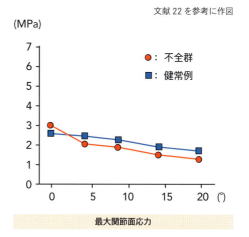

図 2-12: 股関節外転運動時の股関節合力と応力

方が屈曲位よりも大きくなっていた（図 2-11）。一方、外転運動での合力は健常群の方が大きかったが、応力は両群に差はなく、外転運動では関節合力が内方を向くため形成不全がある場合においても実質的な荷重面積に差がない事を理由としている（図 2-12）。これらの結果は、外転運動は比較的安全な運動療法であるものの、SLR 運動では応力増加が大きいため、軟骨変性の進行と関節症の悪化をもたらす可能性のある事を示唆している。

Chegini ら[23]は、CE 角および寛骨臼角（α角）のみで規定された簡易な股関節モデルを作製し、臼蓋形成不全と大腿骨寛骨臼インピンジメント（femoroacetabular impingement: FAI）でみられる股関節形状異常の関節応力に対する影響を検証している。臼蓋形成不全モデルにおいては、歩行時に寛骨臼外上縁への応力集中がみられたが、FAI モデルにおいては、立位から坐位への動作時に同様の応力集中が発生した。特に CE 角 30°以上、α角 50°以上でその傾向が有意に認められたと報告している。

3) 股関節疾患へのバイオメカニクスの応用

多くの股関節疾患に対する術式は、股関節に作用する関節合力の大きさおよび方向、股関節荷重面についての研究成果に体系付けられた理論を基盤としている。臼蓋形成不全を基盤とした変形性股関節症（二次性股関節症）[註2]に対する関節温存術である大腿骨骨切り術および骨盤骨切り術の、生体力学的観点からみた理論体系を述べる。

a. 大腿骨転子間内反骨切り術（Pauwels I）

大腿骨頭を内反させる事により適合性を改善させると共に、外転筋力の方向が水平化する事により関節合力が内方に向き、実質的な荷重面が拡大する。また、骨頭の内下方移動による体重モーメントの減少および外転筋のレバーアームの延長により要求される外転筋力の低下により、関節合力も減少する（図 2-13）。

この術式は臼蓋そのものに処置を施すものではないため、荷重面の拡大を多大に期待する事はできない。そのため、内反骨切り術が成人の変形性股関節症に対して単独で行われる事はほとんどなく、通常は骨盤骨切り術と併用される事が多い。

b. 大腿骨転子間外反骨切り術（Pauwels II）

進行期以降の股関節症において、大腿骨頭内側の骨棘形成がある扁平な大腿骨頭の場合、

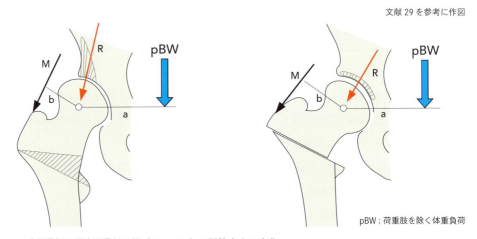

文献 29 を参考に作図

pBW；荷重肢を除く体重負荷

図 2-13: 大腿骨転子間内反骨切り術（Pauwels I）の関節合力の変化

関節中心から重心までのレバーアーム（a）と、関節中心から外転筋までのレバーアーム（b）のてこ比（a/b）が減少し、外転筋力（M）が低下することで関節合力（R）が低下する。関節適合性が改善し荷重面積も増えるため関節応力も低下する。

[註2] 変形性股関節症については、6 章の各論で詳しく記述する。

関節適合性は不良であるものの、内転位により適合性が改善する症例に適応する。このような症例では、外反骨切りにより大腿骨頭内側の骨棘で荷重を受ける事が可能となり、荷重面の拡大により骨頭回転中心が内側に移動する。結果として骨頭の外方への張り出しにより外転筋のレバーアームは延長され、重心から骨頭回転中心までのレバーアームも減少する（図2-14）。外反骨切り術も内反骨切り術と同様に、骨盤骨切り術と併用して行われる事が多い。

c. Chiari 骨盤骨切り術

寛骨臼上部の骨盤を内方に向かって仰角5〜10°で切り、中枢骨片を外方に引き出し末梢骨片を内方にずらす事により、適合性のよい臼蓋を再構築する術式である。大きく強固な臼蓋を形成し、大腿骨頭との荷重面を拡大させる事による関節応力の減少、および末梢骨盤の内方転位に伴う骨頭中心の内方化により重心から骨頭回転中心までのレバーアームが減少し、関節合力が減少する事が、この術式の特徴である（次ページ図2-15）。

d. 寛骨臼回転骨切り術（rotational acetabular osteotomy: RAO）

関節包外に寛骨臼を半球状にくり抜くように骨切りし、軟骨を付けたままの寛骨臼を前外方に回転移動させ、大腿骨頭の適合性を高め荷重面を拡大する術式である（次ページ図2-16）。本法のよい適応は骨頭変形のない前・初期股関節症で、年齢的には10歳後半から50歳までとされる。骨頭と臼蓋の曲率不一致が存在する関節適合性不良の場合は適応外と

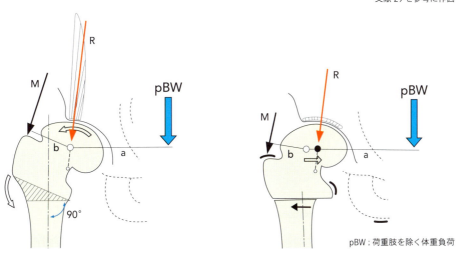

文献29を参考に作図

pBW；荷重肢を除く体重負荷

図2-14: 大腿骨転子間外反骨切り術（Pauwels II）の関節合力の変化

大腿骨頭内側の骨棘が関節面となることにより関節中心が相対的に内方化し、てこ比（a/b）が減少する結果、外転筋力（M）が低下し関節合力（R）が減少する。荷重面積も増えるため関節応力も軽減される。

なる。

　この術式は、本来の関節面で骨頭を被覆するものであり、十分な骨頭被覆により関節合力の減少と関節応力の分散とを得るという特徴を持つ。

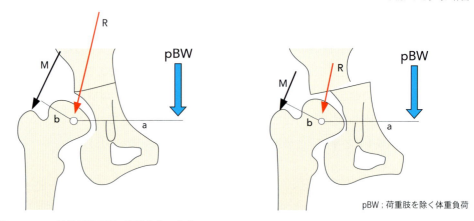

文献 29 を参考に作図

pBW；荷重肢を除く体重負荷

図 2-15: **Chiari 骨盤骨切り術の関節合力の変化**

寛骨臼上部の骨盤を水平から切り上げて（20°までの範囲）骨切りし、股関節を内方にずらす。関節中心から重心までのレバーアーム（a）が減少する結果てこ比（a/b）が減少し、外転筋力（M）が低下する結果関節合力（R）が低下する。大腿骨頭を骨性寛骨臼で覆うことにより荷重面積が拡大し関節応力も低下する。

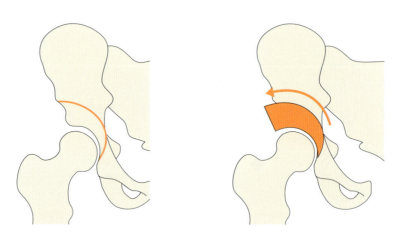

図 2-16: **寛骨臼回転骨切り術（Rotational acetabular osteotomy: RAO）**

寛骨臼を半球状に骨切りし、軟骨を付けたまま前外方に回転移動させ、大腿骨頭の適合性を高め荷重面を拡大する手術である。本法の特徴は本来の関節面にて骨頭を被覆するもので、十分な骨頭被覆により関節合力の減少と関節応力の分散が得られる。

参考文献

1) Lamontagne M, Beaulieu ML, Varin D, et al: Gait and motion analysis of the lower extremity after total hip arthroplasty: what the orthopaedic surgeon should know. Orthop Clin North Am 40: 397-405, 2009.

2) 川嶋禎之，祖父江牟婁人：関節の形態と機能／下肢　股関節．関節外科9（増刊号）: 113-125，1990.

3) Athanasiou KA, Agarwal A, Dzida FJ: Comparative study of the intrinsic mechanical properties of the human acetabular and femoral head cartilage. J Orthop Res 12: 340-349, 1994.

4) 久保俊一：ラット関節軟骨損傷後の修復過程における電子顕微鏡学的研究．日整会誌57: 167-185，1983.

5) 久保俊一，高橋謙治：軟骨修復の病理病態．関節外科14: 931-940，1995.

6) Swann DA, Radin EL, Nazimiec M, et al: Role of hyaluronic acid in joint lubrication. Ann Rheum Dis 33: 318-326, 1974.

7) Seldes RM, Tan V, Hunt J, et al: Anatomy, histologic features, and vascularity of the adult acetabular labrum, Clin Orthop Relat Res 382: 232-240, 2001.

8) Field RE, Rajakulendran K: The labro-acetabular complex. J Bone Joint Surg Am 93: 22-27, 2011.

9) Kalhor M, Horowitz K, Beck M, et al: Vascular supply to the acetabular labrum. J Bone Joint Surg Am 92: 2570-2575, 2010.

10) Tan V, Seldes RM, Katz MA, et al: Contribution of acetabular labrum to articulating surface area and femoral head coverage in adult hip joints: an anatomic study in cadaver. Am J Orthop 30: 809-812, 2001.

11) 糸満盛憲，他：最新整形外科学大系16 骨盤・股関節，中山書店：36，2006.

12) Crawford MJ, Dy CJ, Alexander JW, et al: The 2007 Frank Stinchfield Award: The biomechanics of the hip labrum and the stability of the hip. Clin Orthop Relat Res 465: 16-22, 2007.

13) Ferguson SJ, Bryant JT, Ganz R, et al: The acetabular labrum seal: a poroelastic finite element model. Clin Biomech (Bristol, Avon)15: 463-468, 2000.

14) Ferguson SJ, Bryant JT, Ganz R, et al: An in vitro investigation of the acetabular labrum seal in hip joint mechanics. J Biomech 36: 171-178, 2003.

15) Pauwels F: Biomechanics of the normal and diseased hip. Springer - Verlag, Berlin, Heidelberg, New York, 1976.

16) 二ノ宮節夫，田川宏，他：人工股関節の骨頭位と骨頭にかかる合力について．日整会誌50: 15-20，1976.

17) Maquet PGJ: Biomechanics of the Hip, p52-56. Springer-Verlag, 1984.

18) Radin EL, et al：Practical Biomechanics for Orthopedic Surgeon. A Wiley Medical Publication, New York, 1979.

19) Rydell NW, et al: Forces acting on the femoral head prosthesis. Acta orthp Scand Suppl 88: 1-132, 1966.

20) Hodge WA, Fijan RS, Carlson KL, et al: Contact pressures in the human hip joint measured in vivo. Proc Nat Acad Sci 83 (May): 2879-2883, 1986.

21) Pauwels F: Biomechanics of the normal and diseased hip. Springer-Verlag: 129, 1976.

22) 元田英一，鈴木康雄，金井章：筋骨格コンピュータモデルと三次元剛体バネモデルによる股関節の解析．関節外科 22（2）：147-158，2003．

23) Chegini S, Beck M, Ferguson SJ: The effects of impingement and dysplasia on stress distributions in the hip joint during sitting and walking: a finite element analysis. J Orthop Res 27: 195-201, 2009.

24) Johnston RC, et al: Hip motion measurements for selected activities of daily living. Clin Orthop 72: 205-215, 970.

25) Yamamura M, Miki H, Nakamura N, et al: Open-configuration MRI study of femoro-acetabular impingement. J Orthop Res 25: 1582-1588, 2007.

26) Hemmerich A, Brown H, Smith S, et al: Hip, knee, and ankle kinematics of high range of motion activities of daily living. J Orthop Res 24: 770-781, 2006.

27) 新井祐志，久保俊一："解剖学"．股関節学．久保俊一編，金芳堂：30，2014．

28) 堀井基行，久保俊一："解剖学"．股関節学．久保俊一編，金芳堂：38，2014．

29) 高尾正樹，久保俊一："バイオメカニクス"．股関節学．久保俊一編，金芳堂：68-69，2014．

3 股関節周辺組織の拘縮に由来する疼痛の評価

1. 関節の痛みに関する基本的な考え方
1) 安定した関節と不安定な関節
2) 股関節における不安定性

2. 疼痛の評価
1) 関節周囲組織に存在する感覚受容器の分類と機能
2) 疼痛の発生時期
3) 疼痛の発生要因
4) 疼痛部位の示し方
5) 疼痛の定量的評価
6) 関連痛

3. Hip-spine syndrome
1) 分類
2) 骨盤傾斜と脊椎アライメントの評価
3) 骨盤前傾に起因する股関節痛
4) 骨盤後傾に起因する股関節痛

4. 拘縮に由来する股関節痛
1) 骨盤後傾、腰椎の後弯化に制限がある場合の股関節前方部痛
2) 股関節後方支持組織の柔軟性低下に伴う股関節前方部痛
3) 股関節前方支持組織の柔軟性低下に伴う股関節前方部痛

5. 絞扼性神経障害
1) 大腿神経障害
2) 梨状筋症候群
3) 閉鎖神経障害

1. 関節の痛みに関する基本的な考え方

　整形外科領域では、関節の痛みに関する基本的概念がある。運動のトラッキング（tracking: 動き方、軌跡）が安定していると痛みは出ないが、安定性が損なわれ不安定になると痛みが出るという考え方であり、この考え方は関節拘縮に対して運動器リハビリテーションを実施する上で各関節に共通する、非常に重要な概念である。

1）安定した関節と不安定な関節

　「不安定」な関節を「安定」させる方向に導いていく事が運動療法の原則である。「不安定」は「グラグラで動きすぎ」、「安定」は「動かない」という状態をイメージしやすいが、それとは少しニュアンスが異なる。例えば、人工膝関節置換術（TKA）において屈曲制限がある事と、「安定」「不安定」という事とは別物であり、膝関節が90°しか曲がらなくてもグラグラな関節を臨床では見かける。このような状態は「不安定」ではあるが、「動きすぎる」というわけではない。

　形態的な破綻や支持組織の損傷により器質的な緩みを生じると関節は不安定になる。このような症例に対し、安定化を求める究極の手段として関節固定術が施行された事もあったが、人工関節の目覚ましい発達により、可動性を有した上で安定を求める事が一般的となった。運動療法で目指すべき安定とは「正常なトラッキングで動ける関節」であり、正常なトラッ

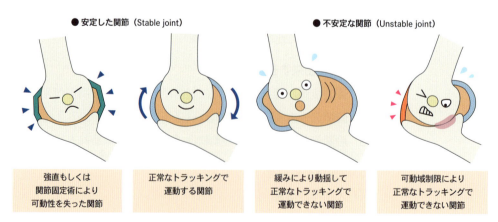

図 3-1: 安定した関節と不安定な関節の概念

可動関節において安定とは正常なトラッキング、不安定とは異常なトラッキングでの運動と考える。関節を構成する組織の硬さ、筋の滑走性、筋力、バランス、その他の異常は、正常なトラッキングからの逸脱をもたらす。

キングから逸脱し、乱れている状態を不安定とすると理解しやすい（左ページ図 3-1）。

　股関節の後方組織に硬さ（stiffness）が存在すると、寛骨臼に対して大腿骨頭が前方偏位しインピンジメントを生じる。このような、拘縮[註1]（155 ページ「関節可動域制限（拘縮）の基礎知識」参照）による部分的な「硬さ」や滑走障害がある組織では、運動に伴い早期に緊張が高まるため、骨頭の求心位を保持する事が困難となる。その結果、硬度の高い組織側から低い組織側に骨頭の軌道が逸脱し、インピンジメント症状が出現すると考えられる。同様に、筋力低下やバランス能力の低下、隣接関節の機能低下なども、股関節における特定部分へのメカニカルストレスの集中を招き、疼痛を生じる原因となる。

　運動が正常な軌跡で動けない原因はいろいろあるが、最たるものは拘縮である。したがって、運動療法の方向性としては、異常なトラッキングを正常なトラッキングに導いていく事であり、そのためセラピストには、適切な評価およびそれに基づく拘縮の改善、緊張している筋肉のリラクセーション、筋力強化をはじめ、インソールなどを用いたアライメントの修正など、適切な治療法の選択と的確な実施とが求められる。

2）股関節における不安定性

　股関節は深い寛骨臼の中に大腿骨頭の半分以上が覆われ、非常に強固な構造をしている。また、強靭な関節包、輪帯、関節包靱帯など静的要素に加え、寛骨臼の深さを補う関節唇や関節内圧、股関節周囲の筋緊張および随意的または反射的収縮による動的要素などによっても安定性が高められている。このような事から、股関節と同様に体幹と四肢とを連結する多軸性球関節である肩甲上腕関節と比較すると、荷重関節であるという性格上、より安定性を優先した解剖学的形状をなしているといえる。両者の臼蓋と骨頭の大きさを比べると、股関節では臼蓋に対して骨頭が小さく、小さな皿の上に大きな骨頭が乗っている肩甲上腕関節とは対照的である。軟部組織の拘縮が原因で肩関節の求心位が乱れる obligate translation という現象は、股関節においても起こり得るものである。両者の違いは肩関節では多方向にゆるみが出現するのに対して、股関節では規定された範囲の中でのゆるみが出現するという事である。肩の場合は大きい骨頭が小さい皿の上に乗っているため、動揺は不安定の範囲にとどまるが、股関節で同様の事が起これば、それは骨折あるいは脱臼に至ることを意味する。したがって、股関節における不安定とは、臼蓋という容器の範囲内での動揺と考えると理解しやすい（次ページ図 3-2）。

　臼蓋形成不全や股関節唇損傷があると、骨頭の偏位量が大きくなる。信田ら[1]は単純 X 線および関節造影像による動態撮影から股関節運動時における大腿骨頭の回転中心の移動

[註1] 関節の拘縮とは、関節外にある軟部組織が原因で関節運動が制限された状態を示す。関節拘縮は皮膚性、筋肉性、神経性、関節性に分けられるが、股関節後方組織の硬さ（stiffness）による制限は、皮膚性／筋肉性の拘縮に伴う。

量を調査していて、それによると、30°外転運動時において、正常股では内側へ0.3mm、下方へ0.6mm動くにすぎないが、臼蓋形成不全股では内側へ1.5mm、下方へ1.8mm、関節唇の異常を認めたOA股では内側へ2.6mm、下方へ3.6mmと移動量が大きくなる事を報告している。また、Myersら[2]は股関節外旋運動時の骨頭偏位量を求めていて、それによると、正常では後方へ0.4mm偏位するのに対し、関節唇および腸骨大腿靱帯を切除した場合は前方へ2.2mm偏位したとしている。

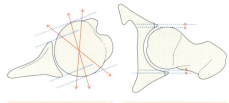

肩甲上腕関節　　股関節

図 3-2: 肩関節と股関節における不安定性の違い

体幹と四肢とを連結する多軸性球関節である肩関節（肩甲上腕関節）と股関節とで臼蓋と骨頭の大きさを比較すると、小さな皿の上に大きな骨頭が乗っている形状の肩関節とは対照的に、股関節は大きくて深さのある臼蓋に骨頭が覆われている形状であるため、両者の不安定性は、多方向にゆるみが出現する肩に対し、股関節は規定された範囲の中でのゆるみと考えると理解しやすい。

2. 疼痛の評価

　整形外科領域の疾患において、疼痛は臨床で遭遇する頻度の高い症状の一つであり、疼痛の原因を絞り込むために問診は極めて大切である。疼痛は臨床的に、侵害受容性疼痛、神経障害性疼痛、心因性疼痛に分類される。よって、疼痛を感知する受容器の種類と働きについて理解し、問診や理学所見から疼痛の発生源を絞り込む事が、適切な運動療法を実施する上で重要である。

1）関節周囲組織に存在する感覚受容器の分類と機能

　関節周囲には感覚受容器が存在する。その多くは、機械的な刺激を感知するものであり、メカノレセプター（mechanoreceptor: 機械受容器）とよばれる。FreemanとWyke[3]は、関節の感覚受容器を4つの型に分類している（図3-3、次ページ表3-1）。I～III型受容器は関節の位置や運動速度、靱帯や関節包への張力や圧を感知し、固有感覚受容器（proprioceptor）とよばれる。IV型受容器は神経終末が裸の状態で露出している自由神経終末である。自由神経終末は侵害刺激に反応し、侵害受容器とよばれる。痛みの刺激を感知する神経終末は自由神経終末である。自由神経終末は、関節包、靱帯、腱、骨膜には分布しているが、関節軟骨、半月板、関節唇には分布していない。また、生理的な関節可動域の運動では反応せず、可動域を超える強制力など関節に加わる有害な機械的刺激に反応する。痛みは、末梢にある侵害受容器が刺激され、その情報が電気的信号に変換された後、末梢神経により中枢に運ばれ大脳皮質に投射される事により認識される。

文献103を参考に作図

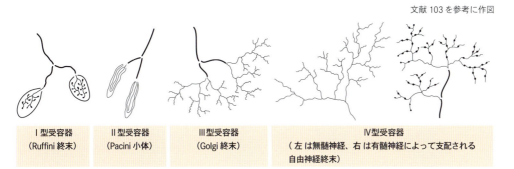

図3-3: 関節の感覚受容器の形態模式図

表 3-1: 関節受容器の分類

文献 103 を参考に作図

型	形態	分布	支配神経線維	機能
I	薄い嚢に包まれる球状小体（100 x 40μm）Ruffini終末など	関節包（主に浅層）	細径有髄線維（III群神経線維）	静的・動的メカノレセプター関節角度に比例
II	厚い嚢に包まれる錐状小体（280 x 120μm）Pacini小体など	関節包（主に深層）関節脂肪体	中径有髄線維（III群神経線維）	動的メカノレセプター圧に応答
III	薄い嚢に包まれる錐状小体（600 x 100μm）Golgi終末など	関節内外の靱帯	大径有髄線維（II群神経線維）	動的メカノレセプター靱帯の張力に比例
IV	自由神経終末	関節包、靱帯関節脂肪体血管壁	細径有髄線維（III群神経線維）無髄神経線維（IV群神経線維）	侵害受容器

　組織が損傷し炎症が生じると、その周辺に様々な化学物質が漏出する。内因性発痛物質と呼ばれるブラジキニンは、極めて低い濃度でポリモーダル受容器の興奮を引き起こし、さまざまな刺激に対する反応を増強させる。炎症時には関節運動など機械的刺激に対する閾値（いきち）は低下する[4]。また、正常時には機械的刺激にまったく反応しない非活動性侵害受容器（sleeping fiber）も、炎症時には炎症物質によって感作されて興奮する事が知られている[5]。つまり炎症時には、熱刺激・化学的刺激の閾値（いきち）が低下し、反応する受容器数が増加する事で、正常時に比べて痛みを発生しやすくなる。

NOTE: 侵害受容性疼痛と神経障害性疼痛

　侵害受容性疼痛は、正常な神経（軸索や髄鞘に障害がない神経）に痛みを起こす侵害刺激が加わり、Aδ・C線維の自由神経終末が発火した時の疼痛である。一方、神経障害性疼痛は、軸索や髄鞘に障害が存在し、自由神経終末の刺激がなくても障害を受けている神経線維の途中や2次ニューロンで活動電位が自然発火することによる疼痛を言う。

　神経障害は、神経線維の種類（Aα、Aβ、Aγ、Aδ、B、C）に関係なく発生するため、障害を受ける神経線維はAδ・C線維に留まらない。神経障害を評価する際に知覚鈍麻（Aβ線維の障害）、筋力低下（Aα線維の障害）、自律神経異常（C線維の障害）を同時に検査するのは、このような理由からである[6]。

2）疼痛の発生時期

疼痛の評価にあたっては、患者の痛みの訴えを注意深く聞き、必要な情報を的確に引き出す事が何よりも大切である。

疼痛の継続期間やきっかけとなった受傷要因を聞き出す事は、疼痛の主因が炎症によるものか、拘縮をはじめとした機能障害によるものかを判断する上で役立つ。

数日内に発症した疼痛は一般的に急性炎症による可能性が高いため、患部に機械的刺激を加える運動療法ではなく、局所安静・固定ならびに投薬が一義的な治療となる。

疼痛が数ヶ月に及んでいる場合には、既に炎症は沈静化しており、拘縮を主体とする機能障害が疼痛の原因と考えられるため、機能評価に基づく積極的な運動療法を実施する事が重要となる。

3）疼痛の発生要因

疼痛の発生要因を考察する事は、運動療法の守備範囲を理解し、適切に進めていく上で極めて重要である。侵害受容器の多くは、機械的刺激の他に化学的刺激や熱刺激にも反応し、多様な（poly）様式（mode）の刺激に反応する事から、ポリモーダル受容器（polymodal receptor）とよばれる。

適切な運動療法を行うためには、侵害受容性疼痛の要因が、機械的刺激（拘縮性）によるものか化学的刺激（炎症性）によるものかを、鑑別する必要がある。

a. 機械的刺激による疼痛

拘縮により運動時に関節の求心位を保てず、圧縮力・牽引力・剪断力・捻転力が局所に集中するために発生する疼痛である。動作の途中や最終可動域での鋭利痛が主体であり、運動療法の良い適応となる。疼痛要因の評価として、圧迫や牽引、偏心力の抑止といった徒手的操作により生理的な関節運動を再現し、疼痛軽減の有無を確認する方法がある。

b. 化学的刺激による疼痛

いわゆる炎症により発生する疼痛である。組織の修復過程（炎症反応）で生じる発痛物質による痛みであり、安静時痛や持続する鈍痛を訴える事が多い。関節運動は疼痛により多方向性に制限されるが、機能改善よりも炎症の鎮静化を優先すべき時期であり、運動療法の適応は低く、整形外科医による疼痛のコントロールや安静が重要である。

4）疼痛部位の示し方

疼痛は患者の主観的な訴えであり、客観的な評価基準に乏しいため、原因を特定する事は必ずしも容易ではない。原因を絞り込むためには、疼痛の部位や範囲を的確に捉え、その責任部位を推測する事が重要である。

患者の訴える疼痛が、疼痛部位を指1本で指し示す（one point indication）ものなのか、手のひらサイズもしくは手のひらでさするように示す（palmar indication）ものなのかを確認する。one point indicationである場合には通常その部分に病態が潜んでいる事が多く、palmar indicationである場合には患者自身が疼痛の局在を認識できない状態であり、関連痛である事が多い（図3-4）。

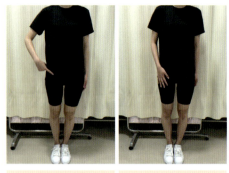

図3-4: 疼痛部位の示し方

one point indication が可能な場合には通常その部分に病態が潜んでいることが多く、palmar indication で示す場合には患者自身が疼痛の局在を認識できない状態であり、関連痛であることが多い。

5）疼痛の定量的評価

急性で短期間の疼痛には簡便かつ評価しやすい方法が適しており、視覚的アナログスケール（visual analogue scale: VAS）等が多用される。VASは、10cmの長さの水平線上に左端に「痛みなし」、右端に「耐えられない痛み」と記し、自分の痛みがどの部位に該当するかを示してもらい、左端からの距離をmm単位で測定するものである。日々の臨床で短時間に痛みを評価するには大変有用であり、ある程度その客観性も証明されている。

6）関連痛

実際に傷害のある部位から離れた、一見関係のない他の部位に生じる痛みを関連痛と呼ぶ。痛みの発生源は、内臓、筋、関節など、深部組織である場合が多い。皮膚からの刺激は局在が明瞭であり、皮膚知覚帯として知られている。脊髄後角に入る神経線維は、皮膚からのみ

ではなく皮下組織、腱、筋肉、骨や内臓からの神経線維も入力している。深部組織からの刺激は、局在が不明瞭であるため、これらの深部組織が損傷された場合、痛みによって損傷部位を特定する事は難しい。

　関連痛を説明するメカニズムの1つとして、収束投射説がある。関節包など深部組織からの求心性線維と皮膚からの求心性線維とが脊髄の同一侵害受容ニューロンに収束し、それぞれがこのニューロンを興奮させる。通常関節に異常がない時、このニューロンは皮膚から送られてくるインパルスにより興奮し、脳はこのニューロンの活動を皮膚の痛みと結びつける事を学習する。関節に異常が生じそこからインパルスが送られてきたとしても、脳は過去の学習に基づいた判断をくだし、皮膚からのインパルスと誤認してしまうために、損傷がない皮膚に疼痛が生じるとされている[7]。

3. Hip-spine syndrome

　脊椎の基部である腰・仙椎と下肢の起始部である股関節は、隣接関節として双方が力学的に影響しあっている。股関節疾患を有する患者に腰痛や下肢痛などの発生頻度が高い事は以前より報告されている[8),9)]。hip-spine syndrome は、1983 年に Macnab と Offierski[10)] が、「股関節と脊椎は密接に関連し合い、それぞれの病態に影響を与える」という新しい概念として提唱したものである。hip-spine syndrome と呼称されているものの、spine-hip syndrome と呼ぶべき症候も少なくない。

1）分類 [10)]

症状発現の状態から以下の分類が一般的に用いられている（表 3-2）。

■ simple hip-spine syndrome
　病変　　　：股関節、脊椎の両方に認める。
　障害の主因：股関節、脊椎の、いずれか一方のみ。

■ complex hip-spine syndrome
　病変　　　：股関節、脊椎の両方に認める。
　障害の主因：股関節、脊椎の両方。

■ secondary hip-spine syndrome
　股関節、脊椎のいずれかに主病変があり、その病変が他方に影響を与える場合

■ misdiagnosed hip-spine syndrome
　股関節、脊椎の主原因を誤診し、そのため誤った治療を行った場合

表 3-2: Hip-spine syndrome

Simple hip-spine syndrome	股関節、脊椎のいずれかが症状の主原因
Complex hip-spine syndrome	股関節、脊椎の症状の主原因が不明確
Secondary hip-spine syndrome	股関節、脊椎のいずれかに主原因があり他方に影響を与える
Misdiagnosed hip-spine syndrome	股関節、脊椎の主原因を誤診

2）骨盤傾斜と脊椎アライメントの評価

　Hip-spine syndrome の評価のために、現在までに脊柱・骨盤アライメントの指標がいくつか報告されている。骨盤単純 X 線側面像を用いた計測法や、骨盤単純 X 線正面像で骨盤腔の形態から骨盤傾斜を評価する方法などがある。

a. anterior pelvic plane

　Anterior pelvic plane（APP）は恥骨結節と上前腸骨棘を結んだ線と鉛直線のなす角度であり、上前腸骨棘が恥骨結節よりも前方にある場合をプラス（＋）、後方にある場合をマイナス（－）の値とする[11]（図 3-5a）。正常な場合、APP は 0°であり、体表からの触診でも容易に確認できる評価法としてよく用いられる。

b. 骨盤の回旋角度

　Jackson らは、左右の臼蓋の中心点を結んだ線の中点を股関節軸（hip axis: HA）、HA から仙椎上縁の後方隅角を結んだ線を骨盤の半径（pelvic radius: PR）、PR と鉛直線との間で形成される角度を骨盤の角度（pelvic angle: PA）として、全脊椎から股関節までの立位矢状

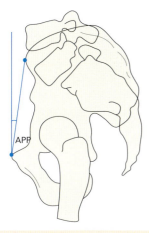
a: Anterior pelvic plane（APP）

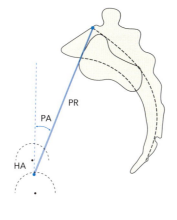
b: Sagittal spinopelvic alignment

HA（hip axis）　　　：左右の臼蓋の中心点を結んだ線の中点
PR（pelvic radius）：HA から仙椎上縁後方角を結んだ線
PA（pelvic angle）　：PR と鉛直線のなす角

図 3-5: 骨盤傾斜の単純 X 線評価法

Anterior pelvic plane（APP）：APP は恥骨結節と上前腸骨棘を結んだ線と鉛直線のなす角度である。
Sagittal spinopelvic alignment：HA、PR、PA の指標を用い全脊柱から股関節までの立位矢状面アライメントを評価する。

面アライメントを評価している [12)-15)]（前ページ図 3-5b）。また、Jackson らは、HA を中心に骨盤の前方あるいは後方への回旋を評価している。骨盤の回旋を pelvic rotation といい、回旋半径が PR、回旋角度が PA である。アメリカ人での計測をもとに、0 〜− 30°までが理想的な範囲とされており、適正な範囲を超えて前方へ回旋するものは前方過回旋、後方に回旋するものが骨盤後傾と診断される（図 3-6）。金村らによる日本人ボランティアの平均値は− 16.6 ± 6.1°と報告されている [16), 17)]。

c. 矢状面バランス

　立位脊柱矢状面アライメントでは、そのバランスも大きな要素をなしている。矢状面バランスは HA と第 7 頸椎椎体の中心点から下ろした鉛直線（C7 plumb line）との関係で評価するのが一般的である。C7 plumb line が HA の後方を通るものが代償された理想的なバランス（compensate sagittal balance）であり、C7 plumb line が HA より前方に偏位すると代償されていないバランス（decompensate sagittal balance）となる（右ページ図 3-7）。代償されたバランスでは、脊椎の代償機能により骨盤が前方に回旋すると、腰椎前弯・胸椎後弯を増大させる事で C7 plumb line が HA の後方を通るようにバランスが保たれている（右ページ図 3-8）。一方、腰椎変性後弯や腰部脊柱管狭窄症など、脊椎や股関節疾患等により脊椎の可撓性が失われると、それを代償する事ができず C7 plumb line が HA の前方に偏位

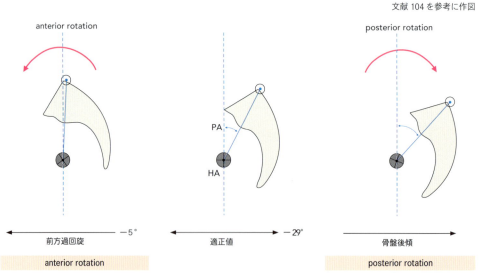

文献 104 を参考に作図

図 3-6: **骨盤の回旋と pelvic angle（PA）**

HA を中心に骨盤が前方あるいは後方に回旋して、全脊椎から骨盤までのアライメントの大きな要素をなしている。回旋半径が PR、回旋角度が PA であり、適正な範囲を超えて前方へ回旋するものは前方過回旋、後方に回旋するものが骨盤後傾と診断される。

し、代償されていないバランスとなる（図3-9）。治療の方向性は、C7 plumb line を HA の後方へ位置させる事である。

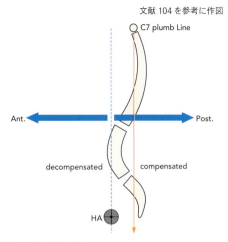

図 3-7: 矢状面バランス

第 7 頸椎椎体の中心点から下した鉛直線（C7 plumb line）が HA の後方にあれば代償された適正なバランスである。

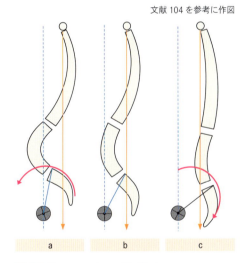

図 3-8: Compensate sagittal balance

代償されたバランス（Compensate sagittal balance）では、骨盤が前傾したり（a）後傾したり（c）すると、脊椎の代償機能により C7 plumb line が HA の後方を通るように保たれる。

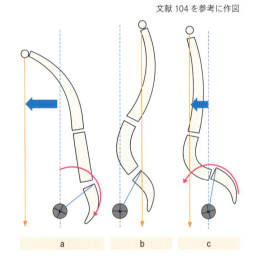

図 3-9: Decompensate sagittal balance

脊椎や股関節疾患などによりバランスを代償することが困難になり、C7 plumb line が HA の前方に偏位する。

d. Pelvic morphologic angle
（固有の骨盤形態角）

PRと仙骨上縁を結んだ線がなす角度を骨盤形態角（pelvic morphologic angle: PR-S1）[15]という。これは骨盤を基準とした仙骨の傾きを表しており、仙腸関節は可動域を持たないと仮定すると、姿勢や全脊椎のアライメントに左右される事なく常に一定の角度となり、各個人固有の骨盤形態角と考えられる（図3-10a）。

また、同様に角度のパラメータとして骨盤傾斜（pelvic incidence）（図3-10b）があり、矢状面アライメントにおいてその重要性が報告されている[18), 19)]。股関節の問題により骨盤が前傾した場合に骨盤形態角が大きいと、骨盤の前傾はこの角度により代償され、腰椎の前弯は増加する事なく保持される。したがって、骨盤が前傾しているからといって安易にそれを是正するようなアプローチをしてしまうと、今度は腰椎の前弯が保てないという事になり、注意が必要である。

一方、腰椎変性後弯の場合、骨盤は後傾する事が多いが、骨盤形態角が大きいと、骨盤が後傾する事なく保たれる事になる。このように、脊柱・骨盤アライメント評価の際は骨盤傾斜だけでは不十分であり、骨盤形態角も考慮して診ていく必要がある。金村ら[20)]は、日本人ボランティアの骨盤形態角の平均値は、−36.0 ± 8.9°と報告している。

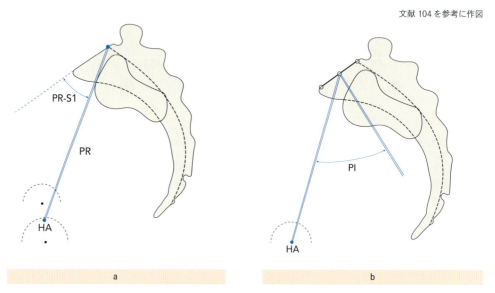

文献104を参考に作図

図 3-10: Pelvic morphologic angle（固有の骨盤形態角）の計測方法

Pelvic morphologic angle（PR-S1）はPR（Pelvic radius）と仙骨上縁を結んだ線がなす角度、Pelvic incidence（PI）はHAと仙骨上縁中点を結んだ線と仙骨上縁から引いた垂線とのなす角度である。

e. 土井口らの方法

　両股関節正面X線像で骨盤腔の扁平率から骨盤傾斜角を求める方法[21]である。骨盤腔の最大横径Tと縦径Lとを計測し、L/Tを骨盤腔の扁平化の指数とする（図3-11a）。この指数が大きければ骨盤は前傾であり、指数が小さければ後傾している事になる。

　また、側面像で仙骨岬角と恥骨結合上縁を結ぶ線とフィルム面のなす角から骨盤傾斜角（pelvic inclination angle: PIA）を計測すると（図3-11b）、以下の関係式によりL/Tを計測する事で、骨盤傾斜角を求める事ができる（次ページ図3-12）。

男性：PIA（°）＝－67 × L/T ＋ 55.7
女性：PIA（°）＝－69 × L/T ＋ 61.6

f. 股関節症と骨盤・脊椎矢状面アライメント

　腰椎・骨盤・股関節の矢状面アライメントに着目した、股関節疾患におけるhip-spine syndromeの報告が散見される中、若年者と高齢者で、それぞれ特徴的な2つの病態が報告されている[22]。

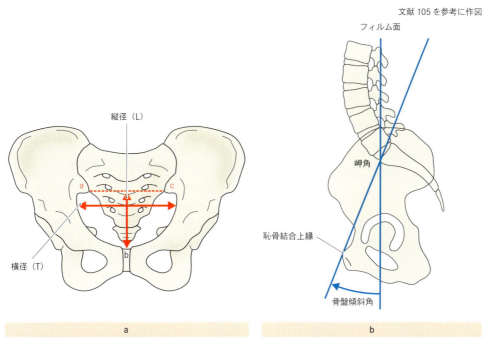

図3-11: 骨盤腔形態と骨盤傾斜の計測法

a：骨盤単純X線正面像で両仙腸関節下縁を結んだ線acに平行な骨盤腔最大横径（T）および恥骨結合上縁bから線acに下した垂線（L）との比（L/T）を骨盤腔の扁平化の指標とする。
b：骨盤傾斜角：骨盤側面像で仙骨岬角と恥骨結合上縁を結ぶ線とフィルム面のなす角を計測する。

すなわち、股関節疾患の腰椎への影響として、臼蓋形成不全を有する若年者では、股関節の屈曲拘縮により骨盤が前傾し代償的に腰椎前弯が増強するため、腰痛症が発症する事が多い[23),24)]。一方、腰椎疾患の股関節への影響として、高齢者では胸椎・腰椎変性後弯に応じて骨盤は後傾し、股関節矢状面における臼蓋前方被覆度の減少などから変形性股関節症を発症する事が報告されている[21)-26)]（図 3-13）。

g. 骨盤・脊椎冠状面アライメント

変形性股関節症に骨盤傾斜や腰椎側弯が合併する事は多い。諸家の報告では、変形性股関節症患者の腰椎側弯の合併率は 19.7 ～ 56%[27),28)] と様々である。一方、一般人における腰椎側弯の合併率について、渡辺らは 12.8%[29)]、Vanderpool らは 6%[30)] と報告しており、一般人に比べると変形性股関節症患者の合併率は非常に高いといえる。また腰痛・下肢痛で加療を行った腰椎側弯 50 例における変形性股関節症の合併率は 2.0%[28)] であり、本邦における変形性股関節症の有病率 1 ～ 4.3%[31)] とほぼ同等である。すなわち、腰椎側弯が股関節に与える影響は少ないが、変形性股関節症が腰椎に与える影響は大きく、従って、股関節が腰椎に影響を与える secondary hip-spine syndrome は、我々が思っているより多いのではないかと予測される。

腰椎側弯の要因として、脚長差に対する代償が考えられている。脚長差が関係するのであれば下肢短縮側に凸の側弯と

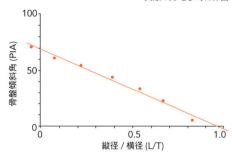

図 3-12: **女性屍体骨盤標本における計測結果**

女性骨盤標本の 1 例。相関係数 − 0.99 で強い負の相関を示す。

男性：PIA（°）= − 67 × L/T + 55.7
女性：PIA（°）= − 69 × L/T + 61.6

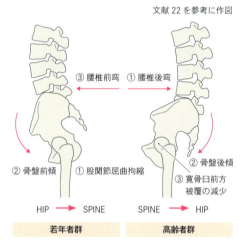

図 3-13: **年齢群別にみた hip-spine syndrome の病態**

若年者では、股関節の屈曲拘縮により骨盤が前傾し、代償的に腰椎前弯が増強する。一方、高齢者では腰椎後弯により骨盤が後傾し、寛骨臼前方被覆の減少により股関節症を発症する。

e. 土井口らの方法

両股関節正面 X 線像で骨盤腔の扁平率から骨盤傾斜角を求める方法[21] である。骨盤腔の最大横径 T と縦径 L とを計測し、L/T を骨盤腔の扁平化の指数とする（図 3-11a）。この指数が大きければ骨盤は前傾であり、指数が小さければ後傾している事になる。

また、側面像で仙骨岬角と恥骨結合上縁を結ぶ線とフィルム面のなす角から骨盤傾斜角（pelvic inclination angle: PIA）を計測すると（図 3-11b）、以下の関係式により L/T を計測する事で、骨盤傾斜角を求める事ができる（次ページ図 3-12）。

男性：PIA（°）＝－67 × L/T ＋ 55.7
女性：PIA（°）＝－69 × L/T ＋ 61.6

f. 股関節症と骨盤・脊椎矢状面アライメント

腰椎・骨盤・股関節の矢状面アライメントに着目した、股関節疾患における hip-spine syndrome の報告が散見される中、若年者と高齢者で、それぞれ特徴的な 2 つの病態が報告されている[22]。

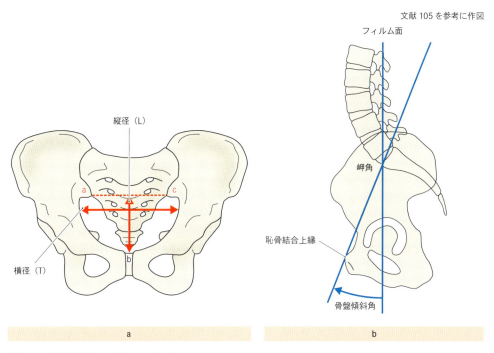

図 3-11: 骨盤腔形態と骨盤傾斜の計測法

a：骨盤単純 X 線正面像で両仙腸関節下縁を結んだ線 ac に平行な骨盤腔最大横径（T）および恥骨結合上縁 b から線 ac に下した垂線（L）との比（L/T）を骨盤腔の扁平化の指標とする。
b：骨盤傾斜角：骨盤側面像で仙骨岬角と恥骨結合上縁を結ぶ線とフィルム面のなす角を計測する。

すなわち、股関節疾患の腰椎への影響として、臼蓋形成不全を有する若年者では、股関節の屈曲拘縮により骨盤が前傾し代償的に腰椎前弯が増強するため、腰痛症が発症する事が多い[23),24)]。一方、腰椎疾患の股関節への影響として、高齢者では胸椎・腰椎変性後弯に応じて骨盤は後傾し、股関節矢状面における臼蓋前方被覆度の減少などから変形性股関節症を発症する事が報告されている[21)-26)]（図3-13）。

g. 骨盤・脊椎冠状面アライメント

変形性股関節症に骨盤傾斜や腰椎側弯が合併する事は多い。諸家の報告では、変形性股関節症患者の腰椎側弯の合併率は19.7〜56％[27),28)]と様々である。一方、一般人における腰椎側弯の合併率について、渡辺らは12.8％[29)]、Vanderpoolらは6％[30)]と報告しており、一般人に比べると変形性股関節症患者の合併率は非常に高いといえる。また腰痛・下肢痛で加療を行った腰椎側弯50例における変形性股関節症の合併率は2.0％[28)]であり、本邦における変形性股関節症の有病率1〜4.3％[31)]とほぼ同等である。すなわち、腰椎側弯が股関節に与える影響は少ないが、変形性股関節症が腰椎に与える影響は大きく、従って、股関節が腰椎に影響を与える secondary hip-spine syndrome は、我々が思っているより多いのではないかと予測される。

腰椎側弯の要因として、脚長差に対する代償が考えられている。脚長差が関係するのであれば下肢短縮側に凸の側弯と

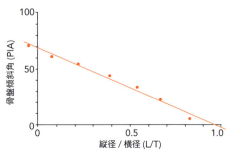

文献105を参考に作図

図3-12: **女性屍体骨盤標本における計測結果**

女性骨盤標本の1例。相関係数−0.99で強い負の相関を示す。

男性：PIA（°）＝−67×L/T＋55.7
女性：PIA（°）＝−69×L/T＋61.6

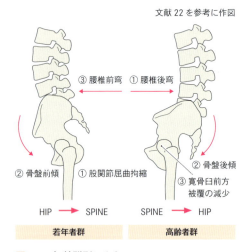

文献22を参考に作図

図3-13: **年齢群別にみた hip-spine syndrome の病態**

若年者では、股関節の屈曲拘縮により骨盤が前傾し、代償的に腰椎前弯が増強する。一方、高齢者では腰椎後弯により骨盤が後傾し、寛骨臼前方被覆の減少により股関節症を発症する。

なると思われるが、脚長差と側弯の有無や凸側方向に相関はないとの報告[32)-34)]もあり、一定の見解は得られていない。例えば、股関節の内転拘縮を来した変形性股関節症の場合、骨盤は対側に傾斜し、結果として腰椎は対側凸の側弯を呈する事になる。このように、腰椎側弯の発生には脚長差のみならず、痛み・関節拘縮・筋力低下なども影響していると考えられる。森本ら[35)]は、脚長差が30mm未満の場合には股関節の内転拘縮など可動域制限の影響が大きく、短下肢側、骨盤下降側、腰椎側弯凸側との関係に相関を認めないが、脚長差が30mm以上の場合は、骨盤下降側および腰椎側弯凸側は有意に患側方向に向かうと報告している（図 3-14）。

3）骨盤前傾に起因する股関節痛

股関節完全伸展位（0°）での立位では重心が股関節軸に対して後方を通過し、体重による股関節伸展トルクと腸腰筋の筋活動ならびに前方関節包の他動的伸張作用による屈曲トルクとが相殺する事により安定しており、ほとんど筋のエネルギーを必要としない。しかし、股関節屈曲拘縮では重心線が股関節の前方を通るため屈曲トルクが生じ、それに対して大殿筋などによる股関節伸展トルクを要する事になる（図 3-15）。

また、股関節完全伸展位での立位では、関節軟骨が最も厚い部分に最も高い圧力がかかるが、屈曲位での歩行では、軟骨

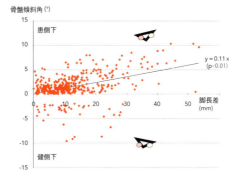

図 3-14: 脚長差と骨盤傾斜角の関係

脚長差が大きくなるほど、患側下の骨盤傾斜角はゆるやかに大きくなるが、脚長差30mm以上では健側下降例は認めなかった。

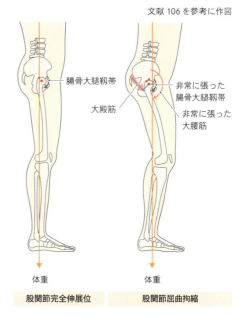

図 3-15: 股関節屈曲拘縮の影響

股関節完全伸展位での立位は、重心が股関節軸に対してわずかに後方を通過するため、体重による股関節の伸展トルクと腸腰筋・前方関節包の緊張による屈曲トルクの相殺により安定している。
一方、股関節屈曲拘縮では、重心線は股関節前方を通ることで屈曲トルクが生じ、それに対する大殿筋などによる股関節伸展トルクを要する。
骨頭中心の赤丸は回転軸を示す。対の赤点は関節軟骨の相対的な重なりを示す。

の薄い部分に高い圧力が加わり応力が集中して、股関節自体の疼痛が生じ得ると推測される。

さらに、股関節に屈曲拘縮が存在すると代償性に骨盤は前傾し、腰椎の前弯が増大する。腰椎の過前弯に起因した椎間関節障害や仙腸関節障害による疼痛も数多く存在しており、股関節の屈曲拘縮の原因となる軟部組織は着目されるべきである。

a. 股関節の屈曲拘縮の原因となる軟部組織

解剖学的肢位において、矢状面で股関節の屈伸軸より前方を走行する軟部組織は、すべて股関節の屈曲拘縮の原因となり得る。筋肉では、腸腰筋、恥骨筋、大腿筋膜張筋、中殿筋の前部線維、小殿筋の前部線維、大腿直筋、内転筋群があり、靱帯では、腸骨大腿靱帯および恥骨大腿靱帯である（図 3-16）。これらの軟部組織の伸張性を評価する方法を以下にまとめる。

① 腸腰筋

腸腰筋の緊張度合をみる整形外科テストに Thomas テストがある。Thomas テストは股関節の屈曲拘縮の有無を検査する方法であり、被験者を背臥位とし、反対側の股関節を最大屈曲させて代償性の骨盤前傾を除去すると、検査側の大腿が持ち上がり屈曲拘縮の存在が観察されるという検査である（右ページ図 3-17）。Thomas テストの注意点としては、屈曲する下肢の股関節の柔軟性が検査の結果に影響を及ぼすという事である。つまり、屈曲側の股関節後方組織が硬ければ骨盤は早く後傾するため、検査側の腸腰筋の柔軟性が同程度であっても検査側の下肢は早く動きだす。また、治療効果を判定するためには、陽性か陰性かという評価

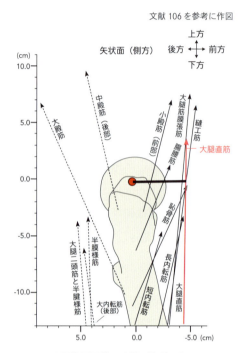

文献 106 を参考に作図

図 3-16: 股関節周囲筋の力線（矢状面）

回転軸（赤）は骨頭を通り内外方向である。屈筋は実線、伸筋は破線で示す。大腿直筋の内的モーメントを太い黒線で示す（薄筋を除く）。

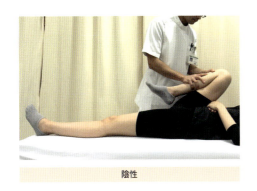
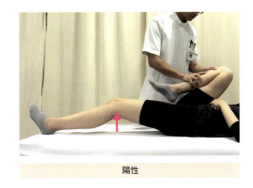

陰性　　　　　　　　　　　陽性

図 3-17: Thomas テスト

股関節の屈曲拘縮の有無を検査するテストである。背臥位で反対側の股関節を最大屈曲させて代償性の骨盤前傾を排除すると、検査側の股関節が屈曲して大腿が床から浮き上がる場合陽性と判断される。

では不十分である。例えば、治療前に屈曲 90°で下肢が持ち上がっていたものが、治療後は 120°で下肢が持ち上がるようになった場合に、共に陽性と表記する事が不適切である事は明確である。屈曲側にのみ治療を行っても陰性になる可能性があるため、Thomas テストを実施する際は予め屈曲角度を決めておく、もしくは屈曲角度を記載するなどの考慮が必要である。

腸腰筋は、上前腸骨棘を頂点としたスカルパ三角内を通過する大腿動脈の外側にある。筋の走行に対して直行するように指を動かすと、正常では鶉の卵程度の大きさで丸みを帯びた形状を触知する事ができる。筋内圧が上昇し、緊張が高い場合には、その大きさが大きく感じられると共に、圧痛を認める事が多い。

② **大腿筋膜張筋**

腸脛靭帯の緊張度合をみる整形外科テストには Ober テストがあるが、腸脛靭帯自体は伸縮性のない組織であるため、腸脛靭帯と連結している大腿筋膜張筋の伸張性を評価している事になる。Ober テストは、被験者を側臥位とし、股関節を伸展・外転および膝関節 90°屈曲位から股関節を内転させた際に、内転が制限されるものを陽性とする検査である。しかし、通常の Ober テストでは、代償性の骨盤前傾および下制により陰性化してしまう事が多い。対象組織に伸張を確実に加えるために、林[118]は変法として下側の脚の股関節を最大屈曲位とし、骨盤を後傾位に固定して同様の評価を行う方法を報告している。この方法では骨盤の代償が排除されるため、正確な評価が可能である（次ページ図 3-18）。

この検査の注意点は、股関節を外転位で伸展していく事、また、内転する際は伸展位を保持したままとし、股関節が屈曲しようとする反応を見逃さないようにする事である。膝関節へのストレスを避けるために、下肢を操作する検者の手は被験者の下腿から膝関節を超えて近位まで支持する方が良い。

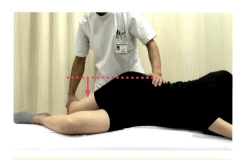
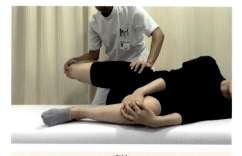

図 3-18: Ober テスト

原法では下方の脚を中間位とし、上方の脚の股関節を伸展・外転、膝関節 90°屈曲で股関節を内転させる。変法は下方の脚の股関節を屈曲位とし、被験者に固定させた肢位で同様に評価するものである。原法と同様股関節の内転制限が認められれば陽性とする。骨盤の代償が排除されるため、正確な評価が可能となる。

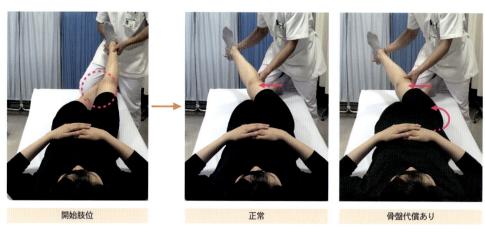

図 3-19: 外転筋短縮テスト

反対側の股関節を内転位とし、外転筋の緊張を利用して代償性の骨盤傾斜を防止する。そこから検査側の下肢を反対側の下肢の上を通しながら股関節を内転していく。内転可動域が制限されるものや、骨盤が反対側へ回旋する場合は陽性と判断される。正常であれば骨盤は動かずに股関節のみで内転することができる。

③ 中殿筋・小殿筋

　中殿筋および小殿筋の緊張度合は、反対側の股関節を骨盤水平位が保てる程度の内転位とした背臥位で評価する。この肢位により、反対側の外転筋が緊張して、検査中の骨盤固定ができるからである。検査側の下肢を反対側の下肢の上を通すように内転する際、中殿筋や小殿筋の伸張性低下により可動域が制限されたり、骨盤が反対側へ回旋したりするものを陽性とする。正常では、骨盤は動かず、股関節のみで内転できる（図 3-19）。

　この検査の注意点は、反対側の股関節内転角度によって外転筋の緊張度合が変化するため、角度を統一しておく事である。また、ストレッチングではないので、内転していく際は限界までの可動域をみるのではなく、あくまで代償が出るところを見逃さないようにする事である。

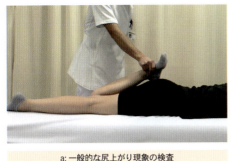
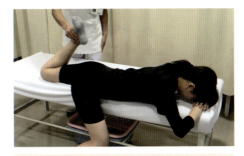

a: 一般的な尻上がり現象の検査　　b: 骨盤の代償を抑制した大腿直筋短縮テスト

図 3-20: **大腿直筋短縮テスト**

a: 腹臥位での膝関節屈曲は大腿直筋に短縮を認めたとしても、骨盤の前傾により踵が殿部に付く場合がある。
b: 対側下肢をベッドより下垂させ、股関節屈曲位にて骨盤を後傾位で固定すると、骨盤の代償が生じない。この状態で踵が殿部に接触できれば陰性と判定する。殿部に接触しない場合は、膝関節の屈曲角度を計測し大腿直筋の柔軟性の指標とする。検査側の股関節は内外転中間位とし、外転位とならないように注意する。

④ 大腿直筋

　大腿直筋の緊張度合をみる整形外科テストには、大腿直筋短縮テストがある。被験者を腹臥位とし踵殿距離を計測する方法が一般に報告されているが、骨盤前傾による代償により、大腿直筋の伸張性低下が陰性化する事が多い（図 3-20a）。そのため、反対側の下肢をベッドより下垂させる事で股関節の屈曲位を保持し、骨盤を後傾位で固定した状態で膝関節の屈曲角度を計測する。この方法は、骨盤の代償を排除する事ができるため、大腿直筋の短縮程度を正確に評価する事ができる（図 3-20b）。よくみられる代償動作としては、骨盤前傾の他、股関節外転、骨盤回旋があり、注意を要する。

⑤ 内転筋群

　内転筋の緊張度合は、反対側の下肢を外転位とした背臥位で評価する。この肢位により、反対側の内転筋の緊張を利用して代償性の骨盤傾斜を制御する事ができる。検査側の下肢を外転していく際に、内転筋群の伸張性低下により外転可動域が制限されるものや、骨盤が前傾し腰椎が前弯して腰が反ってしまうものを陽性とする（次ページ図 3-21a）。股関節外転の参考可動域が 45°である事から、両下肢を開脚した際に骨盤・腰椎の代償がなく、90°開く事ができれば正常としている。外転していく時には、股関節が内旋位や外旋位とならないように中間位で統一する必要がある。また、二関節筋である薄筋の影響を評価するために、膝関節屈曲位での外転角度も確認する（次ページ図 3-21b）。

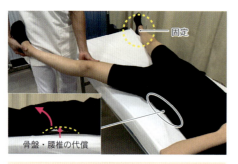
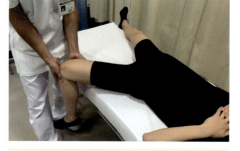

a: 膝関節伸展位　　　　　　　　　　　　　　　b: 膝関節屈曲位

図 3-21: 内転筋短縮テスト

反対側の股関節を外転位とし、内転筋の緊張を利用して代償性の骨盤傾斜を防止する。そこから検査側の下肢を外転していく。外転可動域が制限されるものや、骨盤が前傾し腰椎が前弯して腰が反ってしまう場合陽性と判断される。正常では両下肢を開脚した際に骨盤・腰椎の代償がなく90°開くことができる。二関節筋である薄筋の影響を評価するために膝関節屈曲位での伸張性も確認する（b）。

b. 椎間関節障害に伴う股関節痛

　股関節の屈曲拘縮が存在すると、骨盤が前傾し、代償的に腰椎前弯が増強する。腰椎の過剰な前弯は、椎間関節に対する圧迫力の増大および腰仙接合部における前方剪断力の増大を生じる。

　腰椎椎間関節障害の疼痛発現部位はバリエーションに富んでおり、股関節周囲に疼痛が出現するものもある。

① 椎間関節に関する解剖学的知識

　椎間関節（facet joint）は、上位椎の下関節突起と下位椎の上関節突起で形成される滑膜関節である。関節面は硝子軟骨よりなり、半月板様の組織もみられる。そのため機械的なストレスを受けやすく、急性腰痛や変形性変化をきたし、また、慢性腰痛の原因になりやすいと考えられている。各腰椎間は左右一対の椎間関節と前方の椎間板によって連結されている。

　椎間関節を支配する神経は脊髄神経の後枝内側枝である[36]。後枝内側枝は、同一高位の椎間関節および1つ下位の椎間関節に分布すると共に、同一棘突起に起始する多裂筋を支配する（右ページ図 3-22）。多裂筋の深層線維の一部が付着する関節包には、豊富な侵害受容器が存在し[36]、それらの侵害受容器は、他の組織と比べて閾値（いきち）が低く、疼痛感受性が高い[37]。つまり、椎間関節に生じた侵害刺激は、後枝内側枝を介して多裂筋の反射性攣縮を引き起こす要因となる。持続する多裂筋の攣縮は椎間関節周辺組織の緊張を高め、さらには関節性疼痛を引き起こすという悪循環を形成する。一方、最長筋や腸肋筋などの脊柱起立筋は脊髄神経後枝外側枝に支配されるため、椎間関節との関わりは乏しいと考えられている。

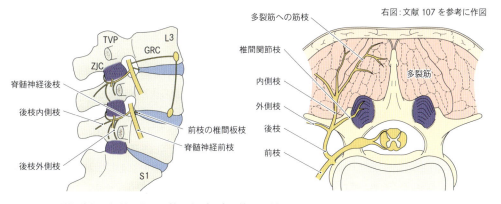

図 3–22: **腰神経後枝内側枝と椎間関節ならびに多裂筋の関係**
椎間孔を出た腰神経は前枝と後枝に分かれ、後枝はさらに外側枝と内側枝に分かれる。内側枝はその後、椎間関節に分布するとともに多裂筋を支配する。

椎間関節は前後屈にて 5 〜 8mm 滑走し[38]、剪断力や軸方向の圧などが働くと考えられる。椎間関節の生体力学的役割は、過剰な動きを制御すると共に長軸方向の荷重を分散させる事である。腰椎伸展時は、前縦靭帯などの腰椎前方には伸展力が、後方の椎間関節や棘突起などの棘間には圧縮力が加わる（図 3-23）。屍体腰椎による Adams ら[39] の検討では、腰椎伸展に伴い椎間関節包および後方靭帯への負荷は、それぞれ 40％および 20％の荷重を分担したとされている。

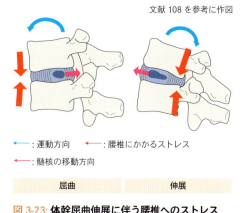

図 3-23: **体幹屈曲伸展に伴う腰椎へのストレス**

② 椎間関節の椎間別疼痛発生部位の特徴

腰椎椎間関節は L1/2 から L5/S までであるが、それぞれの椎間関節がどの部位の痛みの原因として関与しているかを調べた報告は少ない。福井ら[41] は、腰椎椎間関節造影ならびに脊髄神経後枝内側枝への電気刺激による、それぞれの放散痛の部位を報告している（91 ページ図 3-26、表 3-3、表 3-4）。疼痛発現部位を、傍脊柱部を中心とする腰部・殿部・大転子の上部から、大腿外側部、大腿後面部、鼠径部に分類し各椎間で検討したところ、L1/2 および L2/3 椎間ではほぼ 100％腰痛が出現し、L3/4、L4/5 椎間では 20 〜 40％の割合で殿部痛を訴える例があるものの主体は腰痛である事がわかった。したがって、腰椎椎間関節障害は基本的には腰痛が主体である事、特徴的なのは L5/S 椎間であり 70％程度の割合で殿部

NOTE: 頚椎と腰椎の椎間関節の形態的特徴

　頚椎は椎間関節の関節面が水平面に対して約45°傾斜しており、上下に滑り合う事で屈曲・伸展運動が行われる。側屈運動では、同側は下がりながら後方へ、反対側は上がりながら前方へ動く事により、同側への回旋運動を伴う事になる。一方、腰椎椎間関節の関節面は竹を割ったような円筒状であり、椎弓に対し90°の角度で存在しているため、側屈に伴う回旋運動は理論上生じない（図3-24a）。また、円筒の弯曲を延長した円の中心点に回旋中心が一致すれば、理論的には回旋運動が生じるが、実際の回旋中心は椎体のやや後方にあるため、腰椎は解剖学的に回旋運動が著しく制限される事になる（図3-24b）。腰椎全体の回旋可動域は約5°で各椎間の回旋可動域は1〜2°とされている。上位腰椎レベルの椎間関節面は、矢状面を向き、下位腰椎レベルでは冠状化している事から、下部腰椎の方が機械的ストレスにさらされやすい構造をしている[40]（図3-25）。

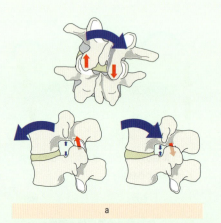
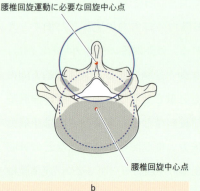

左図は文献109を、右図は文献110を参考に作図

a　　　　　　　　　　　　　　　b

図3-24: 腰椎椎間関節における著明な回旋制限

腰椎椎間関節の関節面は円筒状かつ椎弓に対し90°の角度で存在しているため、側屈に伴う回旋運動は理論上生じない（a）。また腰椎自体の回旋軸も椎体のやや後方にあるため、腰椎は解剖学的に回旋運動が著しく制限されることになる（b）。

文献40を参考に作図

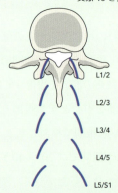

図3-25: 水平面における腰椎椎間関節面

痛を伴う事、大腿の外側面や後面の疼痛例も散見される事である。また、L3/4 - L5/S 椎間関節障害では鼡径部に疼痛が出現する事もある。

このように椎間関節の放散痛はクリアではなく、重複する部分が多い事が特徴と言える。L1-4 後枝外側枝は横突起を横切り腰腸肋筋を支配し、L4 後枝外側枝は筋肉内にとどまるが、L1-3 後枝外側枝はさらに腸骨稜を横切り、殿部外側部から股関節大転子上の皮膚、皮下に分布し[42]、L1/2 後枝外側枝は腸骨稜からTh12 神経の皮膚枝と並んで走行する[42]。股関節大転子上部・大腿外側部・鼡径部などの放散痛の部位は後枝外側枝を介した刺激痛とも考えられる。

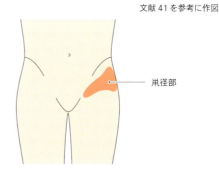

文献 41 を参考に作図

図 3-26: **腰椎椎間関節造影時の放散痛の部位**

表 3-3: **腰椎椎間関節の放散痛の部位**

文献 41 を参考に作図

	L1/2 (N=4)	L2/3 (N=12)	L3/4 (N=10)	L4/5 (N=26)	L5/S1 (N=19)
腰部	4 (100%)	12 (100%)	8 (80%)	26 (100%)	15 (78.9%)
殿部		1 (8.3%)	4 (40%)	7 (26.9%)	13 (68.4%)
大転子上部、大腿外側部		2 (16.7%)	2 (20%)	4 (15.4%)	6 (31.6%)
大腿後面		1 (8.3%)	2 (20%)	2 (7.7%)	4 (21.1%)
そけい部			1 (10%)	2 (7.7%)	1 (5.3%)

表 3-4: **後枝内側枝の放散痛の部位**

文献 41 を参考に作図

	Th12 (N=6)	L1 (N=7)	L2 (N=8)	L3 (N=15)	L4 (N=32)	L5 (N=25)
腰部	6 (100%)	7 (100%)	8 (100%)	15 (100%)	28 (87.5%)	14 (56%)
殿部		1 (14.3%)	2 (25%)	3 (20%)	11 (34.4%)	24 (96%)
大転子上部、大腿外側部			1 (12.5%)	3 (20%)	4 (12.5%)	3 (12%)
大腿後面					2 (6.3%)	4 (16%)
そけい部			2 (25%)	3 (20%)		

③ 椎間関節障害の臨床所見の特徴

田口ら[43]は、腰椎椎間関節性疼痛の臨床的特徴を報告している。彼らは神経根症状ならびに外傷の既往がない腰痛患者107例に椎間関節ブロックもしくは後枝内側枝ブロックを行い、有効であった群の特徴について検討を行った。その結果、統計学的に有意に有効であったのは、片側性腰痛の患者およびone point indication sign 陽性の患者であった。

また、林[44]は、腰痛の要因に椎間関節が関与しているかどうかの判断に、椎間関節自体の圧痛を重要視している。圧痛所見が認められる場合は、その組織に何らかの病理的変化が生じていると考えられる。

④ 評価

腰椎前弯を強要する因子の1つである股関節屈曲拘縮の有無を、前述した各種伸張性テストを用いて評価する。

画像上特異的な所見が認められない場合は、まず股関節の柔軟性改善を試み、症状の変化から病態を考察する事が大切である。股関節の可動域制限存在下に腰椎疾患に対するアプローチを行っても、改善は得られにくい。可動域制限がない状態にも関わらず症状が残存する場合には、腰部の評価を行っていく。

椎間関節障害の症例では、多裂筋の持続攣縮や椎間関節自体の拘縮により、腰椎後弯域が減少している事が多い。腰椎後弯域の評価としては、林が考案した後部腰椎可動性テスト（posterior lumbar flexibility test: 以下PLFテスト）[45]が有用である。このテストは、股関節固有の屈曲角度は平均93.0 ± 3.6°であり、参考可動域との30〜40°の差は骨盤運動によるものである[46]との報告に基づいている。PLFテストは、側臥位で両股関節を45°屈曲した肢位を開始肢位とする。上方の股関節を矢状面上で他動的に屈曲し、大腿部が抵抗なく胸部

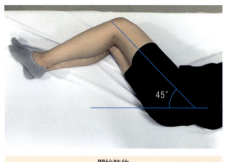
開始肢位

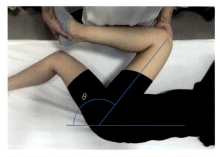
θ：PLFテストの角度

図 3-27: PLF テスト

側臥位で股関節を45°屈曲した肢位が開始肢位となる。上方の股関節を矢状面上に沿って他動的に屈曲し、大腿が抵抗なく胸部に接触できれば陰性と判定する。胸部に接触しない場合は、その屈曲角度を計測し後弯域の指標とする。

に接触するか否かを診るテストである（左ページ図 3-27）。腰椎の後弯域が十分に確保されていれば骨盤は容易に後傾し、患者の大腿部は無理なく胸部に接触する事ができる。腰椎の後弯域が不足している場合には接触しないため、その屈曲角度をもって腰椎後弯域の指標とする。体型により多少の角度の差はあるものの、臨床の中で簡便に評価できる方法である。注意点として、大腿骨頚部軸で屈曲させると可動域が拡大するため、必ず矢状面で屈曲する事が大切である。

　一方、腰椎後弯域の減少が認められる場合は、多裂筋の持続攣縮や椎間関節自体の拘縮が原因となっている事が多い。多裂筋は頚椎および胸椎に比べ腰部で非常に発達しており、直立二足歩行をするヒトにとって腰椎・骨盤を支持する重要な筋肉の 1 つである。一般に多裂筋は、2 〜 4 椎間単位で各椎間ならびに仙骨へと走行する線維群（long fiber）と、各棘突起と 2 つ下位の乳頭突起および椎間関節包とをつなぐ線維群（short fiber）に分けられ（図 3-28）、long fiber の深部に short fiber が位置する。long fiber には仙骨後面に付着する筋束がある事から、仙腸関節の安定性にも関与していると考えられる。short fiber は、各腰椎椎間関節単位で生じる可動部分（motion segment）の安定性に関与すると考えられる。また、椎

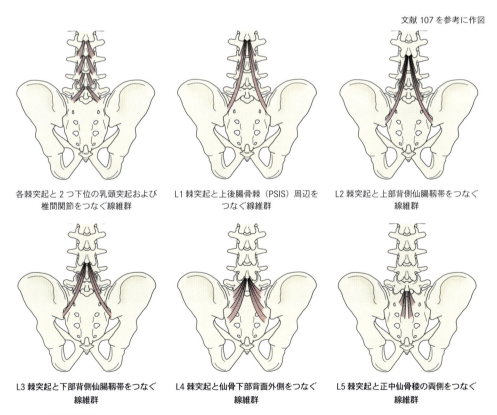

文献 107 を参考に作図

| 各棘突起と 2 つ下位の乳頭突起および椎間関節をつなぐ線維群 | L1 棘突起と上後腸骨棘（PSIS）周辺をつなぐ線維群 | L2 棘突起と上部背側仙腸靭帯をつなぐ線維群 |
| L3 棘突起と下部背側仙腸靭帯をつなぐ線維群 | L4 棘突起と仙骨下部背面外側をつなぐ線維群 | L5 棘突起と正中仙骨稜の両側をつなぐ線維群 |

図 3-28: 腰部多裂筋の走行

腰部多裂筋は 2 〜 4 椎間単位で各椎間ならびに仙骨へと走行する線維群（long fiber）と 1 椎間単位で走行する線維群（short fiber）とに大きく分類される。

間関節包に直接付着する線維が存在する事から、各椎間関節における feedback 機構との関連が示唆される[47]。

椎間関節の不安定刺激は、脊髄神経後枝内側枝を介した多裂筋の反射性攣縮を生じる。この攣縮が持続すると椎間関節の緊張が高まり、また、内圧上昇により圧変動に対し敏感な状態となり疼痛閾値（いきち）が低下するものと考えられている。したがって、多裂筋の緊張状態を確認しておく必要があり、その方法として、体幹の伸展弛緩現象を評価する（図 3-29a）。正常であれば、立位で体幹を伸展すると脊椎を支持する必要がないため多裂筋の活動は低下する。逆に、立位で体幹を前屈していくと脊椎を支持しなければならないため、多裂筋の緊張は高まっていく。完全に前屈してしまうと棘上靱帯が緊張して支持するため、多裂筋は弛緩して筋活動が消失する事になる（屈曲弛緩現象：flexion relaxation phenomenon）。体幹の前屈を用いて評価しようとすると、筋膜や靱帯組織などの緊張も高まってしまうため、正確に筋の緊張状態を評価する事が困難である。このような理由から、体幹伸展を用いて評価する事が勧められる。椎間関節障害の症例では体幹の伸展動作で痛みを伴う事が多く、その評価は腹臥位で行う事が望ましい。腹臥位では、問題のない多裂筋は弛緩し、攣縮がある場合には起始と停止とを近づけたポジションにしても緊張が高いままである事を、触診で確認できる（図 3-29b）。攣縮状態が確認される場合は、リラクセーション手技を用いて攣縮を解除していく。臨床では、股関節に限らず膝関節や足部などに問題がある場合においても多裂筋の緊張が高まる事が多く、それらが改善されないと多裂筋の緊張も改善しない。したがって、多裂筋単独で判断するのではなく、PLF テストと組み合わせて評価する事が望まれる。

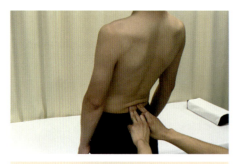

a: 体幹伸展弛緩現象の評価

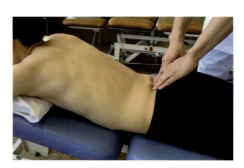

b: 腹臥位での評価

図 3-29: 多裂筋の緊張状態の評価

a: 両側の多裂筋に指を置き、体幹の伸展に伴い筋活動が低下するか否かを確認する。
b: 安楽姿勢で腹臥位となり、上体を軽度伸展位となるようにベッドを挙上する。問題のない多裂筋であれば弛緩し指が抵抗なく沈み込む様子が触診できる。攣縮が強い例では起始と停止を近づけたポジションにおいてもやはり緊張が高いままである。

c. 仙腸関節障害に伴う股関節痛

　仙腸関節には、骨盤輪が受ける荷重応力の軽減および体幹の重力を下肢に伝達し体幹と骨盤との支持性を高め安定化させる機能がある。仙腸関節は、前屈運動により関節面の圧迫と剪断力が上昇し安定性が高まる[48]。したがって、前屈トルクを生む力が仙腸関節を安定化させる事になるが、股関節の屈曲拘縮に伴う過度な骨盤前傾や腰椎の過前弯は、仙腸関節への機械的ストレスを増大させる。

　仙腸関節障害による疼痛発現部位も椎間関節障害と同様にバリエーションに富んでおり、股関節周囲に疼痛が出現するものもある。

① 仙腸関節に関する解剖学的知識

　仙腸関節 (sacroiliac joint) は、L字型をした仙骨耳状面および腸骨耳状面により構成される滑膜性の平面関節である。左右に各一対あり、互いの関節面は仙骨側の凹面、寛骨側の凸面による適合のほか、三次元的に複雑な凹凸構造により適合している（図3-30）。加えて、仙腸関節は多くの靱帯で補強され、その可動性は非常に乏しいとされている。仙腸関節に関節自体を動かす筋肉はなく、股関節や腰椎の運動の影響を受ける。

　仙腸関節は矢状面で比較的小さな回転・並進運動を担っており、その平均可動域は回転が0.2〜2°、並進が1〜2mmとされている[49), 50)]。関節運動は、第2仙椎レベルを回転軸とした仙骨が、腸骨に対し前屈する運動（nutation:「うなずき」という意味）と後屈する運動（counter-nutation）に加え、回旋運動や併進運動がある（次ページ図3-31）。仙腸関節の関節面は、荷重負荷に対応するようにくさび状の構造をしており、関節面が前上方に開いたV字型の形状をしている。仙腸関節は、骨間靱帯、腸腰靱帯、仙棘靱帯、仙結節靱帯、前・後仙腸靱帯により連結されている。立位では、体重と股関節圧迫力により、仙腸関節の前屈

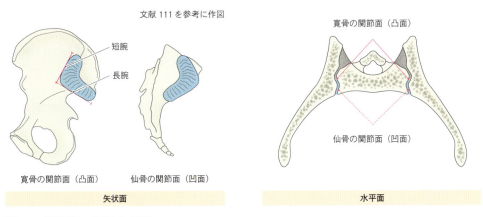

図3-30: 仙腸関節の関節面の形態

仙骨の凹面と寛骨の凸面により仙腸関節は適合している。

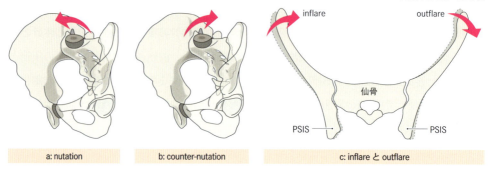

文献 112 を参考に作図

a: nutation　　b: counter-nutation　　c: inflare と outflare

図 3-31: 仙腸関節の運動

仙腸関節は仙骨がうなずく nutation（a）と、counter-nutation（b）がある。加えて、腸骨翼が前方へと閉じる inflare という動きと、腸骨翼が後方へと開く outflare という動きがある（c）。

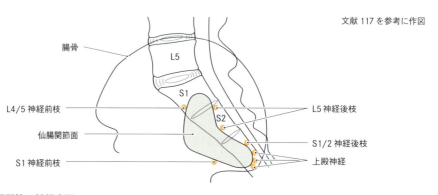

文献 117 を参考に作図

図 3-32: 仙腸関節の神経支配

仙腸関節の支配神経は豊富であり、関節前方部ではL5/S1の前枝、下方部では上殿神経およびS2後枝外側枝、後方部はL5/S1後枝外側枝が分布する。

表 3-5: 仙腸関節を支配する神経

関節近接域を支配する神経	前方部	L5およびS1の前枝
	下方部	上殿神経およびS2後枝外側枝
	後方部	L5およびS1後枝外側枝
周辺靭帯を支配する神経	前仙腸靭帯	大腿神経およびL5前枝
	仙棘靭帯	S1、S2の前枝およびS2、S3の後枝外側枝
	仙結節靭帯	S1、S2の前枝、上殿神経、S1～S4の後枝外側枝、坐骨神経筋枝
	骨間靭帯	L5～S3の後枝外側枝
	腸腰靭帯	大腿神経、L2～L3の前枝およびL3～S3の後枝

3. Hip-spine syndrome

（nutation）が生じる。これら仙骨の形態や運動は、後仙腸靱帯など靱帯組織の緊張を促し、関節の安定性を高めている。

仙腸関節を支配する神経は、関節近接域を支配する神経および周辺靱帯を支配する神経が確認されている[51]。関節近接域を支配する神経は、前方部ではL5およびS1の前枝、下方部では上殿神経およびS2後枝外側枝、後方部はL5/S1後枝外側枝に支配される（左ページ図3-32）。周辺靱帯を支配する神経は、前仙腸靱帯が大腿神経およびL5前枝に、仙棘靱帯がS1/S2の前枝およびS2/S3の後枝外側枝に、仙結節靱帯がS1/S2の前枝、上殿神経、S1-S4の後枝外側枝、坐骨神経筋枝に、骨間靱帯はL5-S3の後枝外側枝に、腸腰靱帯は大腿神経、L2-L3の前枝およびL3-S3の後枝に支配される（左ページ表3-5）。このように、仙腸関節周辺組織は多くの髄節ならびに神経により支配されているため、この関節が障害された場合は、症状が仙腸関節部だけでなく多彩な部位に出現するという特徴がある。

② 仙腸関節性疼痛の特徴

村上ら[52]は、痛みの輪郭を指1本で示す事ができた100例の、疼痛自覚域について報告している。仙腸関節裂隙の外側部を中心とした疼痛域を持つ例が83例と最も多く、その内の73例は関節裂隙の外側部に限局する共通の自覚疼痛域（上後腸骨棘から、頭外側へ約2cm／尾内側へ約4cm／幅約3cmの帯状の領域＝■部分）を有しており、仙腸関節性疼痛の特徴的な圧痛所見としている（図3-33）。その他には鼠径部、大腿外側面、下腿後面の領域にも、分節的に15〜38％の割合で疼痛を自覚すると述べている。

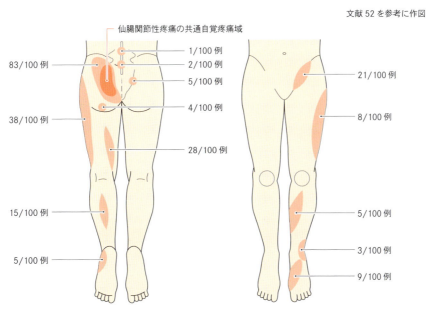

図3-33: 仙腸関節性疼痛100例の自覚疼痛域

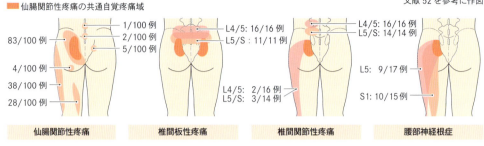

図 3-34: 腰椎疾患由来の痛みと仙腸関節性疼痛の鑑別

　仙腸関節性疼痛と腰椎疾患由来の痛みとの鑑別には、殿部の痛みに注目する事が重要である。椎間関節性疼痛、下位腰部神経根障害および椎間板性腰痛の痛みは、帯状あるいはデルマトーム（dermatomes: 皮膚分節）に一致し上後腸骨棘に達するが、上後腸骨棘を中心とする痛みではない。対して仙腸関節性疼痛は、上後腸骨棘を中心とし、殿部から連続しない分節的な痛みである [53]（図 3-34）。

　また、仙腸関節性疼痛を訴える症例のほとんどに、その疼痛部位を指1本で示す one point indication sign が確認できる。その疼痛部位は、上後腸骨棘あるいはその近傍で仙腸関節裂隙周辺を示す事が多い。一般に、上後腸骨棘から遠位に触れる腸骨と仙骨の境界を仙腸関節として触れているが、実際の関節はさらに深部にあり、この部分の圧痛は主に後仙腸靱帯周辺組織由来のものである。知覚神経終末が仙腸関節後方の靱帯領域に分布 [51), 54)] している事や、仙腸関節腔外の後方部に侵害受容のレセプターが存在する [55)] 事により、仙腸関節腔外の後方（靱帯領域）へのブロックが効果的であるとの報告がある [56)]。従って、仙腸関節周辺の圧痛所見をとる際には、縦に触れる裂隙の内側と外側とを区別して圧迫する事が大切である。裂隙の外側部での圧痛が強い場合は後仙腸靱帯を中心とした疼痛であり、内側部での圧痛が強い場合は仙腸関節部に付着する多裂筋の圧痛と判断する事ができる。

③ 徒手検査

　仙腸関節性疼痛を誘発する手技として、ゲンスレンテスト（Gaenslen test）[57)]、パトリックテスト（Patric test）[58)]、深屈曲テスト（deep flexion test）、ニュートンテスト（Newton test）[59)] が用いられる事が多い。これらはすべて、仙腸関節に対し機械的ストレスを加え、疼痛を誘発するテストである。ゲンスレンテストは、健側股関節を屈曲位で保持しつつ患側股関節を伸展させて疼痛の誘発をみるものである（右ページ図 3-35）。パトリックテストは、患側足部を健側の膝上に乗せた肢位で患者の股関節に開排強制を加え、疼痛の誘発をみるものである（右ページ図 3-36）。深屈曲テストは、患側股関節の深屈曲を強制し、疼痛の誘発をみるものである（右ページ図 3-37）。これら3つの徒手検査は、股関節運動を介して仙腸

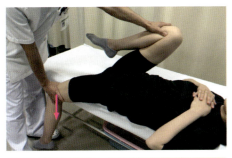
a: 骨盤非固定

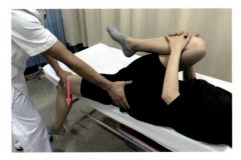
b: 骨盤固定

図 3-35: ゲンスレンテスト

反対側の股関節を最大屈曲位に保持し、検査側の股関節を伸展させる。仙腸関節部や鼡径部に疼痛が出現すれば陽性である。骨盤固定時に疼痛の軽減ないし消失が得られた場合には、強く仙腸関節障害が疑われる(b)。

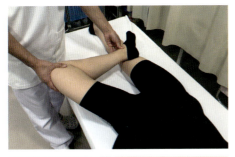
a: 骨盤非固定

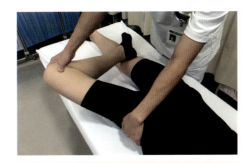
b: 骨盤固定

図 3-36: パトリックテスト

検査側の足部を反対側の膝上に乗せたうえで、股関節に開排強制を加える。仙腸関節部や鼡径部に疼痛が出現すれば陽性である。骨盤固定時に疼痛の軽減ないし消失が得られた場合には、強く仙腸関節障害が疑われる（b）。

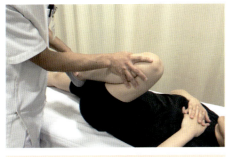
a: 骨盤非固定

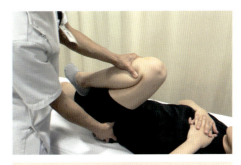
b: 骨盤固定

図 3-37: 深屈曲テスト

検査側股関節の深屈曲を強制する。仙腸関節部や鼡径部に疼痛が出現すれば陽性である。骨盤固定時に疼痛の軽減ないし消失が得られた場合には、強く仙腸関節障害が疑われる（b）。

関節にストレスを加えるため、股関節と仙腸関節双方に機械的刺激を加えている事になる。これらのテストを実施する場合は、骨盤を固定した場合と固定しない場合とで症状を比較する必要がある。骨盤の固定により症状の軽減ないし消失する場合は仙腸関節性の疼痛が疑われ、症状に変化が認められない場合は股関節性の疼痛が疑われる。ニュートンテストは、患者を腹臥位とし仙骨を背部から圧迫する事で、仙腸関節部に直接刺激を加えるものである。このテストは、原法の仙骨中央ではなく、患側の仙腸関節裂隙付近に集中して圧迫を加えると疼痛が誘発されやすい（右ページ図 3-38）。

d. 運動療法

　椎間関節性疼痛や仙腸関節性疼痛は、その遠位に位置する股関節の影響を多大に受けており、股関節の屈曲拘縮の存在が骨盤の過前傾や腰椎の過前弯という骨盤での代償性運動を誘発し、これらの痛みを引き起こす事を述べてきた。この場合、痛みの原因は股関節にあるため、運動療法では股関節自体の可動域制限を改善する事が優先される。併せて、椎間関節および仙腸関節とも腰部多裂筋の影響を受けるような解剖学的関係にあるため、多裂筋の緊張を上手くコントロールし、椎間関節や仙腸関節の拘縮を除去する事が、運動療法の重要な手段の1つとなる。

① 腸腰筋ならびに恥骨筋に対する柔軟性の改善

　治療を行う前に、股関節軽度内旋位での伸展可動域を確認しておく。外旋位で評価してしまうと、腸腰筋・恥骨筋が緩むため伸展制限が見逃されやすい。

　反回抑制によるリラクセーションを期待した方法として、大腿骨頚部軸回旋を用いる手技がある（144ページ「股関節の可動域」参照）。頚部軸回旋を用いた屈曲運動では、頚部が臼蓋にインピンジせず大きな可動範囲を動かす事が可能であるため、対象筋を最終域まで十分に収縮させる事が大切である。

　腸腰筋に対する柔軟性の改善手技は、患者を背臥位とし、反対側の下肢は膝立て位にし、治療側の下肢はベッド側方に下した肢位から始める。伸展させた股関節を内旋位から外旋させながら頚部軸で最終域まで自動介助による屈曲運動を行わせ、腸腰筋を最大限に収縮させる（右ページ図 3-39）。腸腰筋に問題がある場合は最終域まで自動収縮を行えない事が多いため、適宜介助量を増やすなど調節する。また、患者が収縮しやすい速度にも配慮が必要である。

　恥骨筋に対する柔軟性の改善手技は、腸腰筋に対する手法と開始肢位および自動収縮を行う方向が異なるだけである。恥骨筋は恥骨櫛から恥骨筋線に向かって横方向に走行しているため、股関節外転・伸展・内旋位を開始肢位とする。そこから屈曲・内転・外旋させながら最終域まで自動介助運動を命じる（右ページ図 3-40）。

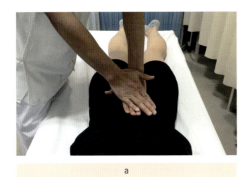
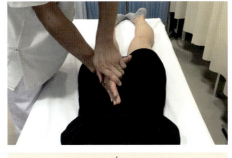

図 3-38: ニュートンテスト

ニュートンテストは患者を腹臥位とし、仙骨を後方から圧迫することで仙腸関節部に直接機械的刺激を加えるものである（a）。
関節付近に限局して負荷を加えると所見をとりやすい（b）。

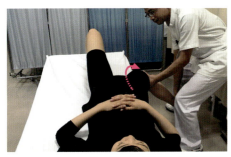
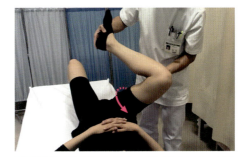

開始肢位 / 最終肢位

図 3-39: 腸腰筋に対する柔軟性の獲得（頚部軸屈曲）

患者を背臥位とし反対側の下肢は膝立て位にしておく。治療側の下肢をベッドより出し、股関節伸展・内旋位から外旋を入れながら頚部軸で最終域まで自動介助運動を命じる。腸腰筋に問題がある例では、最終域まで自動収縮を行うことが困難であることが多いため、適宜介助量を増やすなど調節する。

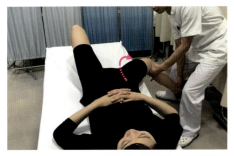
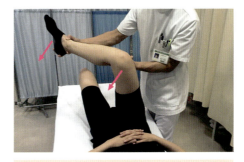

開始肢位 / 最終肢位

図 3-40: 恥骨筋に対する柔軟性の獲得

患者を背臥位とし反対側の下肢は膝立て位にしておく。治療側の下肢をベッドより出し、股関節外転・伸展・内旋位から股関節屈曲・内転方向に外旋を入れながら最終域まで自動介助運動を命じる。恥骨筋に問題がある例では、最終域まで自動収縮を行うことが困難であることが多いため、適宜介助量を増やすなど調節する。

腸腰筋に対しては、大腿骨頚部の長軸方向への牽引操作を用いる方法も有用である。患者を背臥位とし、治療側の下肢をベッドより側方に出し、大腿をセラピストの肩に乗せる。セラピストは大腿近位部を把持し、大腿骨頚体角および前捻角を考慮して頚部の長軸方向へ牽引し、合図と共に牽引された大腿骨頭を腸腰筋の筋収縮によって臼蓋に引きつける股関節の屈曲運動を命じる。腸腰筋の選択的収縮を利用した、腸腰筋のリラクセーションである（図 3-41）。牽引方向が頚部軸と一致していないと骨頭と臼蓋とが衝突して上手く収縮が誘発されないため、注意が必要である。

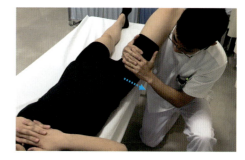

図 3-41: **腸腰筋に対する柔軟性の獲得（頚部軸牽引）**

大腿骨頚部の前捻角および頚体角を考慮し、頚部の長軸方向に牽引後、合図とともに股関節の屈曲運動を命じる。腸腰筋の選択的収縮を利用した、腸腰筋のリラクセーションである。

② 大腿筋膜張筋ならびに中殿筋に対する柔軟性の改善

大腿筋膜張筋に対する柔軟性の改善手技は、患者を背臥位として実施する。反対側の股関節を内転位に保持し、大腿筋膜張筋に対するストレッチングの際の骨盤代償を防止する。セラピストは患者の足関節を把持し、股関節軽度屈曲・内転・外旋位から屈曲・外転・内旋方

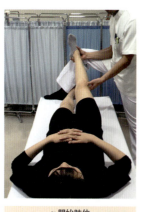
a: 開始肢位

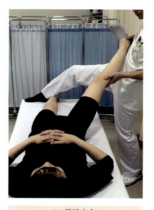
b: 収縮方向

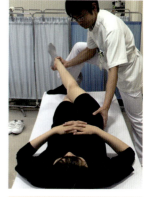
c: ストレッチ方向

図 3-42: **大腿筋膜張筋に対する柔軟性の獲得**

反対側の股関節は内転位に保持しておく。セラピストは患者の足関節を把持し、股関節軽度屈曲・内転・外旋位を開始肢位とする（a）。そこから患者に股関節屈曲・外転・内旋方向への反復収縮を自動介助にて行う（b）。ストレッチングは他動的に股関節内転・伸展・外旋させる（c）。

向へ運動を命じ、反復収縮を自動介助にて行う事により、大腿筋膜張筋の十分な収縮と内転・伸展・外旋方向へのストレッチングを行う（左ページ図 3-42）。運動方向が分かり難い場合や痛みを伴う場合には、股関節屈曲・外転位からの内旋運動でも大腿筋膜張筋の収縮は誘発できるため、別法として効果的である（図 3-43）。

中殿筋に対する柔軟性の改善手技は、自動運動を行なう方向が外転運動となるだけであり、大腿筋膜張筋とほぼ同様である。

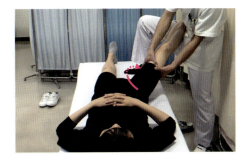

図 3-43: **大腿筋膜張筋に対する柔軟性の獲得（別法）**

股関節屈曲・外転位を開始肢位とする。そこから股関節内旋運動を自動介助にて行う。通常の方法では運動方向が分かり難い場合や痛みを伴う場合には効果的である。

③ 腰仙椎部後弯域の拡大

腰仙椎部後弯域の拡大は、腰部多裂筋のリラクセーションと腰仙椎椎間関節の拘縮を改善する事が目的である。多裂筋の深層線維（short fiber）は椎間関節包に付着をもつため、多裂筋の緊張を低下させる事で腰仙椎部後弯域が拡大する。また、多裂筋の一部は後仙腸靱帯に付着しているため、多裂筋のリラクセーションにより後仙腸靱帯に対する機械的ストレスを軽減させる効果もある。

多裂筋の反復収縮は、表層の long fiber に対するアプローチから行う。L1 棘突起から L5 棘突起に起始する線維が停止する部位はそれぞれ異なるため、各線維ごとに停止部を起始部から軽く牽引した後、元の位置に戻す要領で自動介助運動を反復する（図 3-44）。

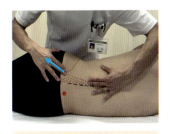
L1 多裂筋

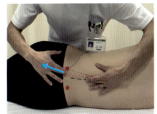
L3 多裂筋

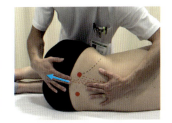
L5 多裂筋

図 3-44: **腰椎後弯域の拡大（多裂筋 long fiber）**

側臥位で行う。上位腰椎（L1/2）は股関節 0°伸展位〜軽度屈曲位、中位腰椎（L3）は 45°屈曲位、下位腰椎（L4/5）は 90°以上屈曲位にて実施する。L1 レベルの多裂筋は、L1 棘突起と上後腸骨棘（PSIS）を結んだ線上に指をあて、L1 棘突起から PSIS をまっすぐ遠ざけるように牽引した後に自動介助運動にて軽い筋収縮を行わせる。L2 棘突起と仙腸関節上部、L3 棘突起と仙腸関節下部、L4 棘突起と仙骨背面外側部、L5 棘突起と正中仙骨稜外側部についても股関節の屈曲角度を変えながら同様に行う。

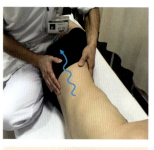 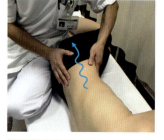 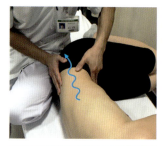

| 上位腰椎部 | 中位腰椎部 | 下位腰椎部 |

図 3-45: 腰椎後弯域の拡大（多裂筋 short fiber）

側臥位で行う。目的とする椎間関節に応じて、多裂筋 long fiber の場合と同様に股関節の屈曲角度を規定する。その肢位で骨盤を遠位方向に牽引した後に自動介助運動にて軽い筋収縮を行わせる。牽引後の筋収縮を途中で止めることなく、最後まで収縮誘導することが上手くリラクセーションを得るコツである。

　short fiber の反復収縮は、椎間関節の運動とシンクロさせる必要がある。椎間関節面の傾きは腰椎の高さにより異なるため、各椎間に適した腰椎前弯角に調節し、椎間関節面の傾きに牽引方向を合せる。具体的には、腰椎椎間関節を上位・中位・下位に分け、上位腰椎では股関節を軽度屈曲位、中位腰椎では 45°屈曲位、下位腰椎では 90°以上の屈曲位とする。セラピストは骨盤を把持し、椎間関節がスムースに動くよう細かく揺らしながら長軸方向に牽引する。その後、骨盤を元の位置に戻すように指示し、自動介助運動を反復する（図 3-45）。多裂筋の収縮が的確に得られれば、牽引に伴う運動幅が広がってくるのが感じられる。

　long fiber、short fiber に共通した手技のコツは、牽引後の運動を途中でやめる事なく、多裂筋の収縮を最終域まで誘導する事である。その際、患者自身に過剰な努力を強要せず、介助量を増やして軽い収縮を行わせると効果的である。このような操作の反復により椎間関節の拘縮が改善され、腰仙椎部後弯域の拡大が得られる。

④ 仙腸関節の拘縮改善

　仙腸関節の関節運動は非常に小さいものの、拘縮や緩みの存在は関節運動の不安定要因となり、疼痛の原因となる。拘縮の改善には、仙腸関節を補強している靱帯に対しストレッチングを実施する。

　後仙腸靱帯の柔軟性を改善するには、後仙腸靱帯を便宜上、上部・中部・下部に区別し、それぞれの部位に対し伸張を加える。患者を側臥位とし、上部に対しては股関節を 45°屈曲位、中部には 60〜70°屈曲位、下部には 90°屈曲位とし、セラピストの一方の指で伸張を加えた靱帯に触れながら他方の手で骨盤を大腿骨の長軸に沿って手前に引き伸張する。セラピストの身体で患者の膝を固定しておく事で、仙腸関節への刺激を確実に加える事ができる（右ページ図 3-46）。

　仙腸関節の他動運動を用いた柔軟性の改善は、仙骨の nutation（腸骨を後方に回転させる）

および counter-nutation（腸骨を前方に回転させる）に対して行う。患者を側臥位とし、一方の手は腸骨稜を後方へ押し、もう一方の手は坐骨結節を前方に引く事で腸骨を後方に回転させる（図 3-47a）。逆に一方の手は腸骨稜を前方へ引き、もう一方の手は大転子を介して臼蓋に軸圧を加え、臼蓋を後方へ押す事で腸骨を前方に回転させる（図 3-47b）。仙骨の形態や関節面の向きを考慮し、関節面に一致した操作を加える事が大切である。

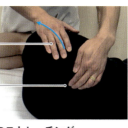

図 3-46: **後仙腸靱帯のストレッチング**

側臥位で股関節は 45°屈曲位とする。セラピストの一方の指は、仙腸関節のやや内側にあて、靱帯に加わる張力を触診する。他方の手で腸骨を大腿骨長軸に合わせて手前に引き伸張を行う。セラピストの大腿で患者の膝部を固定することで、腸骨を引いた際の力を効率よく後仙腸靱帯に伝えることができる。股関節屈曲角度は、目的とする後仙腸靱帯の位置に合わせて調節する。

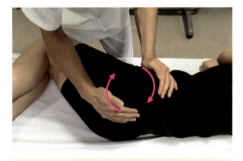

a: nutation 方向への他動運動

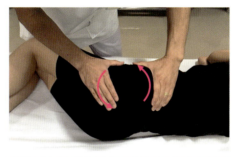

b: counter-nutation 方向への他動運動

図 3-47: **仙腸関節の他動運動**

患者を側臥位とし、一方の手は腸骨稜を後方へ押し、もう一方の手は坐骨結節を前方に引くことで腸骨を後方に回転させる（a）。逆に一方の手は腸骨稜を前方へ引き、もう一方の手は大転子の圧迫を介して臼蓋に軸圧を加え、臼蓋を後方へ押すことで腸骨を前方に回転させる（b）。仙骨の形態や関節面の向きを考慮して関節面に一致した関節操作を加えることが大切である。

4）骨盤後傾に起因する股関節痛

加齢と共に腰椎前弯は減少し、骨盤は後傾化していく。日本人女性に多い二次性亜脱臼性股関節症とは別に、臼蓋形成不全や大腿骨頭の変形がなく、股関節の形態がほぼ正常を示す高齢発症の一次性股関節症がある。これらには骨盤が後傾している例が多く、脊椎の病変が二次的に股関節疾患の発現に影響を与える secondary hip-spine syndrome に相当する。脊柱での変性変化は、程度の差こそあれ加齢変化としてごく普通に生じるものであるため、このような例は、股関節疾患が脊柱の変性変化の出現に関与するものと比較するとずっと数が多

いと推測される。

骨盤後傾アライメントに伴う生体力学的な影響から股関節痛発生のメカニズムを整理する。

a. 加齢に伴う骨盤アライメントの構造的変化

加齢に伴う姿勢の変化には、脊椎の変性に伴う形態変化と骨粗鬆症による椎体骨折とが大きく関与している。椎間板の高さが減少して motion segment の可動性が低下したり、脊椎圧迫骨折に伴う後弯変形や腰背部伸筋群の筋萎縮および変性、筋力低下が加わったりする事により、可撓性が失われて脊椎全体が後弯傾向になる。

脊椎姿勢型を述べる時、古くから Staffel の姿勢分類が用いられてきた（図 3-48）。Staffel[119] の言う平背と重複する部分があるが、竹光[120] は脊椎支持組織の加齢変化に伴い腰椎部の前弯が殆ど消失または後弯化したものを腰部変性後弯（LDK）とし、X 線上 4 つのタイプに分類している（図 3-49）。日本人では、円背と呼ばれる胸椎の後弯が増大し範囲が拡大したものや、後弯部が腰椎にあるものとが多いと言われている[60), 61)]。

加齢による腰椎変性後弯変形で骨盤が後傾すると、股関節の前方で大腿骨頭の被覆が減少する事が指摘されている[62), 63)]。中村ら[64] は、18～80 歳までの成人 1647 名と一次性股関節症（以下 primary OA）の女性 41 名の姿勢を年代別に分析した。それによると、成人群において加齢に伴い腰椎前弯の減少、骨盤の後傾、体幹重心の前方化が確認され、primary OA 群では同世代の正常者に比べてそれが顕著であり、正常例よりも腰椎の前弯角が早い

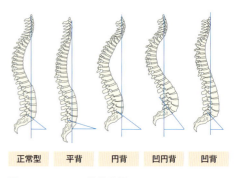

図 3-48: Staffel の姿勢分類

左より、normal type いわゆる正常型、flat back 平背、round back 円背（全後弯）、hollow round back 凹円背、lordotic back 凹背。

文献 67 を参考に作図

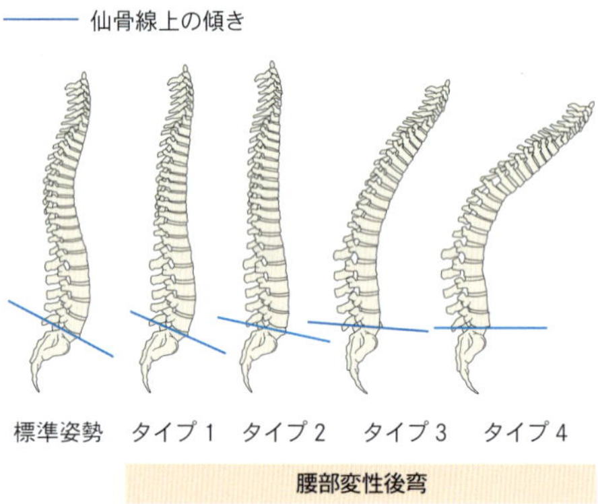

図 3-49: 腰部変性後弯の分類

タイプ 1：腰椎前弯がほとんどなく脊柱全体は直立した平背を呈し、歩行時次第に前傾するもの。
タイプ 2：腰椎に軽度の後弯あり。胸椎は直線化か軽度の前弯化が生じる。
タイプ 3：腰椎後弯は増加し、胸椎は明らかな代償性前弯を呈し、直立時も歩行時も前屈前傾歩行が特徴。
タイプ 4：全後弯に属し、全体として歩行時腰曲がりを呈する。

3 股関節周辺組織の拘縮に由来する疼痛の評価

文献 113 を参考に作図

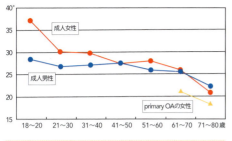
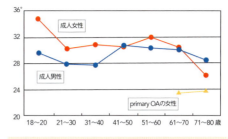

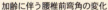
加齢に伴う腰椎前弯角の変化

加齢に伴う仙骨傾斜角の変化

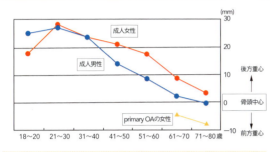

大腿骨頭中心からの矢状面重心線の通過位置

図 3-50: 腰椎・骨盤・股関節アライメントの加齢変化

年齢で減少し後弯化していると報告した（図 3-50）。

さらに、骨盤傾斜の変化による臼蓋角の変動について、中村ら[64]は骨格標本を用いたシミュレーションによって正面像の臼蓋骨頭指数を報告している。その報告によれば、正常な骨盤において骨盤角度を前傾 15°から後傾 15°まで変化させると、CE 角は 11°、Sharp 角は 7°、ARO は 10°変動し、それぞれ軽度の臼蓋形成不全像を表す指数になるとしている（次ページ図 3-51）。この事は、骨盤の後傾度を補正する事により臼蓋形成不全を示す臼蓋骨頭指数が正常域に近づく事を意味し、後傾した骨盤を前傾位にしていく事で骨頭被覆を改善して骨頭を安定化させようとする、我々が目指す運動療法の方向性と一致する。

また、骨盤の後傾化は、加齢に伴う形態変化という静的な問題のみならず、臥位と立位で変化する動的因子を強く含む問題である事が指摘されている。會田ら[22]は、年代別の臥位と立位における骨盤傾斜の変化を調査し、いずれの年代においても臥位に比べて立位において骨盤が後傾化する傾向があるが、年齢が高いほど立位による骨盤後傾化の度合が大きいと述べている（次ページ図 3-52）。つまり、体幹筋力をはじめとした、腰椎の前弯位を保持するための筋活動の衰えが、臥位と立位での骨盤アライメントに変化をもたらす事を示している。若い頃は何もなかったのに、高齢になって股関節が痛くなってきた症例では、このような変化が起きている事を想像する必要がある。筋力の低下が骨盤アライメントに影響している症例では、立位姿勢に問題があるため、臥位のレントゲン画像からだけではアライメント

文献 113 より引用

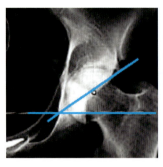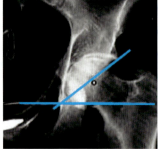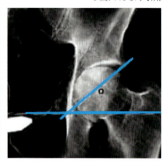

	骨盤前傾15°	中間位	骨盤後傾15°
CE角	47°	45°	36°
Sharp角	35°	38°	42°
ARO	-5°	-3°	5°

図 3-51: 骨盤の前後傾斜に伴う臼蓋骨頭指数の変化（骨格標本による）

骨格標本を用いて骨盤を前傾 15°から後傾 15°まで変化させ、正面像の臼蓋骨頭指数を評価すると、骨盤の後傾によって、CE 角は減少、Sharp 角は増大し、臼蓋の被覆面積は減少し、軽度の臼蓋形成不全像を示す傾向にある。

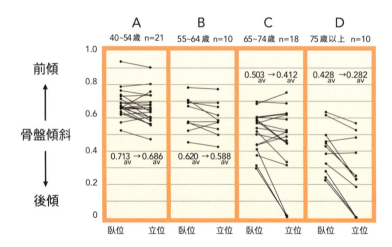

図 3-52: 臥位および立位における年代別骨盤傾斜指数の変化

骨盤傾斜指数は年齢群が高齢であるほど低値を示し、骨盤は年齢とともに後傾化していく。いずれの年代においても臥位に比べて立位ではさらに骨盤は後傾化する傾向があるが、高齢者群では立位における骨盤後傾化の度合いがより大きく、特に 75 歳以上の D 群で顕著であった。

上の問題を指摘できない。立位をとった時の腰椎前弯や骨頭被覆をいかに再建するかという事が、運動療法の重要な方向性となる。

b. 関節応力上昇に伴う股関節痛

　腰椎前弯が減少し、骨盤が後傾すると股関節臼蓋の前方被覆度は減少する（図3-53）。前方被覆が減少すると荷重面積が減少する事から、単位面積当たりの接触圧は増加する事になる。岩原ら[25]は、体幹の重心線が健常者のように股関節の後方を通る場合および腰椎変性後弯のように前方を通る場合の作動筋について、力学的モデルで調査している。それによれば、立位時の姿勢維持に、健常者では腸腰筋のみが作用するのに対し、腰椎変性後弯例では腸腰筋だけでなく、大腿直筋、内側広筋、外側広筋、大腿二頭筋にも負荷が加わる事を筋電図で確認しており、正常例の約5倍の合力が股関節へ加わる事を指摘している（図3-54）。腰部変性後弯では上半身の重心が前方に移動するため、股関節の伸筋群の収縮と共に股関節が伸展位となり、股関節屈曲筋である腸腰筋や大腿直筋がその制動として遠心性に働くという、筋活動の増大した特殊な姿勢と言える。

　また、宮城島の下肢の球（臼）関節モデルでは、応力のかかる方向が関節縁から33°以上深い方向であれば、偏位は関節内にあり安定して力を伝達する事ができるが、33°以下になると偏位方向は関節面を外れてしまい不安定となり、関節縁臼蓋部に強い接触圧が作用すると述べている[65]（次ページ図3-55）。

　このように、骨盤後傾による骨頭被覆面

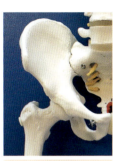

図3-53: 骨盤の傾斜と臼蓋被覆の関係

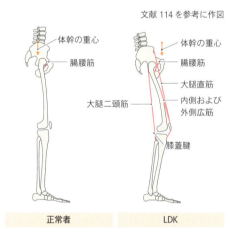

図3-54: 体幹の重心線と作用筋に関する力学的下肢モデル

正常者では体幹の重心線は股関節の後方を通り腸腰筋のみが作動する。一方、腰部変性後弯症（Lumbar Degenerative Kyphosis: LDK）では、体幹の重心線が股関節の前方を通り、作動筋は腸腰筋、大腿直筋、内側および外側広筋、大腿二頭筋を想定している。

積減少という形態的因子や、姿勢異常による股関節合力増加という力学的因子が関与して、局所の応力集中が一層顕著化し、股関節痛の発現に至ると考えられる。

c. 筋性の股関節痛

腰部変性後弯の姿勢は骨盤が後傾して大腿が前に出ており、一見すると股関節は屈曲位であるかのようだが、実は相対的に伸展している事を理解しておく必要がある。骨盤が後傾すると腸腰筋や恥骨筋は伸張される。骨盤が後傾位にあるほど股関節の前方不安定性が増大するため、前方にある腸腰筋や恥骨筋は、常に伸張されたところで持続的な遠心性収縮が強要される事になる。右ページの図 3-56 は、姿勢の変化による股関節周囲筋活動を筋電図で測定した報告である[66]。立位時の体幹の重心が適切な位置にある正常姿勢例においては、腸腰筋の筋活動は認めるもののその他の筋活動はきわめて少ない。一方、腰部変性後弯症例においては、腸腰筋や大腿四頭筋の筋活動が増加し、大腿二頭筋の筋活動も軽度増加している。この筋活動の変化は若年健常者が姿勢を変化させる事により再現できる事から、姿勢の変化に伴うものである事が分かる（112 ページ図 3-57）。このように、股関節周囲筋の筋活動は姿勢の変化により大きく変化し、腰部変性後弯例では常にこの筋活動の中で生活している事を認識しておかなければならない。

筋の遠心性収縮は収縮しながら伸張されるため、筋内圧が非常に上昇しやすい収縮形態である。健常者では立位前屈により腰部伸筋群の筋活動量が増大するが、立位前屈 60°を超えると筋活動が消失する現象が認められ、これを屈曲弛緩現象（flexion relaxation phenomenon）という。これは腰部伸筋群の遠心性収縮による姿勢保持から棘上靱帯などによる受動的な姿勢保持機構へ移行するためと考えられている。一方、姿勢の変化による腰部伸筋群の筋内圧をみると、立位前屈 60°までは前屈角度の増加と共に上昇する[67]。前屈 60°を超えると筋活動が消失するにもかかわらず、筋内圧は高いまま維持される[68]。これは、立位前屈 60°を超えて筋活動が消失しても、筋の伸張に伴い周囲の筋膜が緊張を高める事によると考えられる。

また、筋内圧の上昇に伴い筋血流量は著明に減少する事がわかっている[69]。つまり、筋活動の増大および筋が伸張される事により筋内圧は上昇し、筋内圧上昇により筋血流量が減少して、阻血性の痛みを出現させるのである。先に述べたように骨盤後傾は関節内圧を上昇さ

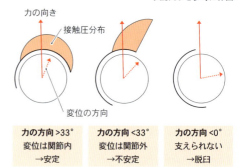

図 3-55: 球（臼）関節の安定性

球関節では関節縁から 33°以上深い方向に力がかかっていれば、変位は関節内にあり、安定して力を伝達することができるが、応力のかかる方向が関節縁から 33°以下になると変位方向は関節面を外れてしまい、関節縁臼蓋部へ大きな応力の集中と前方への脱臼力の両者が増大する。

文献 66 より引用

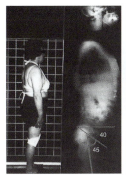

58 歳 女性：正常姿勢

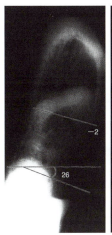
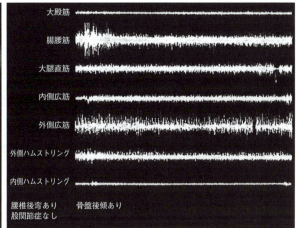

63 歳 女性：腰部変性後弯症

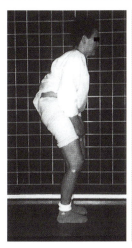
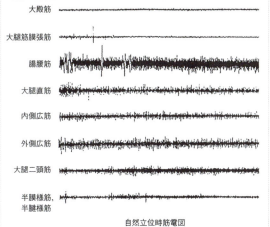

78 歳 女性：腰部変性後弯症

図 3-56: 腰部変性後弯と股関節周囲筋活動

文献66より引用

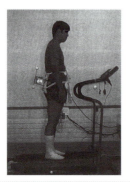
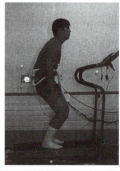
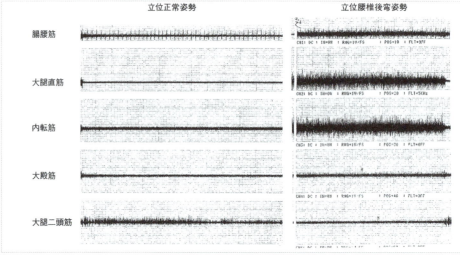

図 3-57: 姿勢の違いによる股関節周囲筋活動の変化

NOTE: ヒルトンの法則

　関節を通る神経は、関節包や靱帯などの関節構成体に分布すると共に、その関節を動かす筋やその筋の付着部を覆う皮膚にも分布するというものである。その点から股関節の神経支配には、大腿神経、閉鎖神経、副閉鎖神経、上殿神経、下殿神経、大腿方形筋枝、坐骨神経が関与する。股関節疾患では、関節包への刺激がこれらの神経を介して同一神経支配の筋の反射性攣縮や皮膚知覚領域への放散痛を生じさせる事がある。

せるが、腸腰筋や恥骨筋の持続的な活動は骨頭を臼蓋へ押しつけるため、さらなる関節内圧の上昇を招く事になる。また、骨盤後傾姿勢は、股関節の前方組織へのストレス増大による滑膜炎などを生じる事もある。東海[70]は、股関節の中に発痛物質を注入して運動させた時の筋活動を調べ、股関節への侵害刺激は、関節を支配している神経を介して股関節周囲筋への反射性攣縮を引き起こす事を報告している。反射性攣縮を生じると、筋自体の痛みがさらに増大する事になり、痛みの悪循環が形成される事になる。

1970年、Postelら[71]は、老人の大腿骨頭上部に急速な融解を生じて股関節破壊を生じる疾患を"急速破壊型股関節症（rapidly destructive coxopathy: RDC）"として報告した。当初は、臼蓋形成不全など骨形態異常を認めない正常股に発生するとされた事もあり、血行動態の異常による骨壊死、あるいは免疫学的異常や酵素学的因子の関与が論じられてきた。しかし、その後RDCの発生に形態学的、生体力学的因子の関与が報告され、それが一般的な考え方となっている。すなわち、一見正常にみえる股関節においても、加齢に伴う腰椎の後弯化、骨盤の後傾化から、股関節合力の増大と大腿骨頭の前方被覆不全による応力集中が関与するという考え方である。しかし、このような姿勢要素やそれに伴う骨盤後傾、前方被覆不足があっても、発症しない例がほとんどであり、脊椎由来の要素のみでは説明がつかない。伊藤ら[72]は、RDCの5症例の報告において、全例が老人性骨粗鬆症を伴っていたと指摘している。骨粗鬆症を伴う高齢者における大腿骨頭の脆弱性骨折（insufficiency fracture）の発生が報告されており[73),74]、Haginoら[72]はこの病態がRDCに先行している可能性があると述べている。

このように、RDCの発生には、骨盤後傾による骨頭被覆面積減少という形態学的因子および姿勢異常による股関節合力増加という力学的因子や骨粗鬆による骨脆弱性が関連して急速な関節破壊を惹起する事が臨床的に実証されてきている。

腰椎の後弯や骨盤の後傾という変化は、加齢に伴い姿勢を保持するために必要な筋力の低下ならびに可動域制限によって生じている。したがって、若い人と同じアライメントを目指すのではなく、可能な範囲で腰椎、股関節の可動域を改善し、骨頭の被覆がより大きい、腰椎前弯・骨盤前傾の姿勢を保持できるように筋活動を高めていく事が望ましいと考える。

骨盤の前傾は、股関節屈筋群と腰背部伸筋群との共同作業（フォース・カップル）によって行われている（次ページ図3-58）。股関節屈筋群としては腸腰筋や大腿直筋が、腰背部伸筋としては、多裂筋に加え、腹横筋、脊柱起立筋などがあるが、中でも腸腰筋、多裂筋、腹横筋の同時収縮が重要と考える。

多裂筋は腰部で非常に発達しており、大きく6つの走行形態を持っている（93ページ図3-28）。棘突起に付着しているため、横突起に付着している脊柱起立筋よりも脊椎を伸展させるレバーアームが長く、椎間の垂直方向への安定性を高める役割がある（次ページ図3-59）。

文献 108 を参考に作図

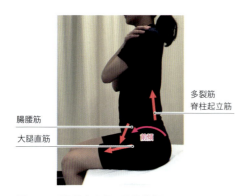

図 3-58: **腰椎前弯を伴う骨盤前傾**

骨盤の前傾は、股関節屈筋群と腰背部伸筋群の共同作業（フォース・カップル）によって行われている。股関節屈筋群としては、腸腰筋や大腿直筋、腰背部伸筋としては、多裂筋に加え、腹横筋、脊柱起立筋などがあるが、なかでも腸腰筋、多裂筋、腹横筋の同時収縮が重要となる。

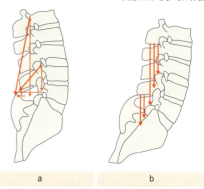

図 3-59: **体幹伸展時の腰椎へのストレス**

a: アウターマッスル（最長筋）による腰椎伸展では、腰椎は過伸展しやすくなり、腰椎後方ストレスが増加する

b: インナーマッスル（多裂筋）による腰椎伸展では、腰椎の垂直方向への安定性が増加する

文献 115 を参考に作図

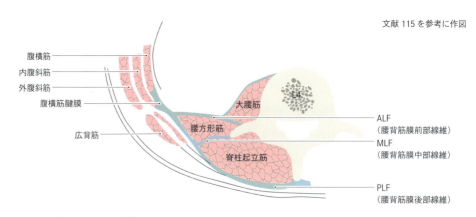

図 3-60: **第 4 腰椎レベルの腰背筋膜の配置**

腰背筋膜の走行方向から前部線維の張力伝達機能は、中部線維、後部線維よりごく僅かである。

腹横筋は、腸骨から下位肋骨に付着部をもち、腹腔側面を囲むように走行しており、腹腔内圧を高め脊柱のアライメントを整える作用がある[75]。加えて、腹横筋は腰背筋膜中部線維の付着を通じた腰椎・仙腸関節の安定化機能がある[76]。腰背筋膜は脊柱起立筋を包み込み、広背筋や大殿筋、大腿二頭筋など多くの筋と連結している（左ページ図 3-60）。また、側縫線（lateral rapha）を通じて脊柱に伝達された張力は上下関係にある椎骨を密着させ、腰椎を伸展させる機能を持つ（図 3-61）。

　腸腰筋は腸骨筋と大腰筋からなり、腰椎と大腿骨とを結ぶ筋である。腸腰筋は腸骨筋の収縮により骨盤を前傾させ、大腰筋の収縮により腰椎を前弯させる作用を持つ。加えて、大腰筋は多裂筋と協調して、体幹が前傾した際に生じる腰椎の屈曲作用に拮抗し、脊柱を骨盤上で固定する作用がある[77]（図 3-62）。

① 骨盤の前傾が困難な場合の評価

　骨盤の前傾を制限する要因が、腰椎・股関節の可動性低下によるものか、それとも腸腰筋・多裂筋を中心とした筋の機能不全によるものかを鑑別する事から始める。

　腰椎の可動性については、重力を除去した腹臥位にて、第3腰椎が前弯の頂点を形成するアライメントを作る事ができるかを確認する。股関節屈曲可動域は、背臥位にて、クッションまたは患者自身の手背部を腰の下に入れ腰椎の前弯を保持しながら骨盤が後傾しないようにして、

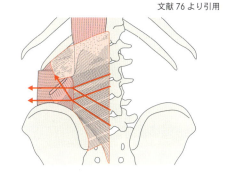

文献 76 より引用

図 3-61: 腰背筋膜の張力伝達

側縫線を通じて脊柱に伝達された張力は上下関係にある椎骨を互いに密接させる。

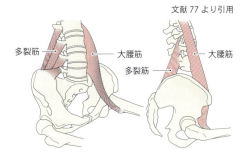

文献 77 より引用

図 3-62: 大腰筋と多裂筋の協同作用による骨盤前傾機序

大腰筋は骨盤を股関節上で前方に回転させる主要な筋である。加えて、大腰筋は腰椎の多裂筋と協調して、体幹が前傾した際に生じる腰椎の屈曲作用に拮抗し、脊柱を骨盤上で固定する役割がある。

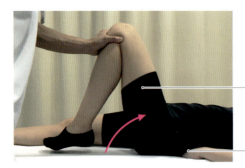

骨盤が後傾しないように股関節を矢状面上で屈曲する

腰の下に手背を入れ、腰椎の前弯を保持する

図 3-63: 股関節屈曲可動域の評価

背臥位にて、クッションまたは患者自身の手背部を腰の下に入れ、腰椎の前弯を保持しながら骨盤が後傾しないように、股関節を矢状面上で屈曲させる。股関節の可動域制限がなければ、80 ～ 90°程度の屈曲が可能である。

股関節を矢状面上で屈曲させる。股関節の可動域制限がなければ、80 ～ 90°程度の屈曲が可能である（図 3-63）。

　これらの可動域に問題がないにもかかわらず、坐位姿勢で腰椎が屈曲する場合には、骨盤前傾姿勢を作るために必要な筋の機能不全を疑い評価する。端坐位姿勢にて起始と停止を近づけるように筋収縮をアシストした時に正しい姿勢がとれるかを確認する。

　多裂筋では、上後腸骨棘の内側から第 3 腰椎棘突起に向かって多裂筋を引き上げるように指で圧迫を加える（右ページ図 3-64）。この操作で骨盤が前傾し、腰椎が前弯した坐位姿勢になれるのであれば、多裂筋の機能不全が考えられる。多裂筋には腰椎の伸展作用はあるが骨盤の前傾作用はないため、多裂筋の誘導によって骨盤が前傾するためには腸腰筋が同時収縮し、両筋が協調して働く必要があるという事を利用した評価方法である。多裂筋の収縮をアシストするだけでは正しい姿勢がとれない場合には、腹横筋も診ていく必要がある。腹横筋は胸腰筋膜と連結しており、腹横筋の収縮による側縫線を介した腰椎の伸展作用を徒手的にアシストする。腹横筋を外側に引っ張るように指で圧迫を加える操作で骨盤が前傾し、腰椎が前弯した坐位姿勢になれるのであれば、腹横筋の機能不全を疑う（右ページ図 3-65）。同様に腸腰筋の場合は、腸骨を操作して骨盤の前傾を誘導した時に連動して腰椎が前弯して坐骨支持の坐位姿勢になれるのであれば、腸腰筋の機能不全が考えられる（右ページ図 3-66）。

② 運動療法

　高齢で脊椎の可撓性が失われてしまっている場合には、シルバーカーを使用するなどの対応となるが、可動性は保たれているのであれば、腰椎の前弯を少しでも改善させ、骨盤の被覆を増大させる方向を目指すべきである。

　前述の評価によって筋の機能不全がどこにあるのかを判断できたならば、当該筋の筋力強

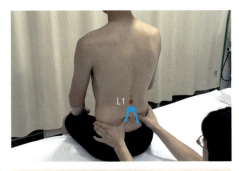

L1 多裂筋の作用を補助

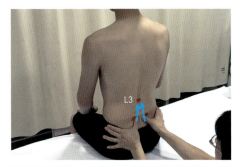

L3 多裂筋の作用を補助

図 3-64: 多裂筋の機能不全の評価

多裂筋の走行に応じ、当該レベルの多裂筋を引き上げるように指で圧迫を加える。この操作で骨盤が前傾し、腰椎が前弯した坐位姿勢になれるのであれば、多裂筋の機能不全が考えられる。

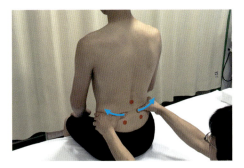

図 3-65: 腹横筋の機能不全の評価

腹横筋は胸腰筋膜と連結しており、腹横筋の収縮による側縫線を介した腰椎の伸展作用を徒手的にアシストする。腹横筋を外側に引っ張るように指で圧迫を加える操作で骨盤が前傾し、腰椎が前弯した坐位姿勢になれるのであれば、腹横筋の機能不全が考えられる。

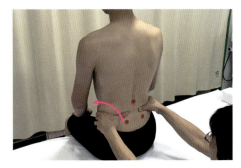

図 3-66: 腸腰筋の機能不全の評価

腸骨を操作して骨盤の前傾を誘導した時に、連動して腰椎が前弯して坐骨支持の坐位姿勢になれるのであれば、腸腰筋の機能不全が考えられる。

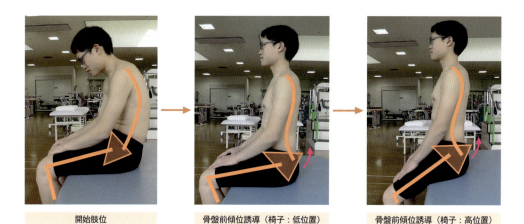

| 開始肢位 | 骨盤前傾位誘導（椅子：低位置） | 骨盤前傾位誘導（椅子：高位置） |

図 3-67: **骨盤被覆訓練**

患者を端坐位とし、両足底は床に接地させておく。骨盤の前傾および腰椎の前弯誘導を行う。椅子の高さはやや低めから開始し、体幹が前方に傾かないように注意する。徐々に椅子の高さを高くすることで、より立位姿勢に近い環境で行っていく。

化を図る。介助しても腰椎・骨盤アライメントが保てない場合は、重力除去位でのトレーニングから始める。介助下で腰椎・骨盤アライメントが保持できる場合には、端坐位にて骨盤が前傾して骨盤被覆が増す感覚を学習させていく（図 3-67）。筋の機能不全があると、骨盤の被覆が改善されるという筋活動を理解し難い事が多く、運動範囲が大きい方が学習しやすいため、座面の高さは低いところから始める方がよい。骨盤が完全に後傾した状態から、仙骨が座面に対して立ってくるイメージを作る事が大事になる。骨盤が前傾せず腰椎ばかりが伸展してしまう事が多いため注意する。低い高さの座面で仙骨を立てるエクササイズが可能となれば、徐々に高い座面でもできるようにしていき、最終的には立位での骨盤被覆を再学習させていく事が、股関節痛の改善につながる。正しい筋活動を教えていく事が重要であるため、筋攣縮（スパスム）がない状態にしておく必要がある。

4. 拘縮に由来する股関節痛

　拘縮により、結合組織の伸張性や柔軟性、滑走性が低下すると、関節運動に伴いその近傍にある関節包、靱帯、腱、筋膜などに存在する痛覚受容器が興奮し、疼痛が発生する。

　肩関節では、後方に位置する関節包や腱板に短縮があると、最大関節可動域（range of motion: ROM）に達する前にそれらが過度に緊張してしまい obligate translation と呼ばれる骨頭の反対側への偏位を生じて、前上方支持組織のインピンジメントを引き起こす病態が報告されている。股関節は肩関節と比較すると臼蓋が深く、求心位が保たれやすい構造ではあるが、後方の硬さが存在すると大腿骨頭が前方へ押し出され、やはり同様に obligate translation を生じて、前方組織のインピンジメントが誘発される事になる。

　このように、股関節の疼痛は、柔軟性を低下させている組織自体の疼痛と、拘縮により影響を受ける他の組織に起因した疼痛とに分けて考える必要がある。また、股関節と骨盤の運動は常に連動しており、どちらに問題があっても疼痛発現の要因となり得るため、股関節複合体として評価していく事が大切である。

1）骨盤後傾、腰椎の後弯化に制限がある場合の股関節前方部痛

　股関節を屈曲する際には、骨盤が後傾し臼蓋の前方部分が開く事でインピンジメントを回避している。したがって、骨盤が十分に後傾できない場合や骨盤の後傾を制動してしまう腰椎の後弯域が不足している状態は臼蓋の前方部分を開く事ができないため、インピンジメントを生じる要因となる。

　腰椎の後弯や骨盤の後傾を制動する重要な組織に、多裂筋と腸腰靱帯がある。水平面上での面積を見たとき、多裂筋は L3/4 レベルで脊柱起立筋と同程度となり、下位になるほどその割合が多くなる。L5/S レベルになると、ほとんどを多裂筋が占めるようになり、腰椎支持の中心をなす。（次ページ図 3-68）。骨盤の後傾には下位腰椎の前弯が解除される事が重要であるが、多裂筋の攣縮は下位腰椎の後弯化を強く阻害する。また、先に述べたように（93 ページ図 3-28）L4/5 から起きる long fiber は、仙骨に付着し L5 と仙骨との位置関係をコントロールしているため、この部分の緊張が高いと仙骨を前傾（nutation）させてしまい、骨盤の後傾を妨げる事になる。さらに、下位腰椎部の多裂筋 short fiber の緊張の高さは直接椎間関節の動きに影響を及ぼす事からも、多裂筋を下位腰椎において確実にリラックスさせる事のできる技術が求められる。

　腰椎の最尾側に位置する第 5 腰椎と腸骨稜の基部は強靱な靱帯で連結されており、安定性を

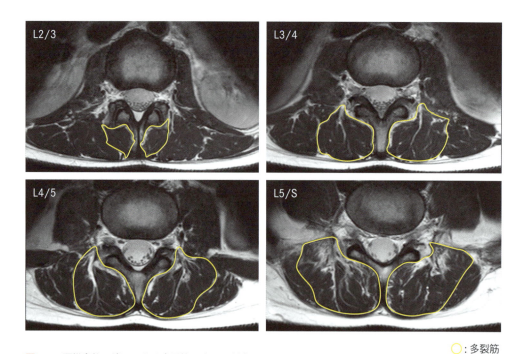

図 3-68: **腰椎高位の違いによる多裂筋の占める割合**

◯：多裂筋

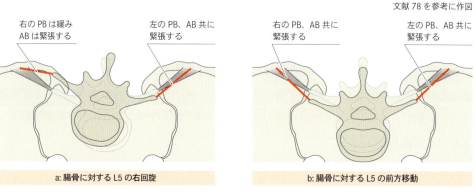

文献 78 を参考に作図

図 3-69: **第 5 腰椎の運動に伴う腸腰靭帯の緊張変化**

骨盤に対して L5 を右回旋すると、左の横突起は前方に移動し、AB、PB ともに緊張する。右の横突起は後方に移動するため、PB は緩み、AB は移動量により緊張する（a）。腸骨に対して L5 が前方に移動すると、左右の AB、PB ともに緊張する（b）。

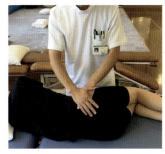 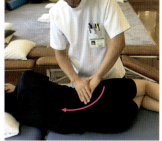 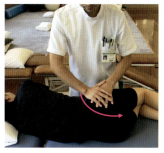

| a: 開始肢位 | b: 弛緩位 | c: 伸張位 |

図 3-70: 腸腰靱帯のストレッチング

検者は両手を重ね腸骨を前傾し腰椎に近づけることで腸腰靱帯を弛緩させる（b）。そこから腸骨を後傾し腰椎から離開することで腸腰靱帯に伸張を加える（c）。これらの操作を繰り返すことで、靱帯の癒着が剥がれやすいところから剥がれ、柔軟性の改善が得られる。

高めている。腸腰靱帯（iliolumber ligament: ILL）は第 5 腰椎の横突起から腸骨稜の内唇に付着する三角形をした靱帯であり、第 5 腰椎の仙骨に対する前方への滑りを制動し、回旋、前後屈、反対側への側屈を制限する[78),79)]（左ページ図 3-69）。また、腸腰靱帯の前方には腸骨筋の内側が、後方には腰方形筋が結合しており、これらの筋は、上方および下方から腸腰靱帯の張力コントロールに関与している[80)]。腸腰靱帯の拘縮は、L5/S1 の可動性を制限し、多裂筋と同様に骨盤の後傾を妨げる要因となる。したがって、多裂筋のリラクセーションにより腰椎の後弯化が得られているにも関わらず骨盤の後傾が制動されている場合には、腸腰靱帯自体の柔軟性を改善させていく必要がある。

腸腰靱帯の柔軟性改善手技は、患者を側臥位として実施する。靱帯は伸びる組織ではなく、伸張と弛緩操作を繰り返す事により、靱帯の癒着が剥がれやすいところから剥がれる事で柔軟性の改善が得られる。セラピストは両手を重ねて腸骨の操作を行う。腸骨を前傾し、腰椎に近づける事で腸腰靱帯を弛緩させる。次に、そこから腸骨を後傾し、腰椎から離開させる事により腸腰靱帯のストレッチングを行う。靱帯に伸張刺激を加えたらそのまま伸張し続けるのではなく、再び弛緩位まで戻す事が大切である（図 3-70）。

2）股関節後方支持組織の柔軟性低下に伴う股関節前方部痛

股関節後方支持組織の柔軟性低下が存在すると、股関節屈曲に伴い obligate translation により大腿骨頭が前方へ押し出される事で、前方組織のインピンジメントが誘発されると考えられる（次ページ図 3-71）。

股関節屈曲可動域を制限する軟部組織として股関節の関節包や靱帯があるが、靱帯に先

行して筋などの軟部組織が制限となると考えられる。中でも重要となるのが股関節外旋筋群であり、佐藤ら[81]は、新鮮遺体の股関節後面筋切離による股関節屈曲可動域の計測と観察から、屈曲に伴い梨状筋と内閉鎖筋に著明な伸張が認められた事を報告している。また、平野ら[82]は、屍体を用いて内閉鎖筋ならびに外閉鎖筋の機能解剖について報告している。彼らによると、股関節屈曲90°の肢位で内閉鎖筋の内転制動および外閉鎖筋の内旋制動作用が確認され、後方進入の手術に際しては、外閉鎖筋の修復も脱臼予防の観点において重要であると述べている。さらに、Solomonら[83]は、屍体を用いて股関

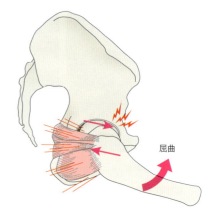

図3-71: **後方組織の柔軟性低下によるインピンジメント**

股関節後方支持組織の柔軟性低下が存在すると、股関節屈曲に伴い obligate translation により大腿骨頭が前方へ押し出されることで、前方組織のインピンジメントが誘発される。

節屈曲・内転・内旋時の股関節外旋筋群の伸張度を調査し、梨状筋、内閉鎖筋を凌いで外閉鎖筋が最も伸張される事を報告している。股関節を操作して大腿骨寛骨臼インピンジメント（femoroacetabluar impingement: FAI）を誘発するテストに anterior impingement sign がある。これは股関節を90°屈曲し最大内転した後に内旋を強制し疼痛の有無をみるものであり、手術の際に股関節を後方脱臼させる手技と同一である。外閉鎖筋の走行を見ると、他の深層外旋筋群が後方から前方に向かって走行しているのに対し、外閉鎖筋だけは閉鎖孔の前方から後方に向かい、大腿骨頚部の関節包遠位部を折れ曲がって頚部に巻きつくように走行している（右ページ図3-72）。したがって、外閉鎖筋の柔軟性が低下すると早期に外閉鎖筋の緊張が高まり頚部を前方に押し上げてしまうため、本筋の柔軟性は非常に重要である。

次に関節包および靱帯による制限について述べる。関節包を補強する靱帯は、前方には腸骨大腿靱帯および恥骨大腿靱帯が、後方には坐骨大腿靱帯がある。この中の坐骨大腿靱帯は、寛骨臼後部から大腿骨転子窩へと走行し、股関節屈曲位における内旋を制限している。坐骨大腿靱帯は上下の線維束に分けられる。屈曲に伴い上方線維束は弛緩し続けるが、下方線維束は屈曲30〜45°で最も弛緩した後は緊張が高くなる。したがって、股関節屈曲位における内旋は下方線維束が主たる制限因子となる[84]。

各関節には関節内圧が最低となる特定の角度があり、Eyring[85]は、股関節においては屈曲30〜65°、外転15°、外旋15°であると報告しており、関節包が最も弛緩する肢位（loose-packed position: LPP）とよばれる。この肢位を基準として股関節を屈曲ならびに内旋していくと、後方関節包の緊張が高まる事になる。後方関節包ならびに坐骨大腿靱帯の拘縮治療

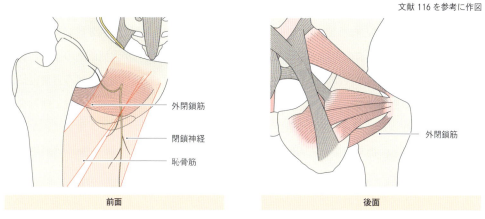

文献 116 を参考に作図

図 3-72: **外閉鎖筋の解剖学的特徴**

他の深層外旋筋群は後方から前方に向かって走行しているのに対し、外閉鎖筋は閉鎖孔の前方から後方に向かい、大腿骨頚部の関節包遠位部を折れ曲がって頚部に巻きつくような走行をしている。

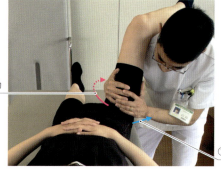

② 大腿骨頚部軸を作用軸とした内旋運動

① 大腿骨頚部軸方向への牽引

図 3-73: **後方関節包靱帯の伸張操作**

大腿骨頚部軸を作用軸とした回旋運動と軸方向への牽引を組み合わせてストレッチを加える。柔軟性の改善に合わせて内旋角度を調節しながら牽引操作を加える。

を行う際は、股関節屈曲・内旋位にて大腿骨頚部軸方向への骨頭の牽引を用いたストレッチングが有効である（図 3-73）。大腿骨近位部は頚体角、前捻角の存在により見かけ上の運動と関節における骨の運動とが一致しておらず、外見から把握する事が難しい。実際の操作にあたっては、正確な解剖学的知識が必要となる。

3）股関節前方支持組織の柔軟性低下に伴う股関節前方部痛

　吉尾は、関節包以外の軟部組織を除去した新鮮遺体骨格標本により股関節の屈曲角度を計測した結果、真の股関節屈曲角度は約 93°である事を報告している[86]。さらに、骨盤を機械

で固定して股関節を屈曲していくと、下前腸骨棘と大腿骨の衝突や、衝突しないまでもこのスペースが1cm程度となって、下前腸骨棘に付着している大腿直筋がインピンジメントを起こすと述べている。この事は、股関節最大屈曲位においては誰もが大腿直筋のインピンジメントを引き起こす可能性がある事を意味しており、前述した股関節屈曲に伴う骨盤後傾により回避される事を差し引いても、大腿直筋のインピンジメントという同じ状況で痛みを生じる人と生じない人とがいるという事になる。痛みを生じない人は筋内圧をうまく逃がす事ができるのに対し、痛みを生じる人は筋内圧をうまく逃がす事ができないと推察される。では、筋内圧を逃がすために必要な要件は何であろうか？

1つ目の要件は変形を許容できる大腿直筋の柔軟性である。江玉ら[87]は大腿直筋の筋・腱膜構造を肉眼解剖学的に観察し、以下のように報告している。大腿直筋の起始部は、下前腸骨棘から始まる直頭（direct head）および臼蓋上縁から始まる反回頭（reflect head）の2頭からなる。また、近位部の筋線維走行は、表層の起始腱膜からの筋線維（実線A）が羽状構造を、直頭から始まる筋線維（実線B）が半羽状構造を、反回頭から始まる筋線維（実線C）が長軸方向に平行に走行する構造を持って、それぞれ停止腱膜に付着しており、表層と深層とで異なる筋構造を形成している（図3-74）。また、股関節の屈曲角度による2つの起始腱と筋腹部との位置関係をみると、股関節屈曲0°では直頭が筋腹に対して直線上に位置す

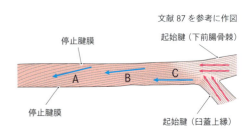

文献87を参考に作図

図3-74: **大腿直筋近位部内側面**

A: 羽状構造：表面の起始腱膜と筋内腱から始まる筋線維
B: 半羽状構造：下前腸骨棘から始まる筋線維
C: 長軸方向に平行な構造：臼蓋上縁から始まる筋線維

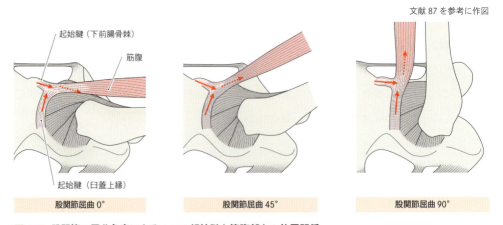

文献87を参考に作図

図3-75: **股関節の屈曲角度による2つの起始腱と筋腹部との位置関係**

股関節屈曲0°では直頭が筋腹に対して直線上に位置するのに対して、股関節屈曲90°では反回頭が筋腹に対して直線上に位置している。

るのに対して、股関節屈曲90°では反回頭が筋腹に対して直線上に位置しており、股関節や骨盤の肢位により起始腱と筋腹との位置関係に変化が生じると報告している（左ページ図3-75）。これらの事から、リラクセーションを目的として大腿直筋を収縮させる際には、股関節屈曲0°および90°の両肢位で行うのが効果的であると思われる。

2つ目の要件としては、隣接組織との滑走性や筋連結を持つ組織の柔軟性は、二次的に大腿直筋の変形許容量に影響を及ぼす事が挙げられる。Tubbsら[88]は大腿直筋起始部について、直頭・反回頭以外に小殿筋に付着するthird headの存在を報告している（図3-76）。したがって、大腿直筋に隣接する縫工筋ならびに大腿筋膜張筋や筋連結を持つ小殿筋についても、柔軟性を改善させておく事が大切である。

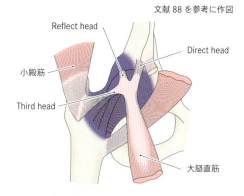

図3-76: **大腿直筋のthird head**

大腿直筋のthird headは大転子の前外側面に停止し、深部の腸骨大腿靱帯および小殿筋の腱に付着を持つ。

5. 絞扼性神経障害

　末梢神経が走行する経路には解剖学的狭窄部位が存在する。絞扼性神経障害（entrapment neuropathy）は、末梢神経が狭窄部位を通過する際に"trap（わな）"にかかって神経障害をきたすものであり、症状出現には神経の特異的な走行や、骨・筋肉・腱膜などとの関係が影響している。絞扼性神経障害の病態は、末梢神経が慢性的な圧迫・摩擦・牽引などの機械的刺激を受ける事によって引き起こされた結合組織の増生や循環障害であると考えられている。

　以下、股関節近傍でみられる絞扼性神経障害として、大腿神経障害、梨状筋症候群、閉鎖神経障害について述べる。

1）大腿神経障害

　腰神経叢の中で最も太い神経である大腿神経は、第2〜4腰神経により構成される。大腿神経は表層を厚い腸腰筋の筋膜で覆われており、大腰筋と腸骨筋の間を走行し筋裂孔中央部へ至る。鼠径部では、腸腰筋と共に鼠径靱帯の下を通過する。骨盤腔内で腸腰筋と恥骨筋に分枝するほか、鼠径靱帯の直下で大腿四頭筋と縫工筋に分布する筋枝と前皮枝に分かれ、伏在神経もここで分かれる（右ページ図 3-77・左）。前皮枝は大腿前面および前内側面の皮膚へ分岐し、伏在神経は下腿から足の内側の知覚を支配する（右ページ図 3-77・右）。

　大腿神経の絞扼は、腸腰筋と鼠径靱帯の間での圧迫と、鼠径靱帯の直下で分岐した後の大腿直筋の深部での圧迫によるものとがある。腸腰筋が原因となる絞扼性大腿神経障害としては、外傷やスポーツ障害に伴う腸腰筋の腫脹や血友病症例に認められる腸腰筋血腫、膿瘍などが報告されている[89)-91)]。

　また、明らかな外傷歴や基礎疾患のない、高齢者の脊椎・骨盤アライメント異常に伴う大腿神経障害の報告もある[92)]。加齢変化でみられる腰椎後弯・骨盤後傾アライメントで立位をとると、必然的に股関節は伸展位となる。骨盤が後傾位になると、臼蓋の骨頭被覆が減少するため腸腰筋には持続的な遠心性収縮が強要され、腸腰筋内圧の上昇と共に腫大を生じる。鼠径靱帯のレベルでは大腿神経の深部に腸腰筋が位置するため、大腿神経は鼠径靱帯との間で絞扼される事になる（右ページ図 3-78）。

　大腿直筋が原因となる絞扼性大腿神経障害は、鼠径靱帯レベルでの神経障害とは症状が異なる。鼠径靱帯レベルで大腿神経が絞扼された場合は大腿神経の全枝が障害されるのに対し、大腿直筋腱の深部で大腿神経が絞扼された場合は、前皮枝や伏在神経に由来する知覚障害は

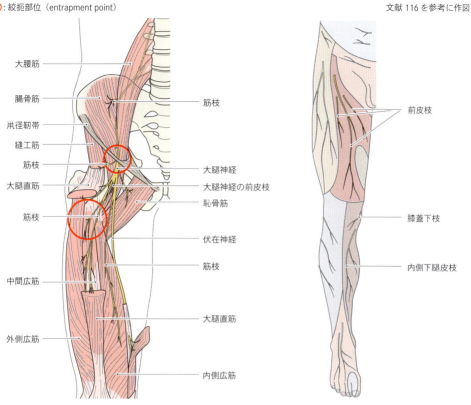

図 3-77: **大腿神経の走行と感覚支配領域**

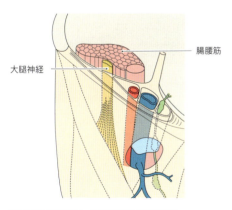

図 3-78: **腸腰筋と大腿神経の位置関係**

鼠径靱帯のレベルでは大腿神経の深部に腸腰筋が位置する。腸腰筋の腫脹により大腿神経は鼠径靱帯との間で容易に絞扼される。

認めない。また、内側広筋に入る筋枝は障害されないが、中間広筋および外側広筋に入る筋枝は障害されるため、内側広筋の筋力低下は生じないが、中間広筋および外側広筋の筋力だけは低下するという現象がみられる（前ページ図 3-77）。大腿直筋が原因となる絞扼性大腿神経障害の絞扼部位は、小転子の下部から大転子中央部の範囲である[93]（図 3-79）。したがって、圧痛所見は、この高さで大腿筋膜張筋と大腿直筋の筋間から指を入れ、大腿直筋の裏側で得られる。

a. 運動療法

原因となっている筋のリラクセーションにより大腿神経の圧迫を解除した上で、大腿神経の滑走運動を実施する。神経は癒着しているため、伸張と弛緩を繰り返しながら滑走性を改善させる事が大切であり、伸張ばかりを加えないように注意する。不良姿勢が原因となっている場合には、全身のアライメントの改善も考えていく必要がある。

筋のリラクセーションを得るためには、反復収縮を用いる方法が良い。腸腰筋の場合は、頚部軸屈曲を使って自動介助運動で最終域まで収縮させる方法（101 ページ図 3-39）と、大腿骨頚部の長軸方向への牽引操作を用いる方法とがある（102 ページ図 3-41）。

大腿直筋の場合は大腿直筋腱と大腿神経の間を徒手的に剪断（shearing）するように動かす操作や、持ち上げ（lift up）操作により癒着を剥離していく（図 3-80）。

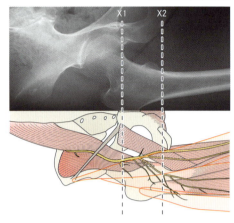

文献 93 を参考に作図

図 3-79: 大腿直筋深部を走行する大腿神経

下図は右股関節を前外側から観察したイラストである。大腿直筋を半透明にし、大腿神経の走行を表出している。X1 は、転子間線のレベルでの大腿骨頚部の中心を通る線であり、X2 は小転子の下縁を通る線である。大腿直筋が原因となる絞扼性神経障害の絞扼部位は小転子の下縁から大転子中央部の範囲である。

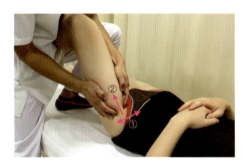

図 3-80: 大腿直筋深部に位置する大腿神経の癒着剥離

背臥位にて股関節 90°屈曲位とする。大腿直筋の起始部付近で外側は大腿筋膜張筋との筋間から、内側は縫工筋の内側から左右の指を挿入し、大腿直筋を横方向へ動かす（shearing）操作（①）と持ち上げ（lift up）操作（②）を行う。
その肢位で大腿直筋を収縮させた際に健側と同様に腱が浮き上がる状態を改善の目安とする。

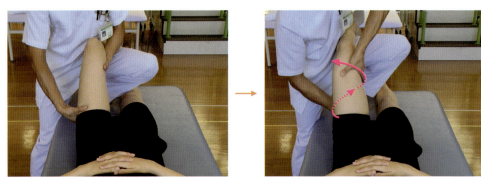

図 3-81: 大腿直筋の深部に位置する大腿神経滑走訓練
対象となる神経は中間広筋や外側広筋に枝を送る大腿神経であるため、中間広筋および外側広筋を把持して外側・遠位方向へ回転させるようにして神経の伸張を行う。

治療肢位は股関節 90°屈曲位とし、大腿直筋の収縮に伴う起始部の浮き上がりを健側と比較しながら改善させていく。癒着を剥離した後、大腿神経の滑走性改善を行う。対象となる神経は中間広筋や外側広筋に枝を送る大腿神経であるため、中間広筋および外側広筋を把持し外側・遠位方向へ回転させるようにして神経の牽引を行う（図 3-81）。

2）梨状筋症候群

梨状筋症候群とは、坐骨神経が骨盤出口部で梨状筋をはじめとする股関節外旋筋群により圧迫や刺激を受け、坐骨神経支配域に疼痛や麻痺を惹起する疾患群と定義されている。梨状筋症候群という病名を初めて用いたのは 1947 年の Robinson[94] であり、梨状筋の解剖学的破格の存在下に外傷が加わる事により発症する病態の報告から始まった。

坐骨神経は人体最大の末梢神経であり、第 4 腰神経から第 3 仙骨神経により構成される。坐骨神経は梨状筋の下方で大坐骨孔を通り、大殿筋の下を外方に走行する。梨状筋と坐骨神経の解剖学的位置関係には破格の存在が知られており、Beaton が 6 つの型に分類している[95]（次ページ図 3-82）。タイプ a が最も多く、タイプ b・c がこれに続く。タイプ e・f は理論的に推測したもので実際には認めなかったと報告している。梨状筋症候群は、坐骨神経が 2 つに分かれ腱様の梨状筋内を貫通するタイプのものに発症しやすいとされているが、明らかな解剖学的異常を認めない例も存在する。このような例においては、股関節の運動に伴う坐骨神経の絞扼や、梨状筋の強い収縮、長期にわたるスパスムの結果起こる絞扼などの外的因子が考えられ、双方の可能性を念頭において対処する必要がある。

梨状筋症候群は定義上坐骨神経の絞扼とされているが、解剖学的には梨状筋を中心にその他の神経の絞扼点（entrapment poin）が存在している。梨状筋の上方に形成される梨状筋

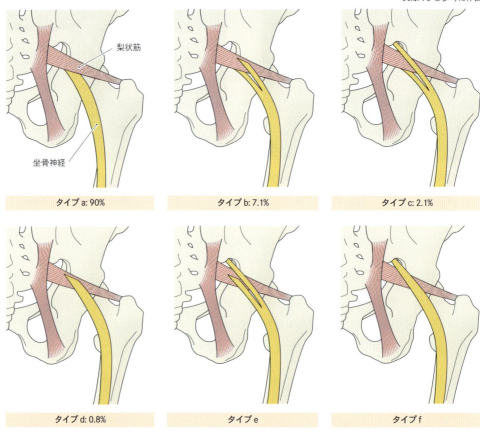

図 3-82: 坐骨神経と梨状筋との関係

タイプaが最も多く、タイプb・cがこれに続くが、タイプa以外は破格に相当する。坐骨神経が2本に分かれ腱様の梨状筋内を貫通するタイプのものに本症候群を発症しやすい。臨床ではどのタイプかの判断は困難である。

　上孔を上殿神経が、梨状筋の下方に形成される梨状筋下孔を坐骨神経と下殿神経が通過する。これらの神経が絞扼されるとそれぞれの神経に応じた臨床症状が出現する。

　Robinson[94]は本疾患に特徴的な症候として、殿部の外傷の既往、殿部から下肢に伸びる疼痛、下肢牽引による疼痛軽減、梨状筋部のソーセージ様の腫瘤の触知、ラセーグ徴候陽性、殿筋の萎縮の、6項目を挙げている。

　本疾患に特徴的な誘発テストとしては、フライベルグテスト（Freiberg test）[96]、パーステスト（Pace test）[97]、ならびに股関節内旋位での下肢伸展挙上テスト（straight leg raising test: SLR test）[98]がある（右ページ図 3-83）。中宿ら[99]は本疾患に特徴的な圧痛部位として、梨状筋（95.4％）、双子筋（34.5％）、大腿方形筋（23.0％）、多裂筋（47.7％）、仙腸関節（79.1％）を挙げており、フライベルグテスト、パーステストの陽性率がそれぞれ86.2％および1.0％であったのに対し、骨盤固定下ではそれらのうち18.7％および100％に疼痛の軽減ないし

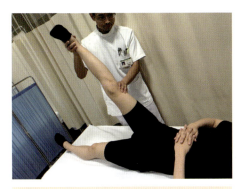

股関節内旋位でのSLRテスト
股関節内旋位にて、外旋筋を緊張させた状態でのSLRを行う。殿部痛が誘発されれば陽性である。

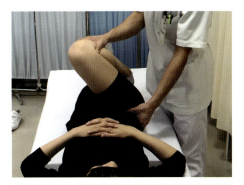

フライベルグテスト（Freiberg test）
背臥位にて骨盤を固定し、股関節を屈曲、内転、内旋させる。殿部痛が誘発されれば陽性である。骨盤固定で陰性、骨盤非固定で陽性であれば、仙腸関節の疼痛と考える。

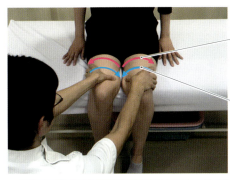

検者の力に抵抗して外転・外旋する

検者は内転・内旋方向へ力を加える

ペーステスト（Pace test）
座位にて検者の抵抗に抗して両方の股関節を外転、外旋させる。筋力低下や殿部痛が誘発されれば陽性である。このテストは外旋筋群を収縮させることで神経絞扼を増強させ疼痛を誘発するものである。

図3-83: 梨状筋症候群に対する誘発テスト

消失を認めたと報告している。これらの事から、梨状筋症候群の発症要因に仙腸関節が関与している事が考えられる。中宿らは梨状筋症候群の発症機転について、仙腸関節由来の梨状筋症候群、椎間関節由来の梨状筋症候群および梨状筋単独の梨状筋症候群の3つに、大きくタイプ分類をしている[99]。

梨状筋症候群に対する保存療法はブロック注射が一般的であるが、近年運動療法による神経除圧と滑走性の改善による効果が報告されている[99), 100]。

a. 仙腸関節由来の梨状筋症候群

梨状筋症候群の約8割に仙腸関節の圧痛を認め、多くのケースで仙腸関節の変性や不安定性が要因となっている。仙腸関節の前方はL4・L5・S1神経前枝が支配し、後方はL5・

S1・S2 神経後枝外側枝が支配している[51]。仙腸関節に生じた侵害刺激が、L5・S1・S2 に支配されている梨状筋、双子筋、多裂筋および大腿方形筋に反射性攣縮を生じさせる。

また、仙腸関節の炎症や不安定性は、後仙腸靱帯に起始する多裂筋の反射性攣縮により後仙腸靱帯の感受性を高め、L5・S1・S2 神経後枝外側枝により外旋筋群の反射性攣縮を引き起こし、反射サイクルを助長する。

梨状筋症候群の多くはこのタイプに区分され、運動療法としては、深層外旋筋群の攣縮除去、前仙腸靱帯および後仙腸靱帯を中心とした仙腸関節の拘縮改善、不安定性に対する仙腸関節の固定を行う。

b. 椎間関節由来の梨状筋症候群

深層外旋筋群の支配神経が L5・S1・S2 であるため、L4・L5 から分枝する脊髄神経後枝内側枝に支配される L5/S の椎間関節に対し何らかの侵害刺激が生じると、L5 内側枝を介して、深層外旋筋群や多裂筋に反射性攣縮を引き起こす事が考えられる。

仙腸関節に圧痛がなく、L5/S 椎間関節に圧痛を認める梨状筋症候群はこのタイプに分類される。運動療法としては、深層外旋筋群の攣縮除去、L5/S を中心とした椎間関節の拘縮改善と共に多裂筋の攣縮除去を行う。

c. 梨状筋単独の梨状筋症候群

長時間の坐位や歩行などをきっかけとして急性発症するが、ブロック注射や梨状筋の攣縮除去により神経の滑走性が改善すると、疼痛が消失する。

具体的な外旋筋群のリラクセーションは、筋の走行と股関節の骨頭中心との関係を考慮し、梨状筋では軽度股関節内転位、双子筋では股関節中間位、大腿方形筋では軽度股関節外転位で、外旋反復収縮運動を行う（右ページ図 3-84）。外旋筋群の攣縮を軽減させたところで坐骨神経の滑走性改善を図る（右ページ図 3-85）。

このように適切な評価のもと、病態に応じた運動療法を提供していく事が重要である。

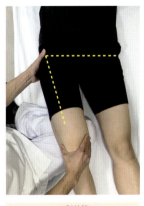 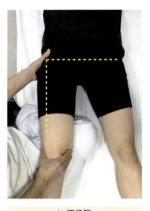 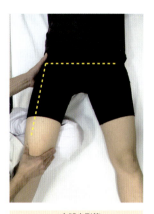

a: 梨状筋　　　　　　　　　　　b: 双子筋　　　　　　　　　　　c: 大腿方形筋

図 3-84: 外旋筋群のリラクセーション

臥位にて、セラピストの大腿の上に患者の膝窩を乗せる。筋の走行と股関節の骨頭中心軸との関係を考慮し、梨状筋のリラクセーションは軽度股関節内転位（a）、双子筋は股関節中間位（b）、大腿方形筋は軽度股関節外転位（c）で外旋反復収縮運動を行う。

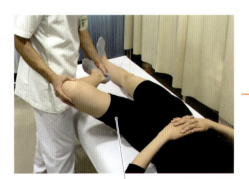 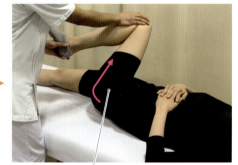

開排位にて坐骨神経は弛緩　　　　　　　　　屈曲・内転・内旋にて坐骨神経は伸張

股関節レベル

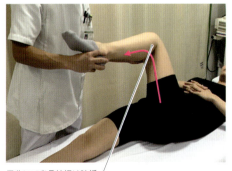 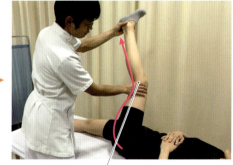

屈曲にて坐骨神経は弛緩　　　　　　　　　　伸展にて坐骨神経は伸張

膝関節レベル

図 3-85: 坐骨神経の伸張性および滑走性改善のための運動療法

下肢の関節肢位による坐骨神経の緊張変化を利用して、坐骨神経の滑走性ならびに伸張性改善を行う。愛護的な関節運動の繰り返しにより神経への伸張と弛緩を反復する。

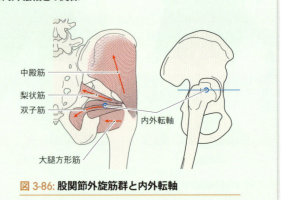

NOTE: 股関節外旋筋群と股関節内外転軸との関係

梨状筋は、股関節内外転軸に対して外上方を走行しているため、外転作用をもつ。双子筋はほぼ軸上を通過しているため、内外転作用は乏しい。大腿方形筋は下方を走行しているため、内転作用をもつ（図3-86）。

図 3-86: 股関節外旋筋群と内外転軸

3）閉鎖神経障害

閉鎖神経は第2〜4腰神経により構成される。大腰筋の後内側を小骨盤へ向かって下行し、閉鎖孔の上部で閉鎖管を通って大腿の内側に至る。閉鎖神経は、閉鎖管を出て外閉鎖筋をまたぐように前枝と後枝に分かれ、短内転筋の前方と後方を走行する。後枝は外閉鎖筋を貫き、外閉鎖筋および大内転筋を支配し、前枝は長・短内転筋および薄筋を支配する（右ページ図3-87・左）。前枝よりの感覚枝は、股関節および大腿遠位内側の皮膚に分布する（右ページ図3-87・右）。

閉鎖神経絞扼障害は、外閉鎖筋と閉鎖神経の解剖学的特性から、外閉鎖筋の攣縮や筋内圧の上昇により起こりやすい。井上ら[101]は、閉鎖神経絞扼障害と評価した症例に対し外閉鎖筋ブロックを行い、90％が3回以内のブロックによる外閉鎖筋の弛緩により痛みが消失したと報告している。彼らは閉鎖神経絞扼障害にみられる特徴的な症状として、主に高齢者での股関節痛、殿部痛や大腿部痛、股関節の運動痛および閉鎖孔部の圧痛を挙げている。

外閉鎖筋の筋内圧が高くなる原因としては、深層外旋筋の中でも深部にある筋であり、何らかの原因で外閉鎖筋の筋内圧が高まると、表層から圧迫を受けている事により筋内圧が下がりにくいと考えられる。さらに、他の外旋筋群が後方から前方に走行するのに対し、外閉鎖筋の走行は前方から後方に向かい、頚部の関節包下部を折れ曲がるように走行している。この部分には滑らかに運動できるように滑液包が存在しているが、滑液包炎を生じるとその炎症は外閉鎖筋に波及する事になる[102]。このように、外閉鎖筋は走行に伴う機械的ストレスが非常に大きく、それが引き金となって攣縮が起こる事が考えられる。また、前方から頚部の後方を回る部分では筋の折れ曲がり（wrap around 構造）を生じるため、攣縮のある外

閉鎖筋が収縮すると頚部を圧縮する力が発生する事によっても痛みが出現する。炎症が起こると、その修復過程で癒着が生じる。筋膜間の癒着が存在すると筋内圧が下がらず、筋攣縮の反射サイクルを助長すると考えられる。

　外閉鎖筋に由来する閉鎖神経絞扼障害を評価する際に重要なのは、確実に外閉鎖筋の圧痛所見がとれる事、および徒手的に外閉鎖筋に圧を加えたときの硬さを触診できる事である。外閉鎖筋の圧痛はスカルパ三角内にある恥骨筋を介してとるため、股関節は軽度屈曲・外旋位とし、恥骨筋を緩めた状態で行う。恥骨結節が触れたら、そのまま指を末梢に落とすと閉鎖孔が存在するので、ここで圧を加えると正常であれば指が沈み込むが、攣縮がある場合は跳ね返される様子が感じられる。深層筋を触れる際は両手の指を重ね、下側の手はセンサーとし、上側の手で圧を加えるようにするとわかりやすい（次ページ図 3-88）。

　運動療法としては、外閉鎖筋のリラクセーションを行う。外閉鎖筋は真横に走行しているため、股関節の内外転はせず、骨頭が前後にぶれないような外旋をするように誘導すると良い（次ページ図 3-89）。また、股関節 90°屈曲位では他の外旋筋群の外旋作用が減弱するのに対し、外閉鎖筋は十分な外旋作用を維持する[82]事から、股関節 90°屈曲位での外旋反復収縮を行う方法も有効である。

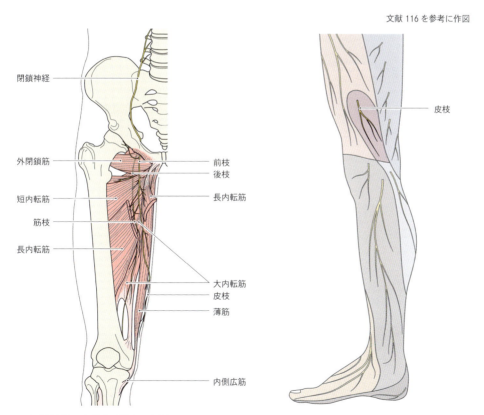

図 3-87: 閉鎖神経の走行と感覚支配領域

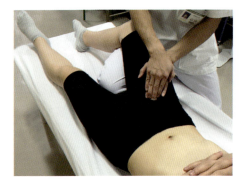

図 3-88: 外閉鎖筋の圧痛所見

股関節は軽度屈曲・外旋位とし、恥骨筋を緩めた状態で行う。スカルパ三角内で恥骨結節を触れた指を末梢に移動すると閉鎖孔が存在する。ここで圧を加えると正常であれば指が沈み込むが、攣縮がある場合には跳ね返される様子が感じられる。

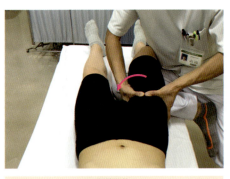
開始肢位

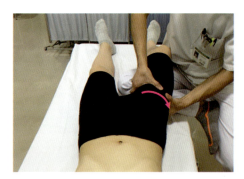
外旋運動

図 3-89: 外閉鎖筋のリラクセーション

外閉鎖筋は真横に走行しているため、股関節の内外転をさせず、骨頭が前後にぶれないような外旋をさせるように誘導すると良い。

参考文献

1) 信田進吾，他：成人の臼蓋形成不全における不安定性の股関節造影像による検討．東北整災紀要 34（1）：52-58，1990．

2) Myers A, et al: Role of the Acetabular Labrum and the Iliofemoral Ligament in Hip stability. Am J Sports Med 39: 85-91, 2011.

3) Freeman MAR, et al: The innervation of the knee joint. An anatomical and histological study in the cat. J Anat 101: 505-532, 1967.

4) Schaible HG, et al: Effects of an experimental arthritis on the sensory properties of fine articular afferent units. J Neurophysiol 54: 1109-1122, 1985.

5) Grigg P, et al: Mechanical sensitivity of group Ⅲ and Ⅳ afferents from posterior articular nerve in normal and inflamed cat knee. J Neurophysiol 55: 635-643, 1986.

6) 丸山一男：痛みの考え方－しくみ・何を・どう効かすー．南江堂：260-261，2014．

7) 村上元庸，他：肩関節包の神経支配と疼痛発生機序．関節外科 16（8）：49-57，1997．

8) Provan JL, et al: Pitfalls in the diagnosis of leg pain. Can Med Assoc 121: 167-172, 1979.

9) Terry AF, et al: Hip disease mimicking low back disorders. Orthop Rev 3: 95-104, 1979.

10) Offierski CM, et al: Hip-spine syndrome. Spine 8: 316-321, 1983.

11) DiGioia AM, et al: Functional pelvic orientation measured from lateral standing and sitting radiographs. Clin Orthop Relat Res 453: 272-276, 2006.

12) Jackson RP, et al: Radiographic analysis of sagittal plane alignment and balance in standing volunteers and patients with low back pain matched for age, sex, and size; a prospective controlled clinical study. Spine 19: 1611-1618, 1994.

13) Jackson RP: Spinal balance, lumbopelvic alignment around the "hip axis" and positioning for surgery. Spine: State of the Art Reviews 11: 33-58, 1997.

14) Jackson RP, et al: Compensatory spinopelvic balance over the "hip axis" and better reliability in measuring lordosis to the pelvic radius on standing lateral radiographs of adult volunteers and patients. Spine 23: 1750-1767, 1998.

15) Jackson RP, et al: Congruent spinopelvic alignment on standing lateral radiographs of adult volunteers. Spine 25: 2808-2815, 2000.

16) 金村徳相，他：Spinopelvic alignment に対する計測法の時間的信頼性－未治療の腰痛患者を対象に．脊柱変形 14：51-54，1999．

17) 金村徳相：脊椎から見た hip spine syndrome － sagittal spinopelvic alignment を用いた評価．姿勢と股関節症の進展－ Hip-Spine Syndrome，日本股関節研究振興財団：25-33，2002．

18) Hanson DS et al: Correlation of pelvic incidence with low-and high-grade isthmic spondylolisthesis. Spine 27: 2026-2029, 2002.

19) Legaye J et al: Pelvic incidence; a fundamental pelvic parameter for three-dimensional regulation of spinal sagittal curves. Eur Spine J 7: 99-103, 1998.

20) 金村徳相，他：日本人の脊柱矢状面弯曲とその評価．脊柱変形 18（1）：150-155，2003．

21) 土井口祐一，他：X線学的骨盤腔形態と骨盤傾斜角．整外と災外 41：641-645，1992．

22) 會田勝広, 他:Hip-Spine syndrome（第3報）－ THA 例での骨盤傾斜（臥位・立位）の観点から－. 整外と災外 53：846-853, 2004.

23) Matsuyama Y, et al: Hip-spine syndrome: Total sagittal alignment of the spine and clinical symptoms in patients with bilateral congenital hip. Spine 29: 2432-2437, 2004.

24) 帖佐悦男, 他:Hip-Spine Syndrome － Secondary hip-spine syndrome における骨盤・脊椎アライメント－. Hip Joint 31：235-238, 2005.

25) 岩原敏人, 他:腰部変性後彎の力学的考察, X 線学的検討－骨盤傾斜と股関節への影響を中心に－. 臨整外 23：811-819, 1998.

26) 梅原隆司, 他：骨盤後傾が発症原因と考えられる変形性股関節症. Hip Joint 21：75-79, 1995.

27) 前田和政, 他：Hip-Spine syndrome（第8報）－腰椎側弯と仙腸関節硬化像について－. 整外と災外 58：659-661, 2009.

28) 奥田鉄人, 他：Hip-Spine syndrome 腰椎変性側弯症と変形性股関節症の合併頻度について. 中部整災誌 53：1329-1330, 2010.

29) 渡辺栄一：変性腰椎側弯の臨床的検討. 福島医誌 39（4）：487-495, 1989.

30) Vanderpool DW, et al: Scoliosis in elderly. J Bone Joint Surg 51-A: 446-455, 1969.

31) 日本整形外科学会診療ガイドライン委員会：変形性股関節症診療ガイドライン, 南江堂：9-10, 2008.

32) 森尾康夫, 他：Hip-spine syndrome 背景因子の検討. 中部整災誌 32：874-878, 1989.

33) 三秋恒平, 他：末期変形性股関節症における腰椎変性側弯と脚長差との関係について. 中部整災誌 47：365-366, 2004.

34) 斉藤昭, 他：腰・下肢痛を伴った変形性股関節症. Hip Joint 18：13-16, 1992.

35) 森本忠嗣, 他：Hip-spine syndrome：片側変形性股関節症の脚長差と腰椎側弯の関係. Hip Joint 37：107-110, 2011.

36) 山下敏彦, 他：椎間関節の支配神経と感覚受容器の分布. 関節外科 16（8）：965-970, 1997.

37) 山下敏彦：腰痛に関わる神経・筋の解剖・生理学. スポーツと腰痛（山下敏彦編），金原出版：25-31, 2011.

38) Giles LGF: Human lumber zygapophyseal joint inferior recess synovial folds: a light microscopeexamination. Anat Rec 220: 117-124, 1988.

39) Adams MA, et al: Personal Risk Factors for First-Time Low Back Pain. Spine 24 (23): 2497-2505, 1999.

40) 篠原純司：腰痛の基礎知識－腰部疾患におけるバイオメカニクスの基礎. 臨床スポーツ医学 30(8)：700, 2013.

41) 福井晴偉, 他：腰椎椎間関節造影と後枝内側枝の電気刺激による放散痛の検討. 臨整外 31（10）：1121-1126, 1996.

42) Bogduk N, et al: The human dorsal rami. J Anat 134: 383-397, 1982.

43) 田口敏彦, 他：腰椎椎間関節性疼痛に対するブロック治療の検討. 整・災外 38：121-126, 1995.

44) 林典雄：椎間関節性腰痛のみかた. 理学療法福井 13：10-16, 2009.

45) 林典雄, 他：馬尾性間欠跛行に対する運動療法の効果. 日本腰痛会誌 13（1）：165-170, 2007.

46) 吉尾雅春, 他：新鮮凍結遺体による股関節屈曲角度. 理学療法学 31（suppl）：461, 2004.

47) 林典雄：多裂筋から考える腰痛の運動療法. 理学療法京都 41：25-29, 2012.

48) Vleeming A, et al: Relation between form and function in the sacroiliac joint. Part 1: Clinical anatomical aspects. Spine 15: 30-132, 1990.

49) Brunner C, et al: The effects of morphology and histopathologic findings on the mobility of the sacroiliac joint. Spine 16 (9): 1111-1117, 1991.

50) Smidt GL, et al: Sacroiliac motion for extreme hip positions: A fresh cadaver study. Spine 22 (18): 2073-2082, 1997.

51) 仲川富雄：日本人仙腸関節および近接域神経細末の分布に関する研究. 日整会誌 40：419-430, 1966.

52) 村上栄一, 他：仙腸関節性腰殿部痛の診断と治療. MB Orthop 18（2）：77-83, 2005.

53) 村上栄一, 他：仙腸関節性疼痛の部位と発現動作の特徴. 臨整外 32：11-16, 1997.

54) Bradley KC: The anatomy of backache. Aust NZJ Surg 44: 227-232, 1974.

55) Sakamoto N, et al: An electrophysiologic study of mechanoreceptors in the sacroiliac joint and adjacent tissues. Spine 26: 468-471, 2001.

56) 村上栄一, 他：仙腸関節性疼痛の発痛部位のブロックによる検索. 整・災外 41：1293-1298, 1998.

57) Gaenslen FJ: Sacroiliac arthrodesis, indications author's technic and results. JAMA 89: 2031-2035, 1927.

58) Patrick HT: Brachial neuritis and sciatica. JAMA 69: 2176-2179, 1917.

59) Newton DRL: Clinical aspests of sacroiliac disease. Proc Roy Med 50: 850-853, 1957.

60) 鈴木信正, 他：日本人における姿勢の測定と分類に関する研究－その加齢変化について－. 日整会誌 52：471-492, 1978.

61) 山口義臣, 他：日本人の姿勢の分類とその加齢的変化の検討. 整形外科 27（11）：981-989, 1976.

62) 中村泰裕, 他：Hip-Spine Syndrome：腰椎骨盤 alignment と高齢発症の股関節症. 整・災外 46：939-949, 2003.

63) 渡部亘, 他：Hip-Spine Syndrome：加齢に伴う腰椎彎曲異常と股関節症. 整・災外 46：951-961, 2003.

64) 中村泰裕, 他：立位 2 方向 X 線計測値からみた高齢者の一次性股関節症. 関節外科 23（4）：494-503, 2004.

65) 宮城島純：発育期股関節のバイオメカニクス. 図説整形外科　先天性股関節脱臼・臼蓋形成不全. メジカルビュー社：36-41, 1990.

66) 後藤英司：腰部変性後弯と股関節症－股関節周囲筋活動の測定から－. 関節外科 23（4）：504-509, 2004.

67) 熱田裕司, 他：高齢者の脊柱後彎症の原因と治療方針－腰部変性後彎に注目して－. 整・災外 37：289-295, 1994.

68) 菊池臣一：腰痛, 医学書院：49-108, 2003.

69) 紺野慎一, 他：腰椎背筋群のコンパートメント内圧上昇と腰痛. 臨整外 28：419-426, 1993.

70) 東海敏夫：変形性股関節症に対する筋切離術の臨床的研究．日整会誌 44（1）：25-45，1970．

71) Postel M, et al: Total prosthetic replacement in rapidly destructive arthrosis of the hip joint. Clin Orthop 72: 138-144, 1970.

72) 伊藤惣一郎，他：老人に発症し，急速に破壊の進行する変形性股関節症の5例．Hip Joint 3：168-174，1977．

73) Rafii M, et al: Insufficiency fracture of the femoral head; MR imaging in three patients. AJR 168: 159-163, 1997.

74) Hagino H, et al: Insufficiency fracture of the femoral head in patient with severe osteoporosis; report of 2 cases. Acta Orthop Scand 70: 87-89, 1999.

75) Cresswell AG, et al: Observations on intra-abdominal pressure and patterns of abdominal intra-muscular activity in man. Acta Physiol Scand 144 (4): 409-418, 1992.

76) Bogduk N, et al: The applied anatomy of the thoracolumbar fascia. Spine 9 (Phila Pa 1976): 164-170, 1984.

77) 石井慎一郎：動作分析臨床活用講座 バイオメカニクスに基づく臨床推論の実践，メジカルビュー社：131，2014．

78) Viehöfer AF, et al: The molecular composition of the extracellular matrix of the human iliolumbar ligament. Spine J 15 (6): 1325-1331, 2015.

79) Yamamoto I et al: The role of the iliolumbar ligament in the lumbosacral junction. Spine 15 (11): 1138-41, 1990.

80) Luk KD et al: The iliolumbar ligament. A study of its anatomy, development and clinical significance. J Bone Joint Surg Br 68 (2): 197-200, 1986.

81) 佐藤香緒里，他：健常人における股関節外旋筋群が股関節屈曲に及ぼす影響．理学療法科学 23（2）：323-328，2008．

82) 平野和宏，他：ヒト屍体を用いた股関節外旋筋群の機能解剖の検討－THA術後脱臼予防における内・外閉鎖筋の役割－．Hip Joint 35：174-176，2009．

83) Solomon LB et al: Anatomy of piriformis, obturator internus and obturator externus: implications for the posterior surgical approach to the hip. J Bone Joint Surg Br 92 (9): 1317-1324, 2010.

84) 佐藤陽介，他：股関節関節包靭帯の内外旋制動効果に関する解剖屍体を用いた検討．Hip Joint 37：316-318，2011．

85) Eyring EJ, et al: The effect of joint position on the pressure of intraarticular effusion. J Bone Joint Surg 46-A: 1235-1241, 1964.

86) 吉尾雅春：セラピストのための解剖学－根本から治療に携わるために必要な知識－．Sportsmedicine 25（2）：4-26，2013．

87) 江玉睦明，他：大腿直筋の筋・腱膜構造の特徴－肉ばなれ発生部位との関連について－．厚生連医誌 21（1）：34-37，2012．

88) Tubbs RS, et al: Does a third head of the rectus femoris muscle exist? Folia Morphol 65 (4): 377-380, 2006.

89) 誉田明弘，他：外傷性腸腰筋血腫により大腿神経麻痺をきたした1例．整形外科 47（10）：1335-1337，1996．

90) 白井利明, 他：外傷性腸腰筋血腫により大腿神経麻痺を生じた1例. 整形外科 53（3）：315-319, 2002.

91) 酒本佳洋, 他：高齢者に発生した腸腰筋血腫の2例. 整形外科 57（2）：165-167, 2006.

92) 宿南高則, 他：腸腰筋の攣縮により大腿神経麻痺様症状を呈したと考えられた一症例. 整形リハ会誌 14：108-110, 2011.

93) Grob K, et al: Distal extension of the direct anterior approach to the hip poses risk to neurovascular structures: an anatomical study. J Bone Joint Surg Am 97 (2): 126-132, 2015.

94) Robinson D: piriformis syndrome in relation to sciatic pain. Am J Surg 73: 355-358, 1947.

95) Beaton LE, et al: The sciatic nerve and the piriformis muscle; their interrelation a possible cause of coccygodynia. J Bone Joint Surg 20: 686-688, 1938.

96) Freiberg AH: Sciatic pain and its relief operations on muscle and fascia. Arch Surg 34: 337-350, 1937.

97) Pace JB, et al: piriformis syndrome. West J Med 124: 435-439, 1976.

98) 河合真矢：梨状筋症候群に対する運動療法. 関節機能解剖学に基づく整形外科運動療法ナビゲーション－下肢・体幹－, メジカルビュー社, 東京：2-5, 2008.

99) 中宿伸哉, 他：梨状筋症候群の理学所見より見た発症タイプ分類と運動療法成績. 整形リハ会誌 10：58-63, 2007.

100) 松本正知, 他：梨状筋症候群に対する運動療法の試み. 理学療法学 30（5）：307-313, 2003.

101) 井上清, 他：閉鎖神経絞扼障害に対する外閉鎖筋ブロックの経験. 整形外科 63（1）：21-25, 2012.

102) Robinson P, et al: Obturator externus bursa: anatomic origin and MR imaging features of pathologic involvement. Radiology 228 (1): 230-234, 2003.

103) 山下敏彦, 他：introduction －関節の感覚受容器と痛み－. 関節外科 16（8）：887-889, 1997.

104) 金村德相：脊椎からみた hip-spine syndrome －矢状面アライメントの評価－. 関節外科 23（4）：524-534, 2004.

105) 土井口祐一, 他：骨盤傾斜異常と股関節症の進展メカニズム－股関節正面像を用いた骨盤傾斜の解析から－. 関節外科 23（4）：484-492, 2004.

106) Neumann DA：筋骨格系のキネシオロジー（嶋田智明, 平田総一郎監訳）, 医歯薬出版, 東京, 430-445, 2005.

107) 林典雄：運動療法のための機能解剖学的触診技術下肢・体幹, メジカルビュー社：307-311, 2012.

108) 伊藤俊一, 他：腰椎・腰部のバイオメカニクス的特性. 理学療法 28（5）：680-687, 2011.

109) Castaing J, et al：図解関節・運動器の機能解剖上肢・脊柱編, 共同医書出版社：140, 1993.

110) 増田一太：慢性腰痛に対する運動療法. 関節機能解剖学に基づく整形外科運動療法ナビゲーション－下肢・体幹－, メジカルビュー社, 東京：249, 2008.

111) Bowen V, et al: Macroscopic and microscopic anatomy of the sacroiliac joint from embryonic life until the eighth decade. Spine 6: 620-628, 1981.

112) 整形外科リハビリテーション学会 編：仙腸関節障害に対する運動療法. 関節機能解剖学に基づく整形外科運動療法ナビゲーション－下肢・体幹－, メジカルビュー社, 東京：289, 2014.

113) 中村泰裕, 他：立位2方向X線計測値からみた高齢者の一次性股関節症. 関節外科 23（4）：494-503, 2004.

114) 平林茂：脊椎変性による姿勢異常と変形性股関節症との関係. 関節外科 23（4）：510-516, 2004.

115) Koulouris G: Imaging review of groin pain in elite athletes: an anatomic approach to imaging findings. AJR Am J Roentgenol 191: 962-972, 2008.

116) Michael Schunke, Erik Schulte, Udo Schumacher（坂井建雄，松村讓兒監訳）：プロメテウス解剖学アトラス解剖学総論／運動器系, 医学書院, 東京, 2009

117) 大瀬戸清茂, 他：神経ブロック法手技 IV 仙腸関節ブロック, 股関節ブロック. 外科治療 59（3）：341-344, 1988.

118) 林典雄：運動療法のための機能解剖学的触診技術下肢・体幹, メジカルビュー社：117, 2012.

119) 鈴木信正：日本人における姿勢の測定と分類に関する研究－その加齢変化について. 日整会誌 52（4）：471-492, 1978.

120) 竹光義治, 他：腰部変性後弯（Lumbar Degenerative Kyphosis）の臨床的, X線学的研究. 日整会誌 60（10）：495-496, 1986.

4 股関節拘縮の評価と治療

1. 股関節の関節可動域
1) 股関節複合体の可動域と股関節固有の可動域
2) 股関節屈曲と頚部軸屈曲との違い
3) 関節可動域の測定方法

2. 関節可動域制限（拘縮）の基礎知識
1) 関節拘縮の発生メカニズム
2) 関節可動域制限の要因
3) 癒着と短縮
4) 外傷性拘縮完成までの時間的要素
5) 股関節可動障害の特徴

3. 関節可動域制限の評価と治療
1) 制限因子の推察方法
2) 関節可動域運動の実際

1. 股関節の関節可動域

　股関節は、人体の中で肩関節と並び大きな可動性を有する球状関節である。股関節の運動は骨盤や腰椎の動きが連動するため、股関節複合体として股関節を捉える事が重要である。

1) 股関節複合体の可動域と股関節固有の可動域

　吉尾によると、日本人の股関節屈曲角度は平均133°である。しかし、軟部組織を除去した新鮮遺体を用いて骨盤と大腿骨間との屈曲角度を計測すると、平均93°である[1]。さらに、人体では関節唇や筋肉などの軟部組織が介在するため、実際には70°程度しか屈曲できないとしている。つまり、見かけ上の股関節屈曲角度である133°と、股関節固有の屈曲角度である93°との差である40°は、腰椎後弯および骨盤後傾の角度を表している事になる。従って、通常、股関節の屈曲という場合には、骨盤の動きを含んでいる事を認識しておく必要がある（図4-1）。

　股関節固有の可動域と腰椎・骨盤の動きを含めた可動域とを正確に計測する事で、可動域制限の原因がそのどちらに存在するのかを推察する事ができる。股関節固有の可動域を計測する際は、骨盤の代償を把握すると共に、骨盤を確実に固定する必要がある。

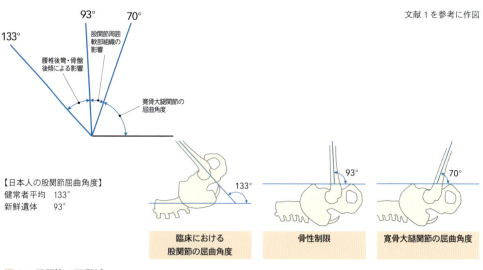

図4-1: 股関節の可動域

2）股関節屈曲と頚部軸屈曲との違い

大腿骨頚部には頚体角があるため、通常の股関節屈曲運動における運動軸は大腿骨頚部軸とは一致しない。通常の屈曲の場合、前述したように約 90°で臼蓋前部と head-neck junction（臼蓋縁と、大腿骨頭と頚部との移行部）との衝突が生じる。一方、頚部の長軸を中心に頚部を回旋させる運動を頚部軸屈曲と称するが、この頚部軸屈曲では、臼蓋に対する骨頭の接触点が一定であり、head-neck junction の衝突が生じる事はない（図 4-2）。

頚部軸屈曲は、人工股関節置換術や人工骨頭置換術後の ROM（range of motion;

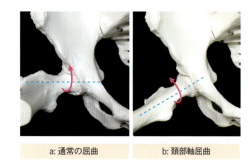

図 4-2: 股関節屈曲と頚部軸屈曲との違い

通常の屈曲の場合、約 90°で臼蓋前部と head-neck junction との衝突が生じる（a）。一方、頚部の長軸を中心に頚部を回旋させる頚部軸屈曲では、臼蓋に対する骨頭の接触点が一定であり、head-neck junction の衝突は生じない（b）。

関節可動域）運動においても脱臼の危険がないため、早期から用いられる安全な運動方向である。また、通常の矢状面上の屈曲では股関節は 90°しか可動しないため、股関節の後方組織は十分に伸張されない。しかし、頚部軸屈曲では屈曲角度が増大するため、後方組織の伸張度も増大する事になる。頚部軸屈曲の角度の大きさは後方組織の伸張度を反映しており、この角度が大きいほど後方組織が伸張される事になる。

このように、頚部軸屈曲は様々な臨床場面で活用できる優れた方法であり、セラピストとして習得しておきたい技術である。頚部軸屈曲が正しくできているか否かの確認方法を紹介する。背臥位を開始肢位とし、被験者は腰椎の後弯および骨盤の後傾を防ぐため、腰部に手を挿入しておく。他動的に矢状面上で股関節を屈曲していくと、80°程度で骨盤が後傾し始めるのが確認できる。これは股関節固有の屈曲角度を表している。一方、同じ条件で頚部軸屈曲を行うと、代償性の骨盤の動きを伴わずにより大きな角度まで屈曲する事ができるはずである。慣れるまでは大転子下端と大腿骨頭を前方から把持するように触れながら行うと、頚部軸がイメージしやすい（次ページ図 4-3）。

3）関節可動域の測定方法

関節可動域測定の目的は、現状の可動域の把握や制限因子の発見、治療効果の判定などが挙げられる。股関節固有の可動域を正確に測定するためには、代償を防止するための骨盤固

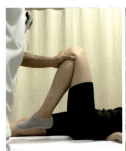 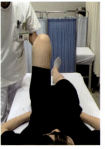 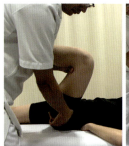 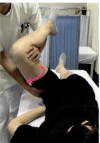

a: 屈曲　　　　　　　　　　　　　　　　b: 頚部軸屈曲

図 4-3: 頚部軸屈曲の関節操作

背臥位を開始肢位とし、被験者は腰椎の後弯および骨盤の後傾を防ぐため、腰部に手を挿入しておく。他動的に矢状面上で股関節を屈曲していくと、80°程度で骨盤が後傾し始めるのが確認できる。これは股関節固有の屈曲角度を表している (a)。一方、頚部軸屈曲では代償性の骨盤の動きを伴わずにより大きな角度まで屈曲することができる (b)。慣れるまでは大転子下端と大腿骨頭を前方から把持するように触れながら動かすと、頚部軸がイメージしやすい。

定をした上でどのような代償運動が出現するのかを予測し、代償性に骨盤が動き始めたポイントを見逃さない事が重要である。

　ここでは日本整形外科学会、日本リハビリテーション医学会の規定による測定方法の解説ではなく、関節可動域を測定する際の代償運動ならびに関節操作のポイントについて述べる。

a. 屈曲

　見かけ上の股関節の屈曲角度には、股関節固有の角度のみならず、腰椎後弯、骨盤後傾、左右の仙腸関節、反対側の股関節伸展、脊椎の側弯といった、多くの要素が含まれている。特に反対側に伸展制限が存在すると、検査開始肢位で既に骨盤が前傾しているために検査側の屈曲角度が実際より小さな値となる事がある。そのため、反対側の可動域に注意を払う必要がある。

【測定肢位】背臥位

【代償動作】骨盤の後傾・挙上・反対側への回旋

【関節操作】腰部にクッションまたは被験者自身の手を挿入しておく。検者は検査側の骨盤を触知しながら、股関節を矢状面上で屈曲していく。屈曲に伴う骨盤の代償動作が出現し始めた時点の角度を計測する。腰椎・骨盤の代償に伴う腹部の動きにも注意するとよい（右ページ図 4-4）。

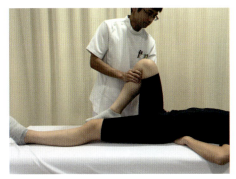
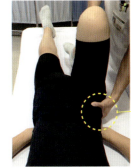
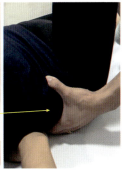

図 4-4: **屈曲可動域の測定**

腰部にクッションまたは被験者自身の手を挿入しておく。検者は検査側の骨盤を触知しながら、股関節を矢状面上で屈曲していく。屈曲に伴う骨盤の代償動作が出現し始めた時点の角度を計測する。

b. 伸展

股関節の伸展制限が大腿筋膜張筋や大腿直筋などの二関節筋によるものか、単関節筋や関節包によるものかを鑑別するために、股関節の内外転角度や膝関節の屈曲伸展角度を変化させて計測する。

　測定肢位には側臥位と腹臥位とがある。腹臥位の場合は、単に検者が背側から圧迫するだけでは骨盤の固定は不十分である。

【代償動作】　骨盤の前傾・同側への回旋

【関節操作】　■ 腹臥位での測定

被験者の反対側下肢をベッドから下ろして骨盤を背側から圧迫し、股関節外転位と中間位で伸展角度を比較する。外転位に比べ中間位で伸展角度が減少する場合は、大腿筋膜張筋が制限因子であると考えられる。また、膝関節伸展位に比べ屈曲位で伸展角度が減少する場合は、大腿直筋が制限因子になっていると考えられる（次ページ図 4-5）。股関節を伸展する際は、大腿を後方へ引くのではなく、股関節で回転させるように動かす事が大切である。

■ 側臥位での測定①

検者の足部で被験者の足部を固定し、反対側の股関節屈曲位を保持する。検者の母指球で大転子に、Ⅱ〜Ⅴ指で腸骨稜および上前腸骨棘に触れながら、股関節外転位と中間位とで伸展角度を計測する（次ページ図 4-6）。股関節を伸展する際は、大腿を後方へ引くのではなく、股関節で回転させるように動かす事が大切である。

■ 側臥位での測定②

側臥位での測定①との違いは、検者の下肢が検査側下肢の上方を通過するため、

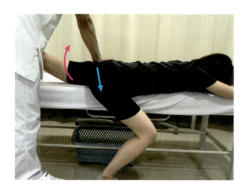 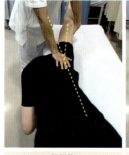 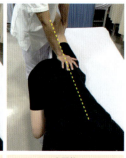

外転位 　　　中間位

図 4-5: **伸展可動域の測定（腹臥位）**

外転位に比べ中間位で股関節の伸展角度が減少する場合：大腿筋膜張筋が制限因子
膝関節伸展位に比べ屈曲位で股関節の伸展角度が減少する場合：大腿直筋が制限因子

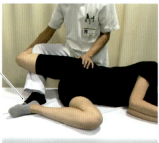 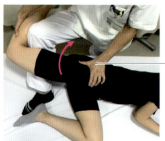

検者の足部で被験者の足部を固定し、反対側の股関節屈曲位を保持する。

母指球で大転子を、II〜V指で腸骨稜および上前腸骨棘を触診。

図 4-6: **伸展可動域の測定（側臥位①）**

股関節外転位と中間位とで伸展角度を計測する。

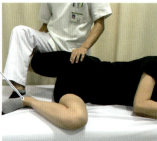 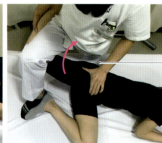

検者の足部で被験者の足部を固定し、反対側の股関節屈曲位を保持する。

母指球で大転子を、II〜V指で腸骨稜および上前腸骨棘を触診。

図 4-7: **伸展可動域の測定（側臥位②）**

股関節内転位と中間位とで伸展角度を計測する。

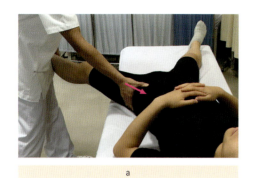
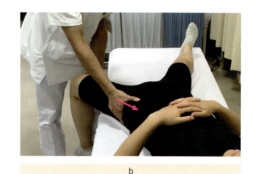

図 4-8: 外転可動域の測定

ベッドの端から膝関節が屈曲できるように、被験者がベッド上で斜めに位置した状態を開始肢位とする。
検者は一方の手で検査側の大転子と上前腸骨棘に触れ、大転子に頚部軸方向の軸圧を加えながら、もう一方の手で股関節を外転させる。骨盤の代償動作が出現し始めた時点の角度を計測する (a)。
次に膝関節を他動的に屈曲させ、同様の操作で外転していき、外転角度や抵抗感を確認する (b)。

股関節内転位での伸展角度を確認しやすい事である。この方法は、内転位と中間位の比較が行いやすい。足部や骨盤の固定、股関節伸展の操作は測定①と同様に行う。（左ページ図 4-7）。

c. 外転

内転筋の張力を利用して骨盤を固定するため、反対側の股関節は外転しておく。外転制限が二関節筋の薄筋に起因する場合は、膝関節屈曲位での股関節外転に比べ、膝関節伸展位で外転角度は小さくなる。

【測定肢位】 背臥位

【代償動作】 骨盤の挙上・前傾

【関節操作】 ベッドの端から膝関節が屈曲できるように、被験者はベッド上で斜めに位置した状態を開始肢位とする。検者は一方の手で検査側の大転子と上前腸骨棘とに触れ、大転子に頚部軸方向の軸圧を加えながら、もう一方の手で股関節を外転させる。骨盤の代償動作が出現し始めた時点の角度を計測する。
次に膝関節を他動的に屈曲させ、同様の操作で外転していき、外転角度や抵抗感を確認する（図 4-8）。可動域が拡がる様であれば、薄筋の関与を考える。

d. 内転

反対側の下肢の上を通して内転していく場合は、少なからず股関節の屈曲を伴った内転運

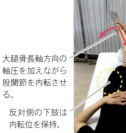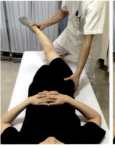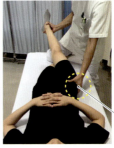

大腿骨長軸方向の軸圧を加えながら股関節を内転させる。

反対側の下肢は内転位を保持。

検査側の大転子と上前腸骨棘を触診。

中間位　　内旋位　　外旋位

図 4-9: 内転可動域の測定 ①

股関節外旋位での内転で可動域が減少する場合：大腿筋膜張筋や小殿筋、中殿筋前部線維による可動域制限

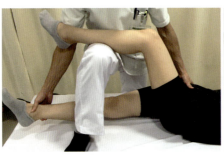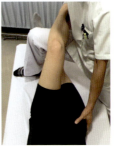

図 4-10: 内転可動域の測定 ②

股関節屈曲を伴わない内転角度の計測には、検査側の下肢をまたいでベッド上に立てた検者の大腿部に、反対側の下肢を乗せて行う方法がある。

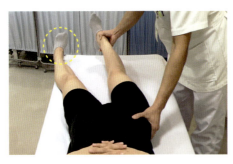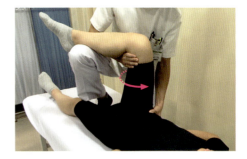

図 4-11: 内転可動域の測定 ③

検査側の下肢の運動を妨げないよう、反対側の下肢は外転しておく。検者は一方の手で検査側の大転子と上前腸骨棘に触れ、もう一方の手で大腿骨長軸方向の軸圧を加えながら、股関節を内転させる。骨盤の代償動作が出現し始めた時点の角度を計測する。

図 4-12: 股関節屈曲位の外旋

検査側の下肢を屈曲させ、検者は一方の手で被験者の大腿遠位後面を把持するとともに、被験者の下肢をコントロールできるように下腿を前腕に乗せておく。もう一方の手は検査側の骨盤を触知しておく。そこから大腿骨軸がぶれないように注意しながら検者自身が軸の周りを回転して股関節を外旋させる。外旋に伴う骨盤の代償が出現し始めた時点での角度を計測する。

動となる。股関節屈曲を伴わない内転では検査側の下肢の運動を妨げないよう、反対側の下肢を持ち上げておくか、あらかじめ外転しておく。

　内転制限が前方の大腿筋膜張筋に起因する場合は、股関節内旋位での内転に比べ、外旋位での内転角度は小さくなる。

【測定肢位】背臥位

【代償動作】骨盤の下制

【関節操作】反対側の下肢を内転位に保持した状態で、検者は一方の手で検査側の大転子と上前腸骨棘とに触れ、もう一方の手で大腿骨長軸方向の軸圧を加えながら、股関節を内転させる。骨盤の代償動作が出現し始めた時点の角度を計測する。

次に股関節外旋位の内転および内旋位の内転を行い、内転角度や抵抗感を比較する（左ページ図 4-9）。大腿筋膜張筋や小殿筋、中殿筋前部線維が制限因子の場合は、股関節外旋位とする事で各筋の緊張が高まり、内転に伴う抵抗感の増大や、可動域の減少が確認できる。

上記の方法では少なからず股関節の屈曲を伴った内転運動となる。屈曲を伴わない内転角度の計測には、検査側の下肢をまたいでベッド上に立てた検者の大腿部に、反対側の下肢を乗せて行う方法がある（左ページ図 4-10）。

また、あらかじめ反対側の下肢を外転しておく方法もある（左ページ図 4-11）。

e. 股関節屈曲位での外旋

　屈曲角度の計測と同様、腰部にクッションまたは被験者自身の手を挿入しておく。屈曲可動域の制限が存在する場合は、骨盤の代償動作が出現しない角度で下肢を保持し、開始肢位を設定する。

【測定肢位】背臥位

【代償動作】骨盤の下制・同側への回旋

【関節操作】検査側の下肢を屈曲させ、検者は一方の手で被験者の大腿遠位後面を把持すると共に、被験者の下肢をコントロールできるように下腿を前腕に乗せておく。もう一方の手は検査側の骨盤を触知しておく。大腿骨軸がぶれないように注意しながら検者自身が軸の周りを回転して股関節を外旋させ、外旋に伴う骨盤の代償が出現し始めた時点での角度を計測する。股関節が外旋している時と外旋限界を超えて骨盤が動き始めた時のエンドフィール（end feel: 最終域感、他動運動の最終域で感じる抵抗感）の変化に注意するとよい（左ページ図 4-12）。

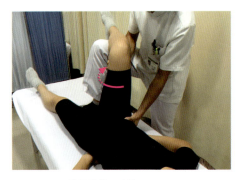

図4-13: 股関節屈曲位の内旋

開始肢位は外旋運動と同様である。そこから大腿骨軸がぶれないように注意しながら検者自身が内旋方向に回転していく。この時、股関節外転・伸展方向に大腿骨が動きやすいので、適切に大腿骨軸で動かすように注意する。内旋に伴う骨盤の代償が出現し始めた時点で角度を計測する。

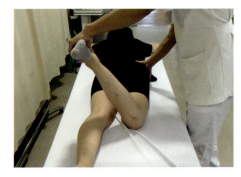

図4-14: 股関節伸展位の外旋（腹臥位）

膝関節を90°屈曲位としておく。検者は一方の手で検査側の骨盤と大転子に触れ、もう一方の手で被験者の下腿遠位を把持して股関節を外旋させる。外旋に伴う骨盤の代償が出現し始めた時点で角度を計測する。

f. 股関節屈曲位での内旋

屈曲角度の計測と同様、腰部にクッションまたは被験者自身の手を挿入しておく。屈曲可動域の制限が存在する場合は、骨盤の代償動作が出現しない角度で下肢を保持し、開始肢位を設定する。

【測定肢位】 背臥位

【代償動作】 骨盤の挙上・反対側への回旋

【関節操作】 開始肢位は外旋運動と同様である。そこから大腿骨軸がぶれないように注意しながら、検者自身が内旋方向に回転していく。この時、股関節外転・伸展方向に大腿骨が動きやすいため、確実に大腿骨軸で動かすようにする。内旋に伴う骨盤の代償が出現し始めた時点で角度を計測する。股関節が内旋している時と内旋限界を超えて骨盤が動き始めた時のエンドフィールの変化に注意するとよい（図4-13）。

g. 股関節伸展位での外旋

腹臥位がとれる場合は腹臥位で計測するのが望ましい。背臥位で計測する場合は骨盤が前傾しやすいため注意する。

【代償動作】 骨盤の同側への回旋

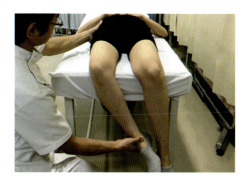
図 4-15: 股関節伸展位の外旋（背臥位）

膝関節を 90°屈曲位とし、ベッドの端から下しておく。検者は一方の手で検査側の骨盤と大転子に触れ、もう一方の手で被験者の下腿遠位を把持して股関節を外旋させる。外旋に伴う骨盤の代償が出現し始めた時点で角度を計測する。

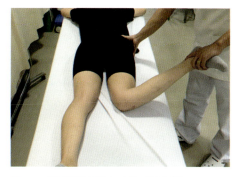
図 4-16: 股関節伸展位の内旋（腹臥位）

膝関節を 90°屈曲位としておく。検者は一方の手で検査側の骨盤と大転子に触れ、もう一方の手で被験者の下腿遠位を把持して股関節を内旋させる。この時、足部のみで内旋運動を行うと股関節が外転しやすいため、股関節内転方向に軸圧を加えながら行うようにする。内旋に伴う骨盤の代償が出現し始めた時点で角度を計測する。

【関節操作】 ■ 腹臥位での測定

膝関節を 90°屈曲位としておく。検者は一方の手で検査側の骨盤と大転子とに触れ、もう一方の手で被験者の下腿遠位を把持して股関節を外旋させる。外旋に伴う骨盤の代償が出現し始めた時点で角度を計測する。股関節が外旋している時と外旋限界を超えて骨盤が動き始めた時のエンドフィールの変化に注意するとよい（左ページ図 4-14）。

■ 背臥位での測定

膝関節を 90°屈曲位とし、ベッドの端から下しておく。検者は一方の手で検査側の骨盤と大転子とに触れ、もう一方の手で被験者の下腿遠位を把持して股関節を外旋させる。外旋に伴う骨盤の代償が出現し始めた時点で角度を計測する。股関節が外旋している時と外旋限界を超えて骨盤が動き始めた時とのエンドフィールの変化に注意するとよい（図 4-15）。

h. 股関節伸展位での内旋

腹臥位がとれる場合は腹臥位で計測するのが望ましい。背臥位で計測する場合は骨盤が前傾しやすいため注意する。

【代償動作】 骨盤の反対側への回旋

【関節操作】■ 腹臥位での測定

膝関節を90°屈曲位としておく。検者は一方の手で検査側の骨盤と大転子とに触れ、もう一方の手で被験者の下腿遠位を把持して股関節を内旋させる。この時、足部のみで内旋運動を行うと股関節が外転しやすいため、股関節内転方向に軸圧を加えながら行うようにする。内旋に伴う骨盤の代償が出現し始めた時点で角度を計測する。股関節が内旋している時と内旋限界を超えて骨盤が動き始めた時とのエンドフィールの変化に注意するとよい（前ページ図 4-16）。

■ 背臥位での測定

膝関節を90°屈曲位とし、ベッドの端から下しておく。検者は一方の手で検査側の骨盤と大転子とに触れ、もう一方の手で被験者の下腿遠位を把持して股関節を内旋させる。この時、足部のみで内旋運動を行うと股関節が外転しやすいため、股関節内転方向に軸圧を加えながら行うようにする。内旋に伴う骨盤の代償が出現し始めた時点で角度を計測する。股関節が内旋している時と内旋限界を超えて骨盤が動き始めた時とのエンドフィールの変化に注意するとよい（図 4-17）。

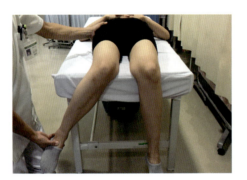

図 4-17: 股関節伸展位の内旋（背臥位）

膝関節を90°屈曲位とし、ベッドの端から下しておく。検者は一方の手で検査側の骨盤と大転子に触れ、もう一方の手で被験者の下腿遠位を把持して股関節を内旋させる。この時、足部のみで内旋運動を行うと股関節が外転しやすいため、股関節内転方向に軸圧を加えながら行うようにする。内旋に伴う骨盤の代償が出現し始めた時点で角度を計測する。

2. 関節可動域制限（拘縮）の基礎知識

1）関節拘縮の発生メカニズム

　関節拘縮とは、関節を構成する軟部組織が原因となり生じる関節運動の制限で、炎症や組織損傷に伴う事が多い。関節可動域制限は、病理的変化が起こっている部位の相違により、関節端、関節軟骨、関節包、関節包靭帯、関節内靭帯などの関節構成体そのものの変化によって起こる強直と、皮膚、筋肉、腱、靭帯、神経などの関節構成体以外の軟部組織の変化によって起こる拘縮とに分類される。しかしながら、両者を明確に区別する事は困難である。他動的に可動性がない状態を強直、多少でも可動性のあるものを拘縮とする事が多い。

　疼痛や痙性麻痺あるいは固定など、種々の要因で関節の不動が続くと、関節包、靭帯、筋、筋膜、皮膚などの組織の伸展（伸張）性が失われ、拘縮を起こす。また、不動による拘縮以外に外傷や関節外科手術後の拘縮もよくみられる。これは組織の損傷や手術侵襲に伴う滑膜の肥厚、関節包や靭帯の癒着・肥厚・線維化等により生じるものである。

　関節の不動化によってもたらされる関節可動域制限は、不動期間が長期化するほど進行するため、その期間は拘縮の重症度に関する重要な要因である。ラットを用いて関節可動域制限に対する各組織の関与率を求めた報告によると、骨格筋が43％と最も高く、責任病巣の中心である事が示されている[2]。さらに、不動期間の延長に伴う可動域制限の責任病巣の推移について、岡本ら[3]はラットの足関節を最大底屈位でギプス固定した実験により、1ヵ月程度の不動期間では筋に由来した制限が優位であるが、不動期間を2〜3ヵ月に延長すると関節構成体に由来した制限が優位になると報告している。また、Trudelら[4]もラットの膝関節を屈曲位で固定した実験により、ほぼ同様の結果を報告している。これらの事から、1ヵ月以内の不動で起こる可動域制限の責任病巣は骨格筋にあるが、不動期間が長期におよぶと、関節構成体の影響が強くなると考えられる。

　関節拘縮の発生機序に関する組織学的研究は、ラットや犬の膝関節を用いた報告が多い。報告者により多少の違いはあるものの、固定後15〜30日で膝蓋上嚢をはじめとする関節内軟部組織の閉塞、癒着および線維性結合組織の増殖が起こり、40〜50日で関節軟骨の病変が現れ、60日を越える固定では関節軟骨の線維化、裂溝形成、潰瘍等を生じると報告されている[5),6)]（次ページ表4-1）。また、八百坂[6]は固定解除後の回復実験において、30日以内の固定では軟骨、軟部組織像、可動域共に正常に回復するのに対し、40日以上固定した場合は、軟部組織は修復傾向をみせるが回復は遅く、60日以上の固定では関節内の強い結合織性癒着が残存し、関節軟骨の崩壊は回復せず、可動域の回復は期待しがたいと述べている。

表 4-1: 関節拘縮の発生時期

固定期間(週)	Evans	小林	浮田ら	八百坂
1		浮腫、うっ血、軟部組織	浸出、線維素、膝上嚢、滑膜	細胞浸潤
2	結合織増殖、関節腔内			
3			線維性癒着、膝上嚢	結合織増殖 上嚢狭少 軟骨変性
4	軟骨菲薄、矮小化	結合織増殖 浮腫、うっ血消失		
5				
6			軟骨変性	
7				
8	軟骨潰瘍	軟部組織萎縮	膝上嚢腔消失 軟骨線維素	結合織充満 関節腔 軟骨壊死、崩壊

安藤[7]は、諸家の実験報告をもとに拘縮の発生機序を説明している。まず、組織学的に不動による局所の循環障害が発生する事により滑膜と滑膜下層の血管がうっ血し、血管周囲の軟部組織に浮腫が生じる。そして、それら軟部組織の細胞浸潤を招き、線維素の析出、結合織の増殖、関節腔の狭小化を引き起こす。さらに、関節内圧が上昇し関節液の吸収速度が遅延するため、関節軟骨の変性壊死と重なって関節腔内の線維性癒着、骨性強直に進展していくと述べている。

一方、沖田ら[8]は、長期間の関節固定による短縮筋は、コラーゲン分子間の架橋結合や筋節の減少、短縮等により弾力性が低下するが、伸張位固定では筋節長の短縮は認められず、微細構造も正常像を示したとして、骨格筋の伸張は廃用性筋萎縮や筋、筋膜の短縮を防ぐ重要なものであると報告している。

拘縮は浮腫成分に含まれるフィブリンが組織沈着する事で起こる線維化（fibrosis）と、修復過程で生じる組織間の癒着（adhesion）という2つの要素で成立する。前者は外傷や手術後すぐに始まるが、後者は創傷が修復過程に入る2週間前後より始まるという時間的な相違が存在する。そのため、線維化の予防には徹底した浮腫管理と、各組織の機能解剖を考慮した固定肢位の選択とが必要である。癒着の予防に重要なのは修復過程に移行するよりいち早く関節運動を実施し、組織間の滑走や伸張刺激を加える事である。

表 4-2: **関節拘縮の分類**

種類	原因
骨性	関節周囲の過剰な骨棘や異所性骨化 ないし軟骨障害
軟部組織性	筋肉、靱帯、関節包 皮膚 ┌ 熱傷によるケロイド形成 　　 └ 術後早期の皮切への機械的刺激による疼痛
その他	浮腫・腫脹の存在や疼痛による制限

2) 関節可動域制限の要因

関節拘縮は、大別して先天性内反足などに代表される先天性拘縮と後天性拘縮とに分けられる。本書では後天性拘縮について述べる。

Hoffa[9] は、後天性拘縮を原因により皮膚性拘縮、結合組織性拘縮、筋性拘縮、神経性拘縮、関節性拘縮の5つに分類している。

一方、林[10] は、拘縮の要因を表 4-2 のように大きく3つに分類している。ここではこの分類に従いその病態を概説する。1つ目は骨組織に原因があるもので、関節周囲の過剰な骨棘や異所性骨化、ないし軟骨障害が挙げられる。これはX線画像から判断する事ができる。一般に運動療法による効果は期待できず、関節形成術を中心とした外科的治療が必要であるとされる。2つ目は軟部組織に原因があるもので、その要因として筋肉、靱帯、関節包および皮膚が挙げられる。皮膚が原因で可動域制限を呈するものには2通りある。1つは熱傷後のケロイド形成が原因である場合であり、もう1つは手術後早期の皮切への機械的刺激による疼痛が原因で制限される場合である。前者の場合、運動療法は無効であり外科的処置が必須となるが、後者の場合は運動に伴う皮膚刺激に留意して関節運動を行う事が有効である。3つ目は前述した以外の要因すなわち、浮腫・腫脹の存在や疼痛による制限である。

3) 癒着と短縮

拘縮の病態は、関節運動を許容できないほど組織の伸張性が低下している場合と、組織間の滑走性が低下している場合の2つに分けて考えると理解しやすい。伸張性の低下は、各組織自身が持つ長さが縮小した短縮 (shortening) ないし線維化 (fibrosis) により生じる (次ページ図 4-18)。滑走性の低下は関節周囲組織間の癒着 (adhesion) により生じる (次ページ図

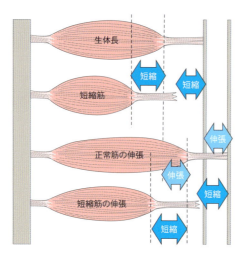

図 4-18: 筋肉における伸張障害の概念

短縮筋は遠位部での伸張刺激に対し伸びない。

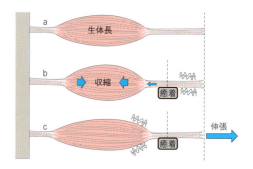

図 4-19: 組織間癒着の概念

b: 筋収縮に伴う張力が末梢に伝達されず運動が生じない。
c: 他動的に腱を伸張しても、張力は筋へと伝わらない。

4-19)。これら 2 つの病態は単独に存在する事は稀で、多くの拘縮症例では両者が複合して存在する事が普通である。

　筋の病態として、筋肉が縮んだ攣縮と本当に短くなってしまった短縮という状態があり、同じ伸びない状態でも原因が異なる。関節拘縮に対して評価・治療を行う際は、対象となる筋肉が攣縮であるのか短縮であるのかを鑑別する必要がある。攣縮とは、当該筋または関節周囲への侵害刺激に対して筋が反射性に持続的収縮を生じた状態で、随意的に筋の収縮と弛緩をコントロールできない状態をいう（右ページ図 4-20）。攣縮はあくまで神経筋反射障害であるため、各種シナプス抑制を駆使し緊張が低下すれば、その伸張性は即時的に変化する。一方、短縮は筋実質の伸張障害であるため、神経学的抑制手技を用いても大きな変化はみられない。

　右ページ図 4-21 は肩周辺の侵害刺激により、拘縮が発生する過程をフローチャート化したものである。何らかの原因で関節包に炎症が起こると、脊髄反射により肩周囲筋に筋収縮が引き起こされる（攣縮）。併せて交感神経系にも作用して筋肉内の微小血管が収縮し、筋は虚血に陥る。すると、発痛物質が産生され、筋肉自体の痛みが原因となり、新たな脊髄反射による筋収縮ならびに交感神経活動の高まりを引き起こすという痛みの悪循環が成立する。そして、関節運動の制限が長期化する事によって拘縮へと変化する。したがって、早い段階で筋攣縮を解除し、脊髄反射系による悪循環を遮断する事が大切である。

　攣縮と短縮の鑑別は基本的に触診で行う。攣縮で虚血になっている筋は圧痛を生じやすく、

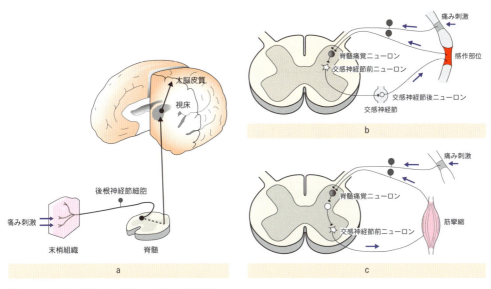

図 4-20: 疼痛と血管および筋スパズム発症機序

関節周囲組織が刺激を受けることで、侵害受容器が反応し、その信号は脊髄内で 2 次ニューロンに中継されるが、そこで 3 つに分かれる。まず脳へ伝達される経路では、脊髄の後角でシナプスがつながる。外側脊髄視床路を上行後、視床でシナプスがつながり、大脳の体性感覚野に投射されて疼痛を認知する（a）。脊髄反射を形成する経路では、交感神経に関与する節前線維に作用して、血管の攣縮を引き起こすもの（b）、前角細胞のα運動線維に作用して、筋の攣縮を引き起こすもの（c）とに分けられる。

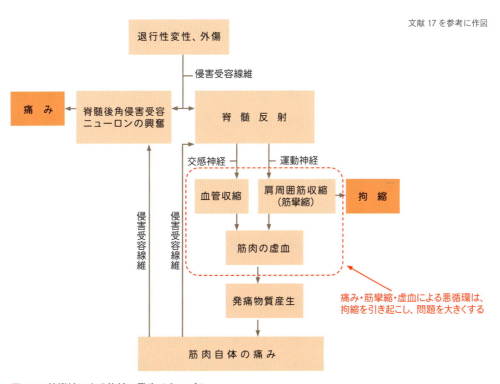

図 4-21: 筋攣縮による拘縮の発生メカニズム

表 4-3: 短縮と攣縮の所見の違い

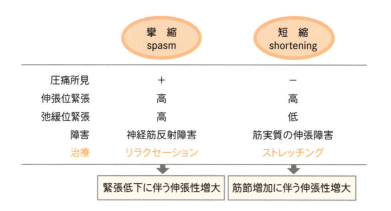

短縮筋は圧痛が生じない事が大きな特徴である。また、筋の伸張肢位と弛緩肢位で筋の緊張を比較すると、攣縮筋はその両方で高い緊張を認めるが、短縮筋での緊張は伸張位で高く、弛緩肢位では低い。先に述べたように、筋攣縮は神経筋反射障害であるため、リラクセーションによる神経学的な抑制手技で即時的な可動域の改善を認めるが、短縮筋に関しては筋の実質障害であるため、ストレッチングが必要となる（表 4-3）。無差別に伸張するのではなく、病態に応じたアプローチを行っていく事が重要である。

4）外傷性拘縮完成までの時間的要素

骨折などの整形外科領域における外傷性疾患は、受傷時ならびに手術侵襲により軟部組織が損傷され、それぞれの組織の修復過程が同時に進行する。損傷された組織の評価は、受傷機転や画像所見、手術記録、経過などから推察する。受傷から手術までの時間差が生じている場合は、それぞれの修復過程を考慮する必要がある。修復過程は各組織によって期間に多少の差はあるものの、炎症期、増殖期、成熟・再構築期の3つに大きく分けられる（右ページ図 4-22）。

著者らは各組織の修復過程を考慮し、拘縮完成までの時間的要素から大きく3つの時期に分けて運動療法を実施している。1つ目は受傷・手術から2週間までの早期（early phase）である。損傷から3日間の炎症期は局所の安静による炎症の鎮静化が優先される。この時期は、局所の循環障害や周辺組織の浮腫や疼痛、筋攣縮などの問題がある。これらは他の要因にも影響を及ぼすため、損傷組織の安静を保ちつつ、浮腫や腫脹、疼痛の軽減を図るようにする。関節運動に伴う皮膚創部への機械的刺激を軽減すると共に、皮下の滑走性維持にも努める。また、筋の攣縮は拘縮の増悪へと進行するため、早期の対処が必要である。この時期の可動域制限は、上記のような要因で生じている制限であり、拘縮が要因で生じている

文献 18 を参考に作図

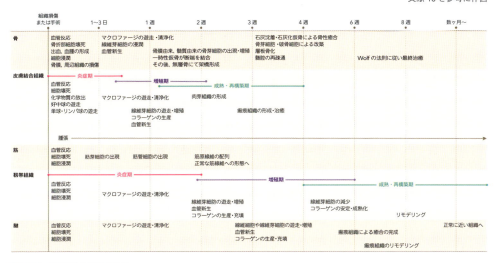

図 4-22: 各組織の修復過程

わけではない。そのため、拘縮を予防するためのアプローチが重要となる。2つ目は2～4週間までの癒着期（adhesional phase）である。損傷から2週間を過ぎた頃より、フィブリンの沈着や損傷部位の瘢痕化など拘縮による可動域制限が起こり始める。組織間をつなぎ合わせたり組織間を埋めたりする役割を果たしている組織を結合織という。通常、可動性に富む関節や筋膜、皮下組織には疎性結合織（loose connective tissue）が存在する。しかし、瘢痕部や拘縮を起こした組織では、定形結合織（dense connective tissue）へと変化し、結合織を作る線維成分である

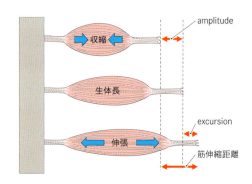

図 4-23: 収縮と伸張で得られる滑走

生体長の筋肉が収縮することで短縮する距離を筋収縮距離（amplitude）、生体長の筋肉が伸張することで延長した距離を筋伸張距離（excursion）という。これら2つを合わせた距離を筋伸縮距離という。

コラーゲン線維の架橋（cross link）形成が進行する。組織の修復過程や関節の固定中に作られるコラーゲン線維が強靭な架橋を形成しないように、伸張性を改善させる刺激を加えていく必要がある。創傷治癒過程で生じる癒着形成を予防するためには、筋肉であれば十分な筋収縮距離（amplitude）と他動的な筋伸張距離（excursion）とを獲得する事が重要である（図4-23）。3つ目は4週以降の拘縮期（contractive phase）である。時間経過と共に完成してしまった拘縮に対しては、癒着の剥離、短縮した組織の伸張に加え、運動療法で獲得された可動域

を維持し、リバウンドを防止する事も大切である。また、このような考え方を基に、術中所見や術後の画像所見から可動域訓練を安全に行う事ができる手術の固定性・安定性を確認しておく事も重要である。

5）股関節可動障害の特徴

　股関節は多軸性であらゆる方向に可動性を有するため、下肢関節の中でもその障害は日常生活活動（activity of daily living: ADL）や歩行に及ぼす影響が大きい。股関節に関連するADLの障害は「可動性障害」を主体とした正座や足趾の爪切りなどの障害、「支持性障害」による階段昇降、患側片脚起立などの障害、さらにこれらが共存する腰掛け、床からの立ち上がり、しゃがみ込みなどの障害に分類できる。

　ADLに必要な股関節の可動域については、諸家による一連の報告がある。古川ら[11]は、健常者の和式ADLに必要な股関節可動域を測定し、股関節の可動域は最終的な肢位の保持より動作の遂行中に必要な可動域の方が大きい事を報告している（図4-24）。さらにJohnstonら[12]は、ADL動作における三次元的股関節運動域の計測により各動作の最大運動角度を測定している。彼らによると、ADLにおける股関節の可動域は少なくとも屈曲120°、外転20°、外旋20°が必要と報告されている（50ページ表2-2参照）。

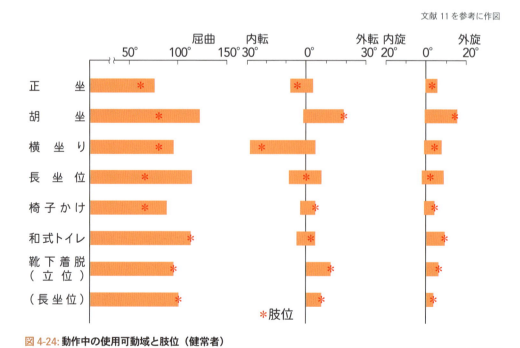

図4-24：動作中の使用可動域と肢位（健常者）

股関節拘縮が発生しやすい変形性股関節症では、屈曲・内転・外旋拘縮を起こしやすい。これは、疼痛軽減のために関節内圧を減少させる股関節屈曲位をとりやすくなる（図4-25）事や、骨頭の外上方移動による股関節の内転、筋力のアンバランスなどが原因となっている。

　歩行中の矢状面・前額面・水平面における股関節の角度変化をグラフにすると、三次元的な股関節の動きが理解できる（図4-26）。立脚後期に股関節伸展角度が最大に達し、それと一致して股関節の内旋角度も最大となる。外旋角度は股関節が屈曲位となる遊脚期で最大となる。

　このように、ADLの諸動作では股関節屈曲位での外旋可動域が必要とされるが、歩行時には股関節伸展位での内旋可動域も要求されるという特徴がある。

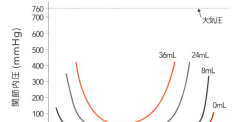

図4-25: **液体注入時の股関節屈曲角に応じた関節内圧**

関節内に液体を注入すると関節内圧は上昇するが、関節可動域の中間位付近では常に低い値となる。

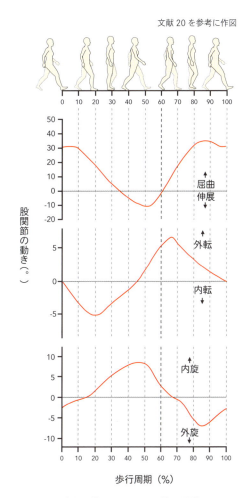

図4-26: **1歩行周期における股関節の運動**

3. 関節可動域制限の評価と治療

　関節可動域制限の評価は、その原因を追究し制限因子を特定するために行うが、ゴニオメーターで可動域を測定するだけでは、それを特定する事はできない。

　制限因子を特定するには、診療録や画像、問診などの情報収集に加え、複数の理学所見を組み合わせて判断する事が大切であり、主観による憶測であってはならない。制限因子だと推測した組織に対してアプローチし、その後の可動域の改善をみて検証していく必要がある。さらに、関節可動域制限の原因が運動療法で対処できるか否か、動作や日常生活への影響も併せて評価する事が重要である。

1）制限因子の推察方法

a. 医学的情報・画像・問診から病態を予測する

　患者に触れる前に診療録から必要な情報を収集しておく。経過や画像、手術内容などから責任病巣や病態を予測する事は、効率の良い正確な評価を実施するために重要である。外傷であれば、損傷した組織の経過期間から関節拘縮の状態を把握する事ができる。また、骨折であれば、骨折部に付着する、あるいは骨折部を通過する軟部組織の損傷や炎症の存在が考えられる。さらに、術後の患者であれば、術式や術後の画像から侵襲の加わった軟部組織や整復固定の状態が把握でき、問題となる組織を予測する事ができる。

　問診については、第3章を参照されたい。

b. 各種理学所見から病態を予測する

① エンドフィール（end feel: 最終域感）

　他動運動の最終域で感じる抵抗感をエンドフィールと呼ぶ。他動的に関節を動かした場合に、関節可動域を制限する構造や病態により異なるエンドフィールを感じる事ができる。可動域が制限される方向やエンドフィールを慎重に観察する事により制限因子を判断する事ができる（右ページ表4-4）。

　骨性の制限は、股関節症や骨折後の遺残変形により生じる事が多く、エンドフィールは骨と骨が直接衝突する感触で、急激に可動域が制限される。

　組織の損傷や炎症、疼痛による制限は、抵抗を感じる事なく防御的な筋収縮または筋スパズムの出現により、解剖学的制限域に達する前に疼痛を生じ、急激に可動域が制限される。

表 4-4: 関節可動域の制限因子とエンドフィール

文献 21 を参考に作図

制限因子	エンドフィール
骨の衝突	骨性 ・硬く弾力のない抵抗感 ・痛みはない
疼痛	無抵抗性 ・構造的な抵抗感はなく、何も感じない
腫張・浮腫	軟部組織接触性・伸張性 ・弾力のある軟部組織が圧迫されて運動が止まる ・少し弾力のある硬いバネ様の抵抗感
関節包・靱帯の癒着や短縮	軟部組織伸張性 ・最終域で急に硬い抵抗感
筋・腱の癒着や短縮	軟部組織伸張性 ・最終域に向かって徐々に抵抗感が増加する
筋緊張増加（筋スパズム）	筋スパズム性 ・他動運動中に急に動きが遮られるような硬い抵抗感 ・痛みを伴うことが多い
皮膚の癒着や伸張性低下	軟部組織伸張性
関節包内運動の障害	様々なエンドフィール

　軟部組織の癒着や短縮、伸張性低下による制限は、最終域に近づくにつれて抵抗感が強まるのが特徴である。

　エンドフィールは、単に最終域での抵抗感を感知するだけでなく、硬さと共に感じられる運動軌跡や礫音（crepitation）など、視覚や聴覚まで動員する事で、より多くの情報を得る事ができる。

② **圧痛所見**

　圧痛の存在は、その組織に何らかの圧変化に伴う病態がある事を示している。循環障害を伴う攣縮筋に圧痛は必ず存在し、それ以外にも、局所安静が必要な損傷組織や炎症のある組織にも認められるため、複数の所見から病態を推察する事が大切である。

　深層組織の圧痛所見をとる際は、表層組織が緊張状態にある、または伸張位にあると正確な評価が困難となる。そのため、表層組織が弛緩するようにポジショニングを工夫する必要がある。

③ **関節操作に伴う可動域および疼痛の変化**

　二関節筋においては、一方の関節の肢位を変化させる事により、他方の可動域も増減するという現象がみられる。股関節の伸展可動域を例にとれば、基本的に股関節屈伸軸の前方を通過する組織は、すべて伸展可動域の制限因子となる可能性がある。この中で大腿直筋が関

与しているか否かは、膝関節の肢位を変える事により股関節の伸展可動域に違いを生じるかで判断する。大腿直筋が主たる制限因子であれば、膝関節を屈曲位とする事で、股関節の伸展可動域が減少する。また、大腿筋膜張筋は、運動軸と筋の走行との関係から、股関節の屈曲以外に外転と内旋という2つの作用を持つ。大腿筋膜張筋が関与しているか否かは、股関節内転・外旋位と股関節外転・内旋位で股関節の伸展可動域が変化するかで判断する。大腿筋膜張筋が主たる制限因子であれば、股関節内転・外旋位では伸展可動域が減少し、外転・内旋位では筋が弛緩した分だけ伸展可動域が増加する。このような操作において、可動域や疼痛の程度に変化がない場合は、単関節に関連する軟部組織が制限因子であると判断する。

　通常、可動域制限がある場合、制限因子である組織に伸張性の抵抗感が生じる。しかし、しばしば運動方向からみて、弛緩する組織に疼痛を訴える事がある。その場合には、伸張される組織の硬さにより骨頭が反対側へ変位し、インピンジメントを生じている事が原因として考えられる。股関節の屈曲を例にとれば、股関節後方組織の伸張性が低下していると、屈曲に伴い早期に後方組織の緊張が高まる。そこからさらに屈曲していくと、骨頭を正しい位置に留めておけず、硬度の高い組織側から低い組織側に逸脱し、結果的に股関節前方部でインピンジメントを生じると考えられる。骨頭の前方から圧迫を加え、前方変位を是正するような徒手操作により可動域の増加や疼痛が軽減する場合は、股関節の後方組織が制限因子と判断する。

④ 触診による制限因子の確認

　情報収集や前述した理学所見により予測された組織が、制限因子であるという事を最終的に判断するためには、可動域の制限と同時にその組織が緊張して硬くなる変化を確認する必要がある。臨床例では、ある組織が単独で制限因子となる事は稀で、同じ作用をもつ筋や、

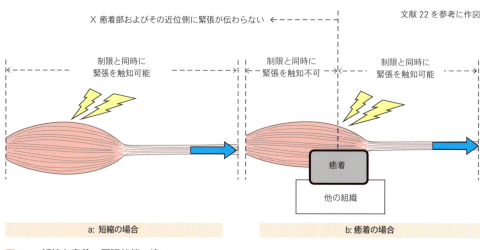

図4-27: 短縮と癒着の緊張状態の違い

隣接組織など複数の組織が制限因子となる事は珍しくない。その場合は、運動に伴い緊張してくる順でアプローチする組織の優先度を判断する。同一組織においても全長にわたって硬さの増加が見られる場合は、短縮を考える。癒着の場合は、伸張による硬さの増加を触知できるのは、癒着部位より遠位側のみであり、癒着部位およびその近位側では硬くならない（左ページ図4-27）。また、術後早期など創部に疼痛を訴える場合は、創部の緊張を周囲から緩める操作によって可動域の変化を確認する。可動域が増加する場合は、緩めた組織の損傷や炎症が制限因子と考えられる。

制限時に緊張する組織が体表上から全く触知できず、明確な抵抗感がある場合は、関節包や靱帯など関節構成体由来である可能性が高い。

⑤ 股関節周辺靱帯・関節包の拘縮評価

股関節の関節包ならびに関節包靱帯は、股関節屈曲30～65°、外転15°、外旋15°の肢位で最も弛緩し、関節内圧は最低となる[13]。この事から、この肢位を緩みの肢位(loose-packed position)という。この肢位を基準として股関節を伸展すると、前方関節包の緊張が高まり、後方関節包が弛緩する。逆に屈曲すると、後方関節包の緊張が高まり、前方関節包が弛緩する。同様に外転位では下方関節包、内転位では上方関節包、外旋位では前方関節包、内旋位では後方関節包の緊張がそれぞれ高まる事になる（図4-28）。例えば、股関節屈曲拘縮がある場合、腸腰筋に問題がないとすると、外転位での伸展制限であれば前下方関節包および恥骨大腿靱帯の伸張性が、内転位での伸展制限であれば前上方関節包および腸骨大腿靱帯の伸張性が低下していると考えられる。このように、loose-packed positionを基準とした多方向への可動域の観察により、拘縮の原因を推定する事ができる。

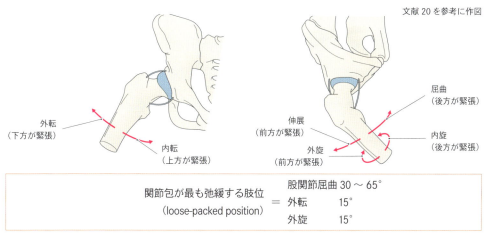

図4-28: 運動による関節包の緊張の変化

2）関節可動域運動の実際

組織の修復過程をもとに、拘縮の予防を目的とすべき時期と、拘縮の改善を目的とすべき時期とに分け、それぞれの時期に行う運動療法について述べる。

a. 拘縮の予防を目的とした早期運動療法

早期（early phase）とは、前述した受傷・手術から2週間までの時期である。この時期には損傷組織の局所安静を図りつつ、組織間の滑走を維持・改善する事が重要である。関節可動域運動には、自動運動、自動介助運動、他動運動がある。自動運動や自動介助運動には、筋ポンプ作用による循環の改善、発痛物質の排泄、各種脊髄反射を利用した筋のリラクセーションが期待できるため、可能な限り早期から実施する事が望ましい。

① 術創部への離開ストレスに留意し、皮下の滑走性を維持・改善する

術後早期における術創部への離開ストレスは疼痛の原因となる。変形性股関節症に対する人工股関節置換術や大腿骨頚部骨折に対する人工骨頭置換術などにおいてよく用いられる後外側アプローチを例にとると、股関節の屈曲により術創部周辺の皮膚は伸張し、大転子の表層を滑走する様子が観察できる（図4-29）。また、大腿骨転子部骨折に対し short femoral nail（SFN）や sliding hip screw（SHS）による観血的骨接合術をおこなった場合は、皮膚切開部ならびに遠位の皮質骨スクリュー刺入部が、股関節の内転運動により離開ストレスを受ける。このような場合には、術創部周囲の皮膚をセラピストの手掌部にて軽く寄せて、術創部の緊張を高めない操作により疼痛を抑制すると、可動域の拡大に有効である。

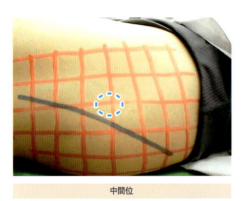
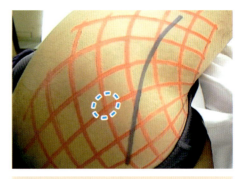
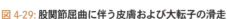

図4-29: 股関節屈曲に伴う皮膚および大転子の滑走

Southern Approach を例に股関節屈曲伸展中間位と最大屈曲位における皮膚の伸張ならびに滑走状態を示す。〇は、大転子の位置を示している。中間位では皮切部の前方にある大転子が、最大屈曲位では後方に移動している様子がわかる

② Ia 抑制

　大殿筋などの股関節伸筋に攣縮が存在すると、その緊張により股関節の屈曲可動域が制限される。このような場合は、股関節の屈筋である腸腰筋を収縮させる事によりその拮抗筋である大殿筋の攣縮を抑制する、Ia 抑制（図 4-30）が可動域の拡大に有効である。

③ 反復性等尺性収縮を用いた筋のリラクセーション

　筋攣縮による関節可動域制限の改善には、反復性の等尺性収縮が有効である[14]。等尺性収縮がもつ機能的特性として、収縮に伴う張力が筋腱移行部に作用する事が挙げられる。筋腱移行部にはゴルジ腱器官が多く存在する。この受容器への伸張刺激は、Ib 線維を介した抑制シナプス反射を脊髄レベルにおいて誘発し、当該筋を弛緩させる。ゴルジ腱器官の閾値（いきち）は低く、軽度の伸張刺激にも十分に反応する事が知られている（図 4-31）[15]。また、反復収縮は筋ポンプ作用により筋内の血液循環やリンパ液還流を促通するため、筋内圧の軽減と共に発痛物質の排泄にも有効である。さらに、筋収縮に伴う発熱は結合組織の粘弾性を低下させる効果が期待され、著者らは反復性の筋収縮を効果的に活用している（次ページ図 4-32）。

　具体的には、可動域制限の手前まで伸張した位置を開始肢位とし、起始と停止が最短距離で近づく運動を誘導する。この際、伸張位で軽い抵抗をかけて1〜2

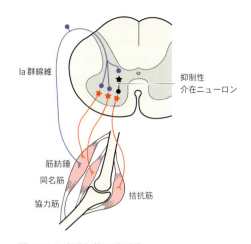

図 4-30: Ia 抑制（相反抑制）

主動作筋の筋紡錘から Ia 線維が抑制性の介在ニューロンを介して拮抗筋を抑制する機構である。このような神経支配様式を相反神経支配という。

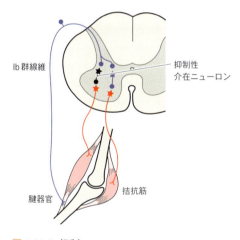

図 4-31: Ib 抑制

筋が伸張されると筋腱移行部に多く存在するゴルジ腱器官が張力を感知し、求心性の Ib 群線維から脊髄の抑制性介在ニューロンを興奮させる。この抑制性介在ニューロンが遠心性の運動ニューロンを抑制し、同名筋の収縮量を調節し抑制している。また拮抗筋に対してはα運動線維を興奮させる。

秒間の等尺性収縮を行わせる。その後は自動運動または自動介助運動によって最終域まで収縮させるとよい。

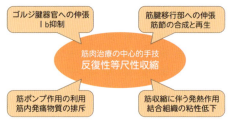

図 4-32: 反復性等尺性収縮の機能的特性

b. 拘縮の改善を目的とした運動療法

① 伸張性の低下、滑走障害に対する運動療法

拘縮の予防を目的とした術後早期運動療法が実施できなかった場合や、外傷による組織損傷が高度であった場合、罹病期間が長期化した変形性股関節症などの場合は、関節拘縮を生じる事が多い。できあがった拘縮の改善を目的とした運動療法では、軟部組織の線維化に伴う柔軟性や伸張性の低下、組織間の癒着による滑走障害に対するアプローチを行う。組織間の癒着を剥離するには、それぞれの組織間に筋自動収縮と他動伸張による双方向への滑走刺激を作用させる事が重要である。筋の場合は、前述した筋収縮による近位方向への滑走と伸張による遠位方向への滑走とを反復する事が有効である。

また、前述した等尺性収縮は、筋腱移行部への伸張刺激により筋節の再合成を促進する事が報告[24]されており、短縮筋の治療においても効果的である。

② 関節可動域運動における関節操作

拘縮を呈した関節に対して可動域運動を行うと、obligate translation により、インピンジメントが生じる事は先に述べた。異常な運動軌跡を是正し正常な運動軌跡で関節を動かす事によりインピンジメントを避け、制限因子となっている短縮した筋を伸張する事ができる。そのためには、大腿骨近位部に対して操作を加える事や関節の形状に応じた曲線的な操作を心がける必要がある（右ページ図 4-33）。

③ 股関節周囲筋のストレッチング

股関節を他動的に動かすと関節周囲軟部組織の緊張が増加する。それに伴い、骨盤は代償性に前後傾、回旋、側方傾斜する。目的とする筋を効率よくストレッチするためには、骨盤や腰椎の動きを抑制するように固定する必要がある。

また、関節の肢位により股関節外旋筋群の回旋作用が変化する事は、先に述べた（33 ページ図 1-33 参照）。梨状筋を含む股関節後外側筋群の股関節屈曲 0°における作用は、股関節外旋である。しかし、股関節 90°屈曲位になると、大殿筋上部線維・中殿筋後部線維・梨状筋は、回旋軸の前方を走行するようになり、作用が逆転して内旋作用を有する筋となる（図

② Ia 抑制

大殿筋などの股関節伸筋に攣縮が存在すると、その緊張により股関節の屈曲可動域が制限される。このような場合は、股関節の屈筋である腸腰筋を収縮させる事によりその拮抗筋である大殿筋の攣縮を抑制する、Ia 抑制（図 4-30）が可動域の拡大に有効である。

③ 反復性等尺性収縮を用いた筋のリラクセーション

筋攣縮による関節可動域制限の改善には、反復性の等尺性収縮が有効である[14]。等尺性収縮がもつ機能的特性として、収縮に伴う張力が筋腱移行部に作用する事が挙げられる。筋腱移行部にはゴルジ腱器官が多く存在する。この受容器への伸張刺激は、Ib 線維を介した抑制シナプス反射を脊髄レベルにおいて誘発し、当該筋を弛緩させる。ゴルジ腱器官の閾値（いきち）は低く、軽度の伸張刺激にも十分に反応する事が知られている（図 4-31）[15]。また、反復収縮は筋ポンプ作用により筋内の血液循環やリンパ液還流を促通するため、筋内圧の軽減と共に発痛物質の排泄にも有効である。さらに、筋収縮に伴う発熱は結合組織の粘弾性を低下させる効果が期待され、著者らは反復性の筋収縮を効果的に活用している（次ページ図 4-32）。

具体的には、可動域制限の手前まで伸張した位置を開始肢位とし、起始と停止が最短距離で近づく運動を誘導する。この際、伸張位で軽い抵抗をかけて 1 〜 2

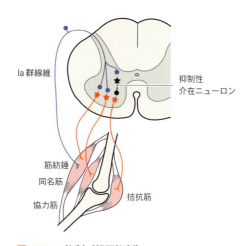

図 4-30: Ia 抑制（相反抑制）

主動作筋の筋紡錘から Ia 線維が抑制性の介在ニューロンを介して拮抗筋を抑制する機構である。このような神経支配様式を相反神経支配という。

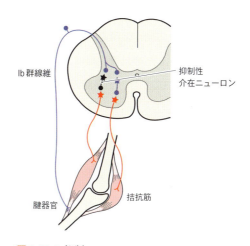

図 4-31: Ib 抑制

筋が伸張されると筋腱移行部に多く存在するゴルジ腱器官が張力を感知し、求心性の Ib 群線維から脊髄の抑制性介在ニューロンを興奮させる。この抑制性介在ニューロンが遠心性の運動ニューロンを抑制し、同名筋の収縮量を調節し抑制している。また拮抗筋に対してはα運動線維を興奮させる。

秒間の等尺性収縮を行わせる。その後は自動運動または自動介助運動によって最終域まで収縮させるとよい。

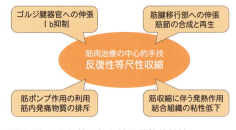

図 4-32: 反復性等尺性収縮の機能的特性

b. 拘縮の改善を目的とした運動療法

① 伸張性の低下、滑走障害に対する運動療法

　拘縮の予防を目的とした術後早期運動療法が実施できなかった場合や、外傷による組織損傷が高度であった場合、罹病期間が長期化した変形性股関節症などの場合は、関節拘縮を生じる事が多い。できあがった拘縮の改善を目的とした運動療法では、軟部組織の線維化に伴う柔軟性や伸張性の低下、組織間の癒着による滑走障害に対するアプローチを行う。組織間の癒着を剥離するには、それぞれの組織間に筋自動収縮と他動伸張による双方向への滑走刺激を作用させる事が重要である。筋の場合は、前述した筋収縮による近位方向への滑走と伸張による遠位方向への滑走とを反復する事が有効である。

　また、前述した等尺性収縮は、筋腱移行部への伸張刺激により筋節の再合成を促進する事が報告[24]されており、短縮筋の治療においても効果的である。

② 関節可動域運動における関節操作

　拘縮を呈した関節に対して可動域運動を行うと、obligate translation により、インピンジメントが生じる事は先に述べた。異常な運動軌跡を是正し正常な運動軌跡で関節を動かす事によりインピンジメントを避け、制限因子となっている短縮した筋を伸張する事ができる。そのためには、大腿骨近位部に対して操作を加える事や関節の形状に応じた曲線的な操作を心がける必要がある（右ページ図 4-33）。

③ 股関節周囲筋のストレッチング

　股関節を他動的に動かすと関節周囲軟部組織の緊張が増加する。それに伴い、骨盤は代償性に前後傾、回旋、側方傾斜する。目的とする筋を効率よくストレッチするためには、骨盤や腰椎の動きを抑制するように固定する必要がある。

　また、関節の肢位により股関節外旋筋群の回旋作用が変化する事は、先に述べた（33 ページ図 1-33 参照）。梨状筋を含む股関節後外側筋群の股関節屈曲 0°における作用は、股関節外旋である。しかし、股関節 90°屈曲位になると、大殿筋上部線維・中殿筋後部線維・梨状筋は、回旋軸の前方を走行するようになり、作用が逆転して内旋作用を有する筋となる（図

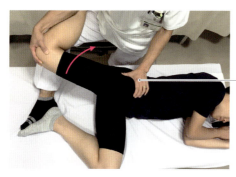

図 4-33: 関節可動域運動における関節操作

母指球で大転子を、
II〜V指で腸骨稜および上前腸骨棘を触診。

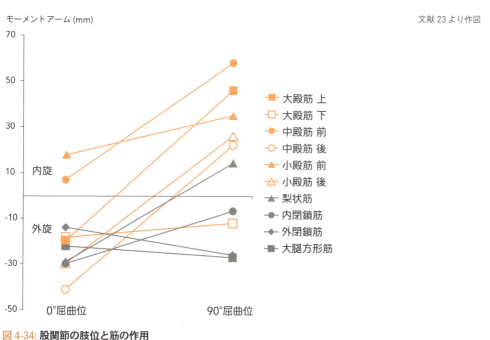

図 4-34: 股関節の肢位と筋の作用

4-34)。したがって、梨状筋をストレッチするためには、股関節屈曲0°では股関節の内転と内旋を行う必要が、股関節90°屈曲位では股関節の内転と外旋を行う必要がある。同様に、解剖学的観点から、梨状筋より頭側に位置する大殿筋上部線維や中殿筋後部線維についても、股関節屈曲位での内転と外旋でストレッチを行う必要がある。このように、関節の肢位によって作用が変化する筋をストレッチする際は、機能解剖学的な特徴に留意した対応が必要である。

参考文献

1) 吉尾雅春：セラピストのための解剖学－根本から治療に携わるために必要な知識－．Sportsmedicine 25（2）：4-26，2013．

2) Scully R, et al: Physical Therapy. Improving Flexibility, JB Lippincott, Philadelphia: 698-738, 1989.

3) 岡本眞須美，他：不動期間の延長に伴うラット足関節可動域の制限因子の変化－軟部組織（皮膚・筋）と関節構成体由来の制限因子について－．理学療法学 31：36-42，2004．

4) Trudel G, et al: Contractures secondary to immobility: Is the restriction articular or muscular? An experimental longitudinal study in the rat knee. Arch Phys Med Rehabil 81: 6-13, 2000.

5) Evans EB, et al: Experimental immobilization and remobilization of rat knee joints. J Bone Joint Surg., 42-A: 737-758, 1960.

6) 八百坂沙：長期固定による膝関節拘縮の発生と修復に関する実験的研究．日整会誌 40：431-453，1966．

7) 安藤徳彦：関節拘縮の発生機序．総合リハ 5：1005-1012，1977．

8) 沖田実：関節の固定肢位の違いが筋線維ならびに筋内膜コラーゲン線維におよぼす影響．理学療法学 25：128-133，1998．

9) 上田 敏，他・編：リハビリテーション基礎医学（第2版）．医学書院，1994．

10) 林典雄：膝関節拘縮に対する運動療法の考え方～膝関節伸展機構との関連を中心に～．The Journal of Clinical Physical Therapy 8：1-11，2005．

11) 古川良三，他：股関節可動域と日常生活動作の関連－術前・術後の股関節機能評価を中心に－．理・作・療法 16（1）：13-21，1982．

12) Johnston RC, et al: Hip motion measurements for selected activities of daily living. Clin. Orthop., 72: 205-215, 1970.

13) Eyring, EJ, et al: The effect of joint position on the pressure of intraarticular effusion. J Bone Joint Surg., 46-A, 1235-1241, 1964.

14) 林典雄，他：等尺性収縮を用いた肩関節 ROM 訓練．理学療法学 17（5）：485-489，1990．

15) 大地陸男：生理学テキスト．文光堂：35-49，67-82，1992．

16) 赤羽根良和：肩関節拘縮の評価と運動療法，運動と医学の出版社：77，2014．

17) 村上元庸，他：肩関節包の神経支配と疼痛発生機序．関節外科 16（8）：49-57，1997．

18) 松本正知：骨折の機能解剖学的運動療法 その基礎から臨床まで 総論・上肢，中外医学社：24-26，2015．

19) Wingstrand H, et al: Intracapsular and atomospheric pressure in the dynamics and stability of the hip. A biomechanical study, Acta Orthop Scand 61: 231-235, 1990.

20) Neumann DA：筋骨格系のキネシオロジー（嶋田智明，平田総一郎監訳），医歯薬出版，東京：560-571，2005．

21) 建内宏重：下肢運動器疾患の診かた・考え方 関節機能解剖学的リハビリテーション・アプローチ，医学書院：90-93，2016．

22) 猪田茂生：下肢運動器疾患の診かた・考え方 関節機能解剖学的リハビリテーション・アプローチ，医学書院：204-206，2016．

23) Delp SL, et al: Variation of rotation moment arms with hip flexion. J Biomech 32 (5): 493-501, 1999.

24) Dix DJ, et al: Myosin mRNA accumulation and myofibrillogenesis at the myotendinous junction of stretched muscle fibers. J Cell Biol 111 (5 Pt 1): 1885-1894, 1990.

4

股関節拘縮の評価と治療

5 異常歩行（跛行）の評価と治療

1. 正常歩行の運動学
1) 二足歩行の力学的特性
2) 歩行周期の区分と役割

2. 関節可動域制限が原因となる異常歩行
1) 歩行における下肢関節角度の変化
2) 股関節の関節可動域制限に伴う異常歩行
3) 膝関節の関節可動域制限に伴う異常歩行
4) 足関節の関節可動域制限に伴う異常歩行

3. 異常歩行（跛行）の評価
1) 観察による歩行評価
2) 動作の誘導による歩行評価

4. 歩行障害に対する運動療法
1) 歩行に必要な関節可動域の獲得
2) 筋の質的機能向上を目的とした運動療法
3) 起立・荷重訓練
4) 歩行訓練

> 　直立二足歩行は、ヒトのみが行う特別な移動様式である。また、随意運動ではあるものの、身体各部の共同的な動きを伴う高度に自動化された動作である。
>
> 　ヒトの歩行の特徴は、身体重心が高く持ち上げられる事で生まれる位置エネルギーを利用して前へ進む事である。すなわち、位置エネルギーの一部を運動エネルギーへ転換しながら行う、極めて効率的な移動手段である。一方、異常歩行（跛行）はエネルギー消費面からみると、非効率的な移動手段と言えるだろう。
>
> 　運動器疾患を診る上で異常歩行の分析は、重要な評価の１つである。異常歩行の原因は、関節可動域制限、筋力（筋出力）低下、疼痛、脚長差などが複雑に絡みあっている。本章では関節可動域制限に伴う異常歩行を中心に解説する。

1. 正常歩行の運動学

　ヒトの歩行については、古くから数多くの研究が行われてきた。動作解析の飛躍的な進歩や各種計測機器の発達により、正常歩行のメカニズムはより詳細に解明され、成書[1]にもまとめられている。

1）二足歩行の力学的特性

　ヒトに限らず、ダチョウやカンガルーなど二足歩行を行う動物は存在するが、脊柱を鉛直に保持した直立二足歩行を行うのはヒトだけである。股関節と膝関節が伸展し脊柱を鉛直に保持する事で、身体重心は高い位置へと持ち上げられる。それにより生み出される大きな位置エネルギーを前方への移動に利用できる事が、身体重心を高く持ち上げる最大のメリットである。

　エネルギーの観点から直立二足歩行をみると、倒立振子モデルで表される事が多い（右ページ図5-1）。倒立振子モデルとは、支点が床に固定され、棒の先端にある重りが支点を中心として回転運動をするモデルである。直立二足歩行では、支点が足部、棒が下肢、重りが身体重心に相当する。重力環境下における倒立振子の回転運動は、位置エネルギーを運動エネルギーに変換する事で生じる。棒が垂直のときに位置エネルギーは最も高い状態にあり、そこから重りを傾けると位置エネルギーが運動エネルギーに変換され、棒は支点を中心に回転し倒れていく。つまり、位置エネルギーが最大のとき運動エネルギーは最小に、位置エネ

ルギーが最小のとき運動エネルギーは最大になる（図5-1）。身体重心が最も低くなる時は、最大となった運動エネルギーを利用して再び身体重心を高い位置に持ち上げ次の運動に備える。この推進方式の好例がジェットコースターである。実際の歩行では、運動エネルギーの不足分だけを最小限の筋活動で補っているため、推進力をすべて筋活動だけで補完する場合と比べると、エネルギー消費は極めて少ない。

2）歩行周期の区分と役割

一側下肢が接地し、次に対側下肢が接地するまでの動作を一歩（step）といい、この間の距離を歩幅という。それに対して、一側下肢が接地し、次に同側下肢が再び接地するまでの動作は、重複歩（stride）という。この重複歩における一連の動作を歩行周期（gait cycle）と称している[3]。歩隔は、左右の連続して接地する踵中央間の側方距離であり、正常では7～9cmの範囲にある。足角は進行方向に対して足部の縦軸がなす角度であり、約7°が正常とされる（図5-2）。

歩行周期は、足部が床面と接地しているか否かで、立脚相（stance phase）と遊脚相（swing phase）に分けられる。立脚相には、両足が床面に接している両脚支持期（double limb support）があり、立脚相の最初と最後に2回みられる。これを除いた立脚相を単脚支持期（single limb

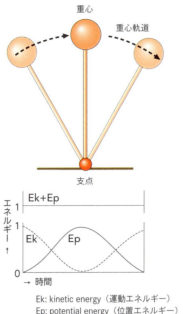

図5-1: 倒立振子運動の力学的エネルギー

倒立振子は支点を中心とした回転運動であり、重心の軌跡は支点を中心に円軌道を描く。

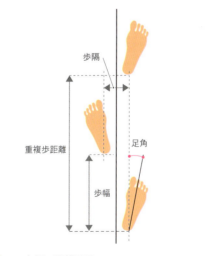

図5-2: 歩行の距離因子

NOTE: 立位姿勢での筋活動

　立位姿勢の保持には、抗重力筋の活動が必要である。静止立位では重心線が股関節の後方、膝関節および足関節の前方を通過する（図5-3）。そのため、重力によって股関節および膝関節には伸展モーメント、足関節には背屈モーメントが働く。しかし、静止立位の保持を筋活動がすべて担っているわけではなく、靭帯や関節包がこれらのモーメントに拮抗し、筋の作用を補完している。股関節の伸展モーメントには腸骨大腿靭帯が、膝関節の伸展モーメントには膝関節後方の関節包と靭帯が対抗しているため、立位保持に股関節周囲筋や大腿部の筋活動をそれほど必要とせず、エネルギー消費を少なくする事ができる。同様に、頚椎や腰椎など脊柱の前弯部では重力による伸展に対して前縦靭帯が、後弯する胸椎では棘上靭帯や背筋膜が、立位保持に必要な脊柱起立筋の作用を補完している[2]。このように、楽な姿勢での立位保持は、最小限の抗重力筋活動と軟部組織の弾性とを利用して効率的に行われている。

　脊椎の変形や下肢の関節拘縮が発生すると、重心線と下肢関節軸との理想的な関係が損なわれるため、多くの筋の持続的な活動が必要となる。

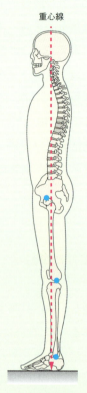

図 5-3: 矢状面における重心線と脊柱・下肢関節の位置関係

直立時には重心線は股関節の後方、膝関節および足関節の前方を通過する。

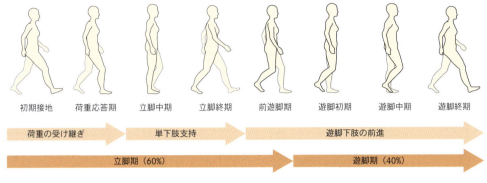

図 5-4: 歩行周期における各相の名称（ランチョ・ロス・アミーゴ方式：右下肢に注目した場合）

support）と呼ぶ。単脚支持期は、反対側の下肢の遊脚相と一致している。

1歩行周期に占める立脚相と遊脚相の割合は、立脚相が60％、遊脚相が40％に相当する。そして、両脚支持期は立脚相の最初と最後にそれぞれ10％ずつ存在する。

立脚相と遊脚相は、その役割や運動学的特徴からさらに細かい期に分けられる。本書ではランチョ・ロス・アミーゴ国立リハビリテーションセンター（Rancho Los Amigos National Rehabilitation Center: RLANRC）が提唱している歩行周期の定義と用語を用いる（図 5-4、次ページ 5-5）。

■初期接地（initial contact）

足部が床面に触れる瞬間を指す。立脚相の初期は、下肢の剛性を高め接地後の衝撃に備えるための準備を開始する時期である。

■荷重応答期（loading response）

初期接地から始まり、反対側の足が床面から離れるまでの区間を指す。主な役割は、衝撃の吸収、重心の前方への慣性力を妨げない滑らかな荷重の受け入れ、ならびに体重支持である。

■立脚中期（mid stance）

単脚支持期であり、反対側下肢が床面から離れた瞬間から、観察肢の踵が床から離れた瞬間までの区間を指す。主な役割は、片脚バランスを保ちながら体幹を前進させる事、身体重心を最高到達点に持ち上げて位置エネルギーを高める事である。

■立脚終期（terminal stance）

観察肢の踵が床面から離れた瞬間から、反対側の初期接地までの区間を指す。主な役割は、支持脚の足を超えて身体重心を前方へ推進させる事、身体重心の前方への加速に適度なブレーキをかける事、身体重心の滞空時間を稼ぐために重心を上方に軌道修正する事である。

1. 正常歩行の運動学

■ 前遊脚期（pre-swing）

反対側の初期接地から、観察肢のつま先が離れるまでの区間を指す。主な役割は、遊脚のための準備と体重支持の受け渡しである。

■ 遊脚初期（initial swing）

観察肢のつま先が床面を離れてから、反対側の下肢を超える手前までの区間を指す。主な役割は、足部を挙上して床面とのクリアランス（空間）を確保する事、遊脚肢を前方へ振り出すために大腿を加速させる事である。

■ 遊脚中期（mid swing）

反対側の下肢を超えてから、遊脚側（観察肢）の下腿が床面に対して直角となるまでの区間を指す。主な役割は、遊脚肢を前方へ運ぶ事、足と床面とのクリアランスを確保する事である。

■ 遊脚後期（terminal swing）

観察肢の下腿が床面に対して直角になってから、踵が接地するまでの区間を指す。主な役割は、遊脚肢の振り出しにブレーキをかけ、次の歩行周期における立脚相のための準備である。

		歩行周期	定義
立脚期（60%）	荷重の受け継ぎ	初期接地 (initial contact)	足部が床面に触れる瞬間を指す。立脚相の初期は、下肢の剛性を高め接地後の衝撃に備えるための準備を開始する時期である。
		荷重応答期 (loading response)	初期接地から始まり、反対側の足が床面から離れるまでの区間を指す。主な役割は、衝撃の吸収、重心の前方への慣性力を妨げない滑らかな荷重の受け入れ、ならびに体重支持である。
	単下肢支持	立脚中期 (mid stance)	単脚支持期であり、反対側下肢が床面から離れた瞬間から、観察肢の踵が床から離れた瞬間までの区間を指す。主な役割は、片脚バランスを保ちながら体幹を前進させること、身体重心を最高到達点に持ち上げて位置エネルギーを高めることである。
		立脚終期 (terminal stance)	観察肢の踵が床面から離れた瞬間から、反対側の初期接地までの区間を指す。主な役割は、支持脚の足を超えて身体重心を前方へ推進させること、身体重心の前方への加速に適度なブレーキをかけること、身体重心の滞空時間を稼ぐために重心を上方に軌道修正することである。
遊脚期（40%）	遊脚下肢の前進	前遊脚期 (pre-swing)	反対側の初期接地から、観察肢のつま先が離れるまでの区間を指す。主な役割は、遊脚のための準備と体重支持の受け渡しである。
		遊脚初期 (initial swing)	観察肢のつま先が床面を離れてから、反対側の下肢を超える手前までの区間を指す。主な役割は、足部を挙上して床面とのクリアランス（空間）を確保すること、遊脚肢を前方へ振り出すために大腿を加速させることである。
		遊脚中期 (mid swing)	反対側の下肢を超えてから、遊脚側（観察肢）の下腿が床面に対して直角となるまでの区間を指す。主な役割は、遊脚肢を前方へ運ぶこと、足と床面とのクリアランスを確保することである。
		遊脚後期 (terminal swing)	観察肢の下腿が床面に対して直角になってから、踵が接地するまでの区間を指す。主な役割は、遊脚肢の振り出しにブレーキをかけ、次の歩行周期における立脚相のための準備である。

図 5-5: 歩行周期とその定義

2. 関節可動域制限が原因となる異常歩行

　異常歩行とは、機能・形態障害が原因で正常歩行の範疇を逸脱した歩容を呈する歩行の事である。健常人における歩容は、年齢や体型による個人差だけでなく、環境や疲労の程度など、個人内の差によっても変化するためバリエーションが多い。ただし、健常人であれば容易に歩容を修正できるのに対し、異常歩行の場合は指示によって異常を修正する事ができない。
　運動器疾患では関節拘縮を起こしやすく、異常歩行の原因となりやすい。関節可動域の制限は、重心の上下・左右への移動を大きくし、歩行の効率が低下する。

1）歩行における下肢関節角度の変化

　正常歩行における下肢関節角度の変化を次ページ図 5-6 に示す。歩行周期の各時期に必要となる関節可動域の理解は、可動域制限による異常歩行（跛行）を評価する上で重要となる。

■股関節

　股関節は、約 30°屈曲位で初期接地する。それ以降は伸展していき、立脚終期には約 10°の最大伸展位となる。股関節屈曲は前遊脚期に始まる。遊脚中期には約 30°の最大屈曲位となり、初期接地までこの状態を保つ。
　内・外転角度は、中間位の 0°で初期接地すると、足底接地までに約 4°内転し、立脚中期には中間位に近づく。その後、立脚終期にかけて外転を続け、遊脚相では徐々に内転して初期接地となる。
　内・外旋角度は、約 4°外旋位で初期接地する。その後、内旋を続け立脚終期には約 4°内旋位となり、そこから外旋を始める。そして、遊脚中期には約 4°外旋して初期接地となる（次ページ図 5-6 左）。

■膝関節

　膝関節は、ほぼ完全伸展から屈曲約 60°までの動きがみられる。初期接地時にほぼ完全伸展し、荷重応答期に 15 〜 20°屈曲すると、立脚中期から立脚終期にかけて再び完全伸展位に近い状態まで伸展する。前遊脚期に約 40°屈曲し、遊脚中期には約 60°まで屈曲し、最大屈曲位となるが、その後伸展して初期接地となる（次ページ図 5-6 右）。

■足関節

　足関節は、背屈約 10°から底屈約 15°までの動きがみられる。底背屈 0°で初期接地し、足

底接地まで底屈する。立脚中期に約5°の背屈位、立脚終期に約10°の背屈位となり、前遊脚期に約15°の最大底屈位に達する。遊脚相には再び中間位まで背屈し、初期接地となる（図5-6 右）。

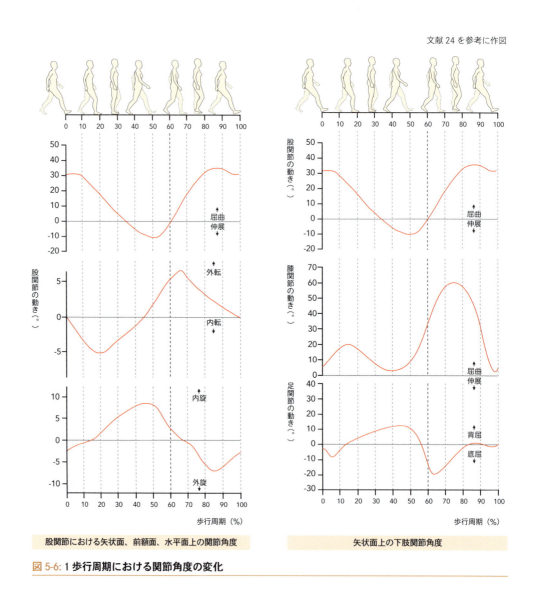

文献24を参考に作図

股関節における矢状面、前額面、水平面上の関節角度

矢状面上の下肢関節角度

図5-6：1 歩行周期における関節角度の変化

2）股関節の関節可動域制限に伴う異常歩行

a. 内転制限

① トレンデレンブルグ跛行やデュシャンヌ跛行は、外転筋力の低下で起きるのか？

　股関節疾患でよくみられる跛行に、トレンデレンブルグ（Trendelenburg）跛行およびデュシャンヌ（Duchenne）跛行がある。一般に、トレンデレンブルグ跛行は、股関節外転筋力の低下により、患側立脚相で健側（遊脚相）の骨盤が患側より下がる現象である。また、デュシャンヌ跛行は、股関節外転筋力の低下している患側立脚相で健側（遊脚側）の骨盤が患側より下がるのを防ぐために、代償性に体幹を患側に傾けて平衡を保とうとする現象であると理解されている（図 5-7）。すなわち、2つの現象は、共に股関節外転筋力の機能低下を基盤として引き起こされる跛行と捉えられている。しかしながら、筋力に問題がないにも関わらず跛行がみられるなど、徒手筋力テスト（manual muscle test: MMT）の結果と実際の現象との間に不一致を感じる事がある。実際には疼痛、関節拘縮（股関節内転制限）、脚長差、大腿骨頚部の短縮や骨頭の外上方変位などの骨形態異常による力学的要因なども関与するため、各要因について十分に検討する必要がある。

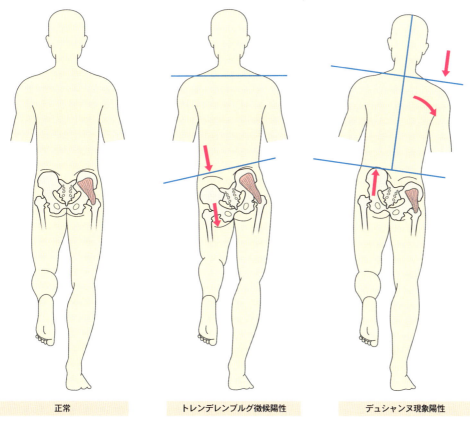

| 正常 | トレンデレンブルグ徴候陽性 | デュシャンヌ現象陽性 |

図 5-7: **トレンデレングルグ徴候とデュシャンヌ現象**

② 股関節内転制限および外転筋力がデュシャンヌ跛行に及ぼす影響

デュシャンヌ跛行の原因として、股関節内転制限と外転筋力がどのように影響しているかについて検討した我々の研究を紹介する[4]。

【方法】

大腿骨近位部骨折および変形性股関節症により手術が施行され、転院または退院時に杖なし歩行が可能となった34名を対象とした。疾患内訳は、大腿骨近位部骨折25名、変形性股関節症9名である。荷重時に体幹の代償が見られない正常歩行群をN群（男性1名、女性14名、平均年齢74.3±10.7歳）、荷重時に体幹を患側へ傾けるデュシャンヌ跛行群をD群（男性2名、女性17名、平均年齢69.1±10歳）の2群に分けた。検討項目は、①N群とD群における股関節外転筋力、②N群とD群における股関節内転角度、③股関節内転角度の違いによる跛行出現率とした。股関節外転筋力については、徒手筋力測定装置（酒井医療社製、EG‐200）を使用し、側臥位での股関節外転筋力を最大等尺性収縮で測定し、体重で除して標準化（Nm/kg）した。

【結果】

患者背景として、年齢や性別で両群間に有意差は認められなかった。**①股関節外転筋力**はN群1.83±0.6Nm/kg、D群1.6±0.84Nm/kgで、有意差は認められなかった。**②股関節内転角度**は、N群12.7±3.2°、D群6.6±4.4°であり、N群で有意に内転域が大きかった。**③股関節内転角度の違いによる跛行出現率**は、股関節内転が5°以下では100％、10°では38.5％、15°以上では22.2％と内転域の増大と共に跛行出現率が有意に低下した（表5-1、5-2）。

③ デュシャンヌ跛行の解釈

股関節疾患の術後症例において、股関節内転角度の減少がデュシャンヌ跛行の出現に影響を及ぼす事が明らかとなった。しかし、股関節外転筋力はデュシャンヌ跛行の直接的な関連因子とはならなかった。この研究で検討した筋力は、徒手筋

表 5-1: 両群における外転筋力と内転可動域

	N群 (N=15)	D群 (N=19)
外転筋力(Nm/kg)	1.83±0.6	1.6±0.84
内転角度(°)	12.7±3.2	6.6±4.4

平均値±標準偏差　　*P<0.01

表 5-2: 内転角度の違いによるデュシャンヌ跛行出現率

内転角度	出現率(%)
5°以下	100
10°	38.5
15°以上	22.2

*p<0.01

力計を用いた等尺性の筋力であり、時間的要素や空間的要素を反映しにくい評価であるため、必ずしも筋機能の低下を示していると断言する事はできないが、「筋力低下＝デュシャンヌ跛行」という概念には疑いをもって臨床にあたる必要がある。

　股関節内転制限の原因として、変形性股関節症に対する全人工股関節置換術（total hip arthroplasty: THA）の場合は、骨頭を引き下げる事による外側軟部組織の緊張増大、手術侵襲による筋スパズムおよび術創部の伸張刺激、皮下の滑走性低下などが考えられる。一方、大腿骨近位部骨折の場合、変形性股関節症とは異なり筋の変性がないため、基本的には術後の筋攣縮が主原因と考えられる。我々の研究の結果により、股関節内転角度が5°以下のケースで全例跛行を認めた事は、関節可動域（range of motion: ROM）とデュシャンヌ跛行が強く関連する事を意味している。正常歩行における股関節の内転角度は、踵接地から足底接地にかけて約4°必要とされている。しかし、立位での外転筋は遠心性収縮と共に筋内圧が高まって伸張性が低下するため、正常歩行を獲得するためには、背臥位で測定される内転角度が、歩行に必要な4°よりさらに大きな数値である必要がある。

　デュシャンヌ跛行の原因を筋力の観点からみると、体幹を患側に傾ける事は骨頭から重心線までの距離を短くし、弱い外転筋力で歩行するための代償運動といえる。しかし、股関節内転制限の場合は、立脚時に骨盤にみられる外方移動（股関節の内転）の制限を体幹の側屈で相殺していると解釈する事ができる（図5-8）。つまり、外観は同じであっても、原因は全く異なる病態であるため、セラピストに高度な観察力や評価力が求められる。また、跛行の原因となる股関節内転角度と外転筋力の関係は次ページ図5-9のように表す事ができる。内転角度の制限がある場合、トレンデレンブルグ跛行は出現せず、必ずデュシャンヌ跛行となる事を理解しておきたい。

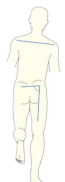

筋力の観点
体幹を患側に傾けるという反応は、骨頭から重心線までの距離を短くし弱い外転筋力で歩行する代償運動。

外転筋の機能不全

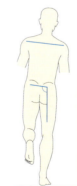

ROM制限の観点
骨盤が外側へ動けないとそのままでは片脚起立がとれないので、体幹で相殺しているという反応。

股関節内転制限

図5-8: デュシャンヌ跛行の原因

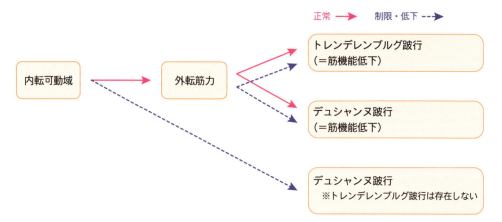

図 5-9: 跛行の原因としての可動域と筋力の関係

④ 自覚的脚長差

臨床では、実際に脚長差は認められないにも関わらず、起立・歩行練習時に術側下肢が延長したように感じると訴えるケースをよく経験する。これを構造的脚長差に対して自覚的脚長差（perceived leg length discrepancy: PLLD）という。古賀ら[5]は、全人工股関節置換術（total hip arthroplasty: THA）の術直後におけるPLLDの原因として、創部や大腿の腫脹に伴う外側軟部組織の緊張により、患肢が外転傾向になる事を挙げている。PLLDは、股関節内転制限や脊椎の側屈変形を有する症例にみられる特徴的な所見である。

脚長差を解消する方法として、3cm以上の脚長差に対しては、短縮側の靴の足底部に補高を用いた脚長補正を行う事が多い。一方、PLLDの場合は、原因となっている股関節内転制限や腰椎側屈制限を改善させる運動療法が優先される。川端ら[6]は、PLLDを有するTHA症例に対し、早期から補高を併用する事は、下肢荷重率の左右均等化に有用であると報告している。

⑤ 鑑別が必要な異常歩行

■中殿筋歩行（gluteus medius gait）

中殿筋の筋力低下や麻痺を認めるケースでよくみられる跛行に、トレンデレンブルグ（Trendelenburg）跛行とデュシャンヌ（Duchenne）跛行がある。両側の障害は、体幹を前傾させて常に立脚側に上体を傾けるため、体幹を左右に動揺させながら歩く、よちよち歩行（waddling gait）あるいは、あひる歩行（duck gait）が現れる。中殿筋歩行を呈する場合、歩行速度を上げると異常歩行が軽減する。

■股関節痛

疼痛に起因する異常歩行では、患側立脚相で荷重時の痛みを避けるために、体幹の健側へ

の傾斜と立脚時間の短縮とが生じる。股関節では、関節周囲の靱帯を緩めて痛みを和らげるため、股関節は軽度屈曲、外転、外旋位となる。歩行時にもこの肢位を保つため、代償的に膝関節は屈曲する。患側は衝撃による痛みを軽減するため、つま先から静かに接地し、立脚相は短縮、健側の歩幅は短くなる。両側例では、左右の歩幅が短くなり両脚支持期の占める割合が増加するため、歩行速度が遅くなる。

■腰背部痛

両側の腰背部痛では、体幹前屈姿勢となり体幹の前後動揺を制限した歩行となる。歩幅は狭く、重複歩距離は短縮して歩行速度は遅延する。片側の腰背部痛では、体幹前屈と患側または健側への側屈姿勢となる。

b. 伸展制限

① 立脚終期に股関節が伸展できる事の意義

図 5-10 は 1 歩行周期における股関節、膝関節、足関節の角度、モーメント、パワーを表している。股関節を例に説明すると、股関節は屈曲位で初期接地し、この時踵から身体重心

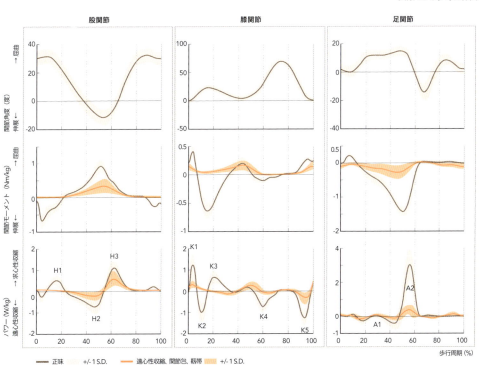

文献 25 を参考に作図

図 5-10: 自由歩行時における下肢関節の運動学的データ

股関節で発揮する屈曲モーメント、パワーは受動的要素の占める割合が多い。

に向かう床反力ベクトルは股関節の前方を通るため、屈曲方向の外部モーメントが働く。したがって、これらのモーメントに釣り合うように股関節伸展筋による伸展モーメントが発生する。初期接地直後から股関節は伸展していくため、股関節伸展筋は求心性収縮を行う（関節パワーはプラス）。立脚中期の前後は床反力の値が相対的に小さくなる時期であり、床反力ベクトルと股関節の距離も相対的に小さい。そのため、股関節に作用するモーメントの値は小さくなっている。立脚終期では、身体重心が前方へ移動し、中足指節関節（MTP関節）から身体重心に向かう床反力ベクトルは股関節の後方を通るため、伸展方向の外部モーメントが働く。これに抗するため、股関節屈曲筋による屈曲モーメントが発生する。股関節は伸展を続けているため、股関節屈曲筋が遠心性収縮を行う（関節パワーはマイナス）。この事により股関節屈曲筋や関節包靱帯が伸張されて、弾性エネルギーが蓄積される。その後の前遊脚期では、股関節の運動が伸展から屈曲へと変わり、股関節屈曲筋の求心性収縮が生じる（関節パワーはプラス）。ここで注目すべきは、立脚中期以降の股関節が伸展していく時期や振り出していく時期の力源として受動的な要素（伸張される事によって力を発揮する要素）が、関節パワーの半分程度を担っている事である。つまり、この期における股関節屈曲筋の活動と立脚中期以降に蓄積された弾性エネルギーの放出とによって、下肢が前方に振り出されるのである。他の関節に比べ立脚中期以降の股関節では受動的なエネルギーの蓄積の割合が高く、効率的な歩行には、立脚終期に十分な股関節伸展角度が得られることが重要といえる。

NOTE: 関節モーメントと関節パワー

関節モーメント：厳密には関節支持組織の弾力性も含まれるが、主に骨格筋の収縮によって産生される張力の総和である。しかし、筋の張力や弾性力を直接計測する事はできないため、床反力によって生じる外的関節モーメントを計算し、この値と釣り合う内的関節モーメントの値を関節モーメントとよんでいる。

関節パワー：関節モーメントと角速度の積を関節パワーという。関節パワーは筋の収縮様式に関係している。筋が求心性収縮を行った場合、関節運動とモーメントが同方向であるためパワーはプラスとなり、エネルギー産生を意味する。一方、遠心性収縮であれば、関節運動とモーメントが逆方向でパワーはマイナスとなり、エネルギー吸収を意味する。

NOTE: 歩行の神経制御にも伸展可動域が影響する?

歩行の制御は自動化され、我々は特に体肢の動作を意識する事なく運動を継続する事ができる。歩行に限らず学習により高度にパターン化された運動は、運動遂行に関わる中枢が中枢神経系のより下位の階層へと推移していく。

歩行の基本的リズムを発現する神経回路は、脊髄・脳幹に存在し、運動出力を生成あるいは修正するようなメカニズムが備えられている。体肢の自律的かつ非対称的な運動出力に対しては、脊髄の貢献が非常に大きく、頚・腰髄膨大部に存在する歩行パターン生成機構（central pattern generator: CPG）の存在が重要とされている。CPGは、高位中枢と運動ニューロンの中間に位置する脊髄介在ニューロン群であり、歩行の基本的リズムを生成すると共に、歩行に参画する筋群の運動パターンを決定する役割を持つ（図5-11）。歩行運動は高位中枢において計画され、CPGを含む下位運動中枢が基本的運動パターンを発現する。歩行運動の制御には、筋紡錘からの感覚情報が重要であり、歩行中に絶えず変化する筋の長さや張力を感知し、脊髄のみならず上位中枢に末梢の状況を伝達している。

CPG活性による歩行様筋活動発生には、下肢の荷重負荷と股関節角度変化に伴う感覚情報が必要と考えられる。特に重要なのは、立脚終期の股関節伸展であり、腸腰筋の伸張受容器からの求心性入力は、遊脚相へ位相転換を担う股関節屈筋群の活動を喚起する事がわかっている[7]。

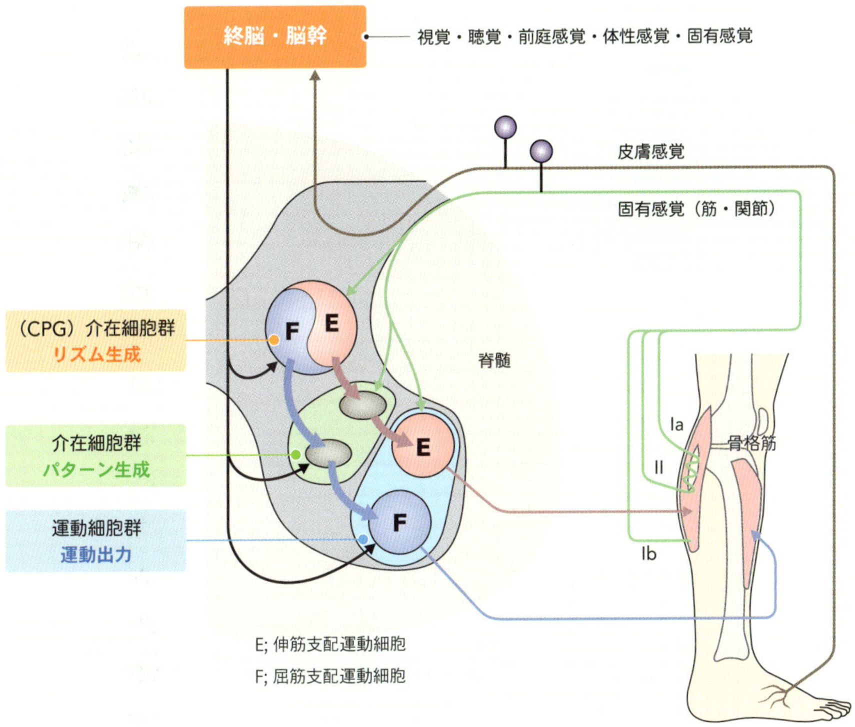

図5-11: 歩行を誘発する脊髄神経回路網

歩行運動のパターン生成は CPG により行われ、立脚中期を境に股関節では伸展筋と屈曲筋の交代が行われている。その同じ時期に、遊脚側も屈曲筋と伸展筋との交代を行っている（図 5-12）。このように、股関節伸展筋と屈曲筋の活動を切り替えるためには、立脚中期の股関節が屈伸中間位に配列された機能的な立位姿勢をとる事が必要である。関節拘縮や筋力低下、あるいは過剰な筋活動による骨盤と大腿骨とのアライメント異常は、股関節の機能的な運動自由度を制限するため、適切な荷重姿勢の獲得が必要となる。

歩行の基本的パターンは脳幹や脊髄で生成され、上位中枢である大脳皮質、小脳、脳基底部がその活動を制御するという階層性を持つ。つまり、CPG による周期的な運動出力の生成は、上位中枢の負担を軽減させるという極めて重要な役割を担いデュアルタスクな動作を可能にしているのである。

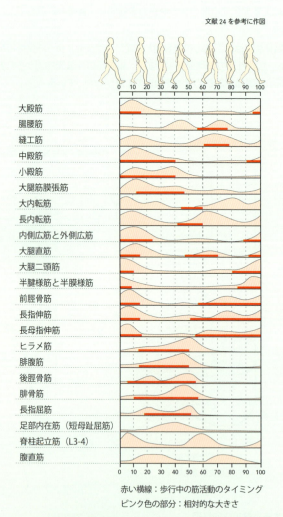

赤い横線：歩行中の筋活動のタイミング
ピンク色の部分：相対的な大きさ

図 5-12: 歩行時の筋活動

② 伸展制限でみられる跛行

股関節屈曲拘縮では、骨盤の前後方向への動揺が大きくなり、歩幅は減少する。立脚終期には骨盤前傾、腰椎の前弯、体幹の前傾が、遊脚相の後期には骨盤後傾、腰椎の後弯、体幹の後傾が生じる。さらに、立脚終期から遊脚相には、骨盤や反対側の股関節の回旋を過剰に利用して推進する代償運動が認められる。

③ 伸展制限の原因

股関節屈伸軸の前方を走行する組織はすべて伸展制限の原因となるが、臨床では腸腰筋、恥骨筋が問題となる事が多い。立脚終期には、股関節伸展に加え内旋位（close-packed position）となる事から、関節内圧の上昇や関節包靱帯の伸張性低下も伸展制限の原因となる（図 5-13）。

④ 鑑別が必要な異常歩行

■股関節痛

内転制限の項目（183 ページ）を参照のこと。

■大腿四頭筋の筋力低下

大腿四頭筋麻痺により膝関節伸展筋に筋力低下を認めるケースでは、患側の立脚相に膝折れを防止するため、上体を前方へ傾け、身体重心を膝関節の前方にもってくる歩行や、自分

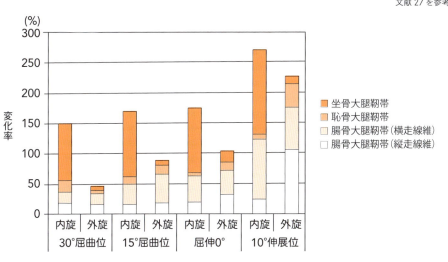

文献 27 を参考に作図

図 5-13: 股関節肢位の違いと靱帯の伸張率

股関節屈伸角度によって、内旋・外旋を制動する組織が変化する。靱帯全体としての伸張率は、30°屈曲・外旋位では最も低く、10°伸展・内旋位では最も高い。内外転は考慮されていないが、これらは緩みの肢位、しまりの肢位と一致している。

の手で膝関節の前面を押さえながら歩行する現象がみられる（図5-14）。両側の障害では、歩行中常に上体を前屈させている。坂道を下る斜路では、異常歩行が顕著となる。

c. 外転制限

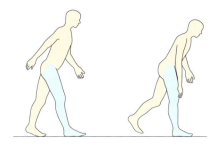

図5-14: **大腿四頭筋の筋力低下**

大腿四頭筋麻痺による膝関節伸筋に筋力低下を認めるケースでは、患側が立脚相に入った時に体幹を前方へ傾け、重心を膝関節の前方にもってくる歩行や、自分の手で膝関節の前面を押さえながら歩行する現象がみられる。

① 外転制限でみられる跛行

股関節内転拘縮では、骨盤側方傾斜により拘縮側下肢に見かけ上の短縮が生じる。拘縮側の立脚相は、構造的脚長差の短縮側と類似したつま先歩きとなる。

② 鑑別が必要な異常歩行

■脚長差

脚長差が3cm以内であれば、骨盤・体幹・下肢の代償により、外見的な異常歩行は目立たない。これは、短縮側の立脚相で同側の骨盤が下降傾斜して外見上の脚長差を補い、その骨盤の傾斜を脊柱の側屈により代償するためである。

一方、脚長差が3cmを超過すると、上記の方法では代償しきれず、短縮を補うためつま先歩きとなる。また、一側下肢短縮によって、短縮側の立脚相で身長が低くなり、体幹が短縮側へ傾く硬性墜落性跛行を示す。非短縮側の遊脚相では、股・膝関節の屈曲、足関節の背屈が大きくなる。

3) 膝関節の関節可動域制限に伴う異常歩行

膝関節は、歩行時に大きな屈曲・伸展角度を必要とするため、可動域制限による異常歩行が現れやすい関節である。膝関節屈曲拘縮が30°以内であれば、歩行速度が速くなると、脚の短縮と類似した異常歩行が観察される。30°を超過した屈曲拘縮では常に、この異常歩行を示す。

膝関節伸展拘縮では、拘縮側下肢の遊脚相に分回し歩行が、対側下肢の立脚相には伸び上がり（つま先）歩行が出現する。

NOTE: 高齢者の歩行特性

加齢に伴い歩行速度は低下する。その要因として、股関節屈曲・伸展可動域の減少、歩幅の減少、両脚支持期の増大、歩行率（ケイデンス）の減少など股関節の関与が指摘されている[8), 12)]。Murrayら[9)]は、高齢者における歩容の変化を観察するために64名（20〜87歳）の健常男性の歩行分析を行い、表5-3を高齢者の歩行の特徴として挙げると共に、その結果をもとに、高齢者の特徴的な歩行姿勢を図5-15のように示している。

また、植松ら[10)]は健常高齢女性と健常若年女性の自由歩行における下肢関節モーメント（ピーク値）を算出し、比較分析している。

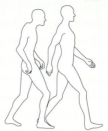

文献9を参考に作図

図5-15: 高齢者（左）と若年者（右）の歩行姿勢

高齢者は若年成人に比べて歩幅が減少し、股関節の屈曲および伸展が低下し、後足の足関節底屈と踵の挙上が少なく、前足の足関節背屈とつま先の挙上も少ない。上肢は、肩関節の屈曲と肘関節の伸展が低下している。

それによると、歩行速度に有意に関係するのが、若年群は接地期の膝屈曲、単脚支持開始時の膝伸展および両脚支持期中間点の足背屈などの主に制動期のモーメントであったのに対し、高齢群では蹴り出し期後半の膝伸展と蹴り出し開始時の足底屈モーメントであり、両群間で異なる結果を示している。これは、高齢者における歩行速度低下の要因として蹴り出し期における膝伸展および足底屈パワーの低下を指摘した先行研究[11)]を支持するものである。

これらの歩行パターンの変化は、加齢に伴う運動能力の低下や感覚機能の低下から生じる不安定な歩行を補うための戦略と考えられている。歩幅や歩行速度を減少し、歩行パターンを変化させることで歩行の安全性を確保しているといえよう。

表5-3: 高齢者歩行の特徴

① 歩行速度の低下
② 歩幅の短縮
③ 歩調（歩行率）の低下
④ 歩隔の増加
⑤ 歩行周期の延長（立脚期の延長、遊脚期の短縮）
⑥ 下肢関節運動域の減少
　　踵接地期　　股関節屈曲角、膝関節伸展角、足関節背屈角の減少
　　蹴り出し期　股関節伸展角、足関節底屈角の減少
　　遊脚期　　　膝屈曲角、踵上昇幅の減少
⑦ 頭部上下幅の低下および側方動揺の増加
⑧ 体幹の回旋、水平面での骨盤回旋運動域の減少
⑨ 肩関節の運動域および肘関節伸展角の減少

4）足関節の関節可動域制限に伴う異常歩行

　足関節の疾患では、背屈可動域制限を生じる事が多く、背屈制限は、立脚中期から立脚終期にかけて機能するアンクルロッカーの働きを抑制してしまう。

　足関節底屈拘縮（尖足変形）では、初期接地時につま先から接地し、常に踵部を床面から浮かせて歩行する尖足歩行（equine gait）がみられ、踏み切り時の推進力低下のため、歩行速度が遅くなる。背屈制限が著しい時は立脚相において過度の膝関節伸展である反張膝が起こる。遊脚相では足先端と床面とのクリアランスを保つため、股・膝関節を過度に屈曲させた外転・分回し歩行となる。

　足関節背屈拘縮では、拘縮側の立脚相に踵のみが接地し、立脚相が短縮し、踏み切り時の推進力が弱くなる踵骨歩行（calcaneal gait）が生じる。

NOTE: ロッカー機能

　立脚相では身体を円滑に前方へと移動させるために、3つのロッカー機能（rocker function）がある（図 5-16）。ロッカー機能は、下へ向かう身体重量を前方向へ変換するために必要であり、3つの回転中心を徐々に前方に移動させながら、ロッキングチェアのように前方へ回転していく足部の機能である。身体が回転する支点は踵からはじまり、足関節、中足指節関節（MTP関節）へと移動し、それぞれヒールロッカー（heel rocker）、アンクルロッカー（ankle rocker）、フォアフットロッカー（forefoot rocker）と呼ばれている[13]。

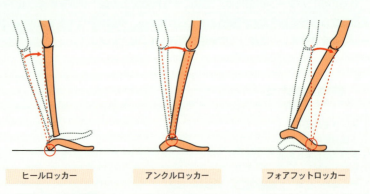

図 5-16: 3 つのロッカー機能

ヒールロッカー：初期接地以降の身体重量を踵で受け止め、踵を支点として下腿を前方へ引き寄せる。
アンクルロッカー：前足部が接地した後、足関節を支点として下腿を前方へ受動的に移動させる。
フォアフットロッカー：中足指節間関節を支点とした前足部接地によるロッカー機構で、足関節を中心とした回転運動から中足骨頭を中心とした回転軌道に変えて重心の低下を防ぐ。

3. 異常歩行（跛行）の評価

歩行評価の目的は、異常歩行の原因を特定し治療に結び付ける事と、治療の効果判定を行う事である。歩行評価の方法や基準については明確なものがなく、セラピストの経験に基づいた主観的な方法によって行われる事が多い。

ここでは、臨床場面でよく行われる定性的な評価である観察による分析について解説する。

1）観察による歩行評価

観察による歩行評価では、正常歩行のメカニズムを理解しておく事が不可欠である。歩行周期の各期の役割に必要とされる運動機能を基に、実際に観察した歩行の状態を考察する事が重要となる。

観察された正常歩行からの逸脱現象には、機能障害を直接反映している場合と、別の機能障害の代償として起こっている場合があり、観察のみで機能障害を短絡的に判断するのではなく、機能診断によって検証する作業が必要である。

a. 矢状面と前額面での観察

観察は前後および側方から行う。臨床経験のない学生や新人セラピストにとっては、短時間で歩行を評価し、障害の原因を特定する事は難しい。実施者の習熟度によって、評価結果が異なる事は本来望ましい事ではないため、それを補う手段として動画の活用は有効である。

前額面の観察指標：両目の位置、肩峰、上前腸骨棘、上後腸骨棘、坐骨結節、大転子、腓骨頭、内果、外果など
矢状面の観察指標：耳孔、肩峰、上前腸骨棘、上後腸骨棘、大転子、腓骨頭、外果など

b. 歩行観察のコツ

歩行は律動的で周期性をもつ動作である。局所的な一部の動きに固執せず、全体の動きを捉えるために、まずは歩行の円滑さや左右のリズム、動きのタイミングが揃っているかを観察する。左右の立脚相の時間や歩幅、歩隔に左右非対称を示す場合、それをもたらす問題点が存在するはずである。

1歩行周期は7つの動作期に区分されるが、「立脚相」と「遊脚相」という大きな相分けからはじめ、自身の観察力に合わせて徐々に細かく観察する事が分かりやすい。

表 5-4: 歩行中にみられる下肢・体幹の主な逸脱現象

文献 29 を参考に作図

	逸脱現象	観察される時期	現象の説明
足関節	1) 底屈位での踵接地 2) 前足部接地 3) 全足底接地 4) フットスラップ (foot slap) 5) 過度の底屈・背屈 6) 過度の回外・回内 7) ヒールオフ (heel off) 8) ノーヒールオフ (no heel off) 9) トゥドラッグ (toe drag)	初期接地 〃 〃 初期接地〜荷重応答期 歩行周期全般または一部 〃 荷重応答期〜立脚中期 立脚終期〜前遊脚期 遊脚初期〜遊脚終期	足関節はやや底屈位。膝関節は完全伸展。 足関節底屈、膝関節屈曲位。前足部から接地する。 足底全体の接地。 踵接地時の背屈筋活動の不足による急速な底屈。 底屈・背屈が大きい。 回外・回内が目立つ。 踵が床から浮く。 ヒールオフの欠如。 遊脚相で足の一部または全体が接地。
膝関節	1) 屈曲制限 2) 過度の屈曲 3) 動揺 4) 過伸展 5) 急激な伸展 6) 外反・内反	歩行周期全般または一部 荷重応答期または遊脚期 歩行周期全般または一部 荷重応答期〜立脚中期 〃 歩行周期全般または一部	屈曲が小さい 屈曲が大きい 素早い屈伸運動 過度の伸展 急激に起こる伸展運動 膝関節の変形による
股関節	1) 屈曲制限 2) 過度の屈曲 3) パーストレトラクト (past retract) 4) 内旋・外旋 5) 内転・外転	遊脚中期〜荷重応答期 〃 遊脚終期 歩行周期全般または一部 〃	屈曲が小さい 屈曲が大きい 下肢の前方への投げ出しが大きいために、初期接地前に下肢を戻す。 内旋・外旋が大きい 内転・外転が大きい
骨盤	1) 持ち上げ 2) 前傾・後傾 3) 前方回旋・後方回旋の不足 4) 過度の前方回旋・後方回旋 5) 同側・反対側の落ち込み	前遊脚期〜遊脚中期 歩行周期全般または一部 〃 〃 前遊脚期〜遊脚終期	骨盤の片側が過度にもち上がる 前傾・後傾の異常 前方回旋・後方回旋の不足 過度の前方回旋・後方回旋 骨盤の片側の落ち込み
体幹	1) 前傾・後傾 2) 側屈 3) 過度の前方回旋・後方回旋	歩行周期全般または一部 〃 〃	前傾・後傾の異常 側屈の異常 過度の前方回旋・後方回旋

　地球上で生活する限り、身体には重力と床反力という2つの外力が作用しており、身体重心を指標として、足圧中心と関節中心との位置関係から関節モーメントを推察する事ができる。各期、各関節における逸脱現象を表 5-4 に示す。

　また、姿勢と動作とは密接な関係にあるため、立位姿勢や片脚立位において、どのような姿勢制御が行われているのかという観察から異常歩行を評価する事もできる。

2) 動作の誘導による歩行評価

　いくら詳細に観察したとしても、観察による歩行評価から得られるのは、数ある障害原因の「仮説」に過ぎない。そこから原因を絞り込むには、意図する動きに「誘導」し、その際に見られる患者の反応から判断する必要がある。しかし、患者の反応を見過ごし、何も考えずに代償運動が出現しないように矯正してしまうと、そこからは何の情報も得る事はできな

い。歩行評価は、誘導した際の患者の反応を観察して、そのような反応が起きる原因について仮説を立て、次に仮説を検証するための検査を行い、原因を特定するという流れで行われるべきである。

　ここで、歩行評価の一例として、大腿骨近位部骨折の術後早期に荷重困難を呈したケースを挙げてみよう。原因としては、①小転子骨折や内側骨皮質の不整合による骨折部へのストレス、②術創部や侵襲の加わった組織に由来する疼痛、③股関節周囲筋の筋力低下、④股関節内転の可動域制限などが考えられる。外から観察するだけでは、この中のどれが原因であるのかがわからない。そこで、正しい重心の側方移動を誘導してみる。誘導はできるが股関節内側部の疼痛を生じる場合には①が疑われ、荷重量の増減や骨盤前傾位にする事で、疼痛が軽減するか否かを判断する。また、誘導はできるが、術創部や侵襲の加わった組織の痛みを訴える場合には、②が疑われ、徒手的に創部を緩める操作や、大殿筋や中殿筋の起始と停止とを近づけて保持する操作にて荷重しやすくなるかで判断する。誘導はできるが、骨盤を水平位に保持する事ができず、反対側の骨盤が下制する場合には、③が疑われ、上記の方法で筋出力を補助する事で荷重しやすくなる事を、殿筋の筋力とも照合して判断する。たとえ徒手筋力テスト（manual muscle test: MMT）で筋力低下が存在したとしても、本当にそれが荷重困難の原因かを確認する事が必要である。骨盤を把持して患側へ誘導しようとしても動かせない場合には、④が疑われ、股関節内転の可動域と照合して判断する。

　動作を誘導するために必要な介助量から歩行障害の問題点を推測する事が可能であり、このような評価を行う際に参考になる（表 5-5）。

表 5-5: 動作を誘導するために必要な介助と予測される問題点

文献1を参考に作図

誘導に必要な介助	予測される問題
運動方向の修正に必要な誘導	動作の習慣化（クセ）による影響
正しい運動に必要な力の補助	筋力低下や運動麻痺の影響
患者が出力する力に拮抗しなければ誘導できない	過剰努力、欠落する運動の代償、連合反応、疼痛回避、恐怖心による影響
介助しても運動を誘導できない	可動域の制限による影響

4. 歩行障害に対する運動療法

1) 歩行に必要な関節可動域の獲得

　体幹や股関節を中心とした下肢関節の可動域制限は、異常歩行の重要な要因となる。可動域制限の存在は、支持性の低下や筋力発揮困難など他の要因にも影響を及ぼすため、まず各関節の可動性の改善を試みるべきである（143 ページ「股関節拘縮の評価と治療」参照）。
　外傷や術後早期の症例では、過緊張状態にある股関節周囲筋を緩め、循環状態を改善するために、スリングを用いた重力除去位での関節運動が有効である。

2) 筋の質的機能向上を目的とした運動療法

　正常な歩行動作の中では最大筋力は必ずしも必要ではなく、各相において適切な筋活動を適切なタイミングで発揮させ、適切な収縮様式に変化させられる事が求められる。加藤[14]は、徒手筋力テスト（manual muscle test: MMT）で評価される筋力のみでは不十分であり、強さ、時間、空間の要素を包括した筋機能が重要であると述べ、重錘負荷やエラスティックチューブ等による従来の量的な筋力増強訓練に疑問を投げかけている。
　片脚立位時の股関節の安定には、外転筋の働きが重要である。外転筋というと中殿筋がイメージされやすいが、片脚立位には大殿筋、大腿筋膜張筋、小殿筋などの外転筋群と、その拮抗筋である内転筋との同時収縮が必要である。姫野[15]の剛体バネモデルによる研究によれば、片脚立位保持に必要な外転モーメントの内訳は、中殿筋、大殿筋上部線維、小殿筋でそれぞれ、46％、32％、22％であるが、骨盤前傾角度が 20°に増大すると、その内訳はそれぞれ、38％、43％、19％に変化すると報告している。これは片脚立位時に中殿筋が単独で働くのではなく、外転筋群が協調して活動するため、骨盤のアライメントに応じたトレーニングが必要である事を示している。また、運動姿位によっても活動する外転筋群は変化し、背臥位での股関節外転運動時の筋活動をみると、中殿筋に比べ大殿筋の活動が少ない事が分かる（右ページ図 5-17・a）。姿位は背臥位のままで、股関節を内旋位にすると、中殿筋の活動が増加し（右ページ図 5-17・b）、姿位を腹臥位にすると、大殿筋上部線維の活動が増加する事が分かる（右ページ図 5-17・c）。このように目的とする筋によってトレーニングの姿位も考慮するとよい。
　立位姿勢における体幹および骨盤、股関節の安定化において、腸腰筋が重要な役割を担っている。腸腰筋は立脚中期以降の股関節が伸展していく時期に構造的に脆弱性がある股関

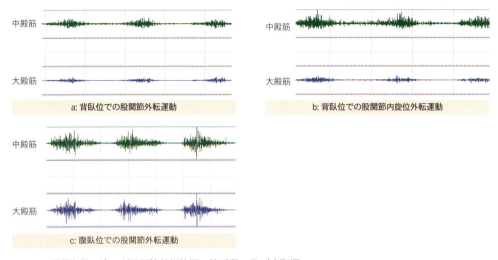

図 5-17: 運動姿位の違いが股関節外転筋群の筋活動に及ぼす影響

運動姿位を変えることで活動する外転筋群は変化する。背臥位での股関節外転運動時の筋活動は中殿筋に比べ大殿筋の活動が少ない（a）。背臥位で股関節を内旋位にすると、中殿筋の活動が増加し（b）、姿位を腹臥位にすると、大殿筋の活動が増加する（c）。

文献 16 を参考に作図

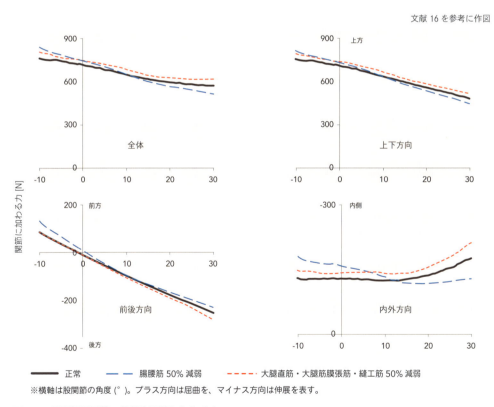

図 5-18: 股関節周囲筋の代償と関節に加わる力

背臥位股関節屈曲運動時に腸腰筋あるいは大腿直筋の出力をモデル上で減少させた際に、股関節に加わる力を表している。腸腰筋の出力を 50％に減らすと、股関節が伸展位にある時は骨頭が前方あるいは内側に押される力が増加する（青破線）。股関節に加わる力は股関節の角度と関与する筋力によって大きく影響を受ける。

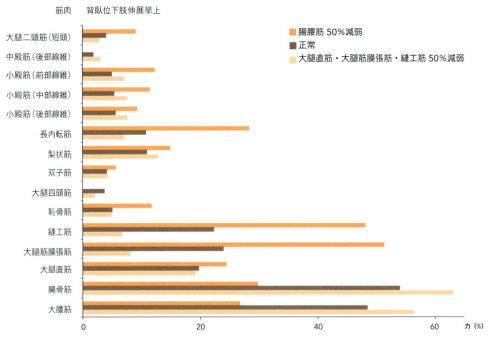

図 5-19: 股関節周囲筋のバランス

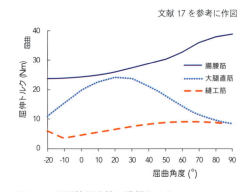

図 5-20: 股関節屈曲筋の発揮トルク

節前面を補強する働きがある。Lewis ら[16]は、腸腰筋の機能を知る上で興味深い報告をしている。筋骨格モデルを用いたシミュレーションにより、伸展10°から屈曲30°までの運動時に股関節に加わる力を調べたものである（前ページ図 5-18）。腸腰筋の出力を50％に減らすと、股関節が伸展位にあるときに骨頭が前方あるいは内側に押される力が増加している（青破線）。筋出力が減少しているにもかかわらず、関節への負荷が増加するという一見矛盾したような現象が起きるのは、他の筋の働きをみると理解する事ができる（図 5-19）。腸腰筋の活動が減少した場合（■）には、縫工筋や大腿筋膜張筋、長内転筋など屈曲作用をもつ多くの筋が代償的に出力を増加させている事が分かる。腸腰筋は純粋な屈曲作用をもつ筋であるのに対し、これらの筋は屈曲以外にも内・外転や内・外旋などの作用を有するため、屈曲に伴って生じるそれらの作用を相殺する。その結果、多くの筋が働く事になり、関節全体の負荷が増加するものと考えられる。

通常、筋の起始と停止が近づくと筋収縮は減弱するが、腸腰筋や小殿筋などの深層筋は最終域でも活動できるという特徴がある[17), 18)]。大腿直筋と腸腰筋の屈曲モーメントを比

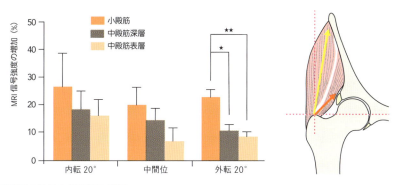

図 5-21: 股関節の肢位と外転筋の機能

外転筋力は股関節中間位や内転位に比べ外転位では低下するが、小殿筋は中殿筋と比べ外転位でも筋力が維持される。股関節外転位では小殿筋をより選択的に収縮させることができる。中殿筋のベクトルは20°外転位では外転作用に乏しい（黄矢印）が、小殿筋は20°外転位からでも外転が可能である（赤矢印）。

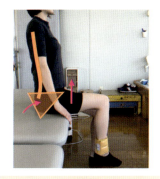

a: 腸腰筋

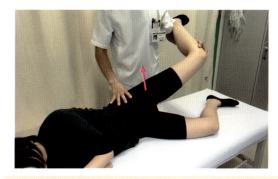

b: 小殿筋

図 5-22: 深層筋のトレーニング

セラピストの抵抗が大きすぎると、二関節筋や表層にある筋が優位に働いてしまう。深層筋のトレーニングを行う場合には、最終域付近での弱い抵抗運動を選択するとよい。腸腰筋は腰椎前弯位を保持したまま股関節の屈曲運動を行う。骨盤の後傾を伴わない股関節固有可動域は90°程度であることを考慮して椅子は高めに設定して行う（a）。小殿筋は股関節外転位からの外転運動を行う（b）。

較すると、腸腰筋は深屈曲位でも屈曲モーメントが高い事が分かる（左ページ図5-20）。Kumagai ら[18] の股関節肢位の違いによる中殿筋と小殿筋の筋活動を調べた研究では、中間位と比べ短縮位になる20°外転位では中殿筋の活動が低下するのに対し、深層にある小殿筋の活動は維持されると報告している（図5-21）。また、二関節筋や表層にある筋は、筋力トレーニングを行う際に、セラピストの抵抗が大きすぎると、深層筋に対して優位に働いてしまう。このような事から、深層筋のトレーニングを行う場合には、最終域付近での弱い抵抗運動を選択するとよい（図5-22）。

また、方向制御によるトレーニングとして、福井ら[19] は、二関節筋あるいは単関節筋群の活動だけでどの方向へ出力できるかを報告している（次ページ図5-23）。股関節の屈曲伸

展運動では、スリングを用いてベッドに対し下腿の平行を保った状態で股関節の屈曲伸展運動を行う事で、単関節筋である腸腰筋や大殿筋の筋活動を高める事ができる（図 5-24）。臨床場面で大殿筋のトレーニングを目的としたブリッジ運動がよく行われているが、下腿が床面に対し垂直となるようなポジションでヒップアップを行うと、ハムストリングスの活動は低下し、単関節筋である大殿筋の活動を強調する事ができる（図 5-25）。

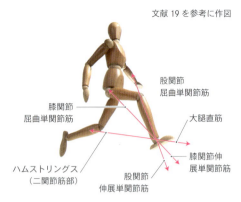

文献 19 を参考に作図

図 5-23: **方向制御による筋の運動特異性（下肢）**

　歩行時に必要な筋収縮形態は、遠心性収縮である事が多い。重枝ら [20] は、全人工股関節置換術（total hip arthroplasty: THA）の術後患者を対象とした追跡調査で、歩行速度やステップ長の増加に伴い歩行時の股関節伸展角度の減少や骨盤前傾角度の増加を認めたと報告している。様々な要因を検討した結果、速い速度で腸腰筋を遠心性収縮させる事ができず、骨盤の前傾で代償している事が原因であると述べている。このような遠心性収縮能力の低下は、徒手筋力テスト（manual muscle test: MMT）による評価では見過ごされる可能性がある。抵抗と筋収縮速度の関係は、抵抗が増加するほど筋収縮速度は遅くなる事になる。筋収縮速度を考慮した筋力トレーニングを行うためには、抵抗を減らし、速い速度で安定した運動が遂行できるようにする事が重要である（右ページ図 5-26）。

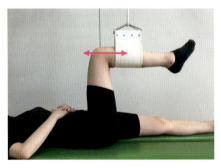

図 5-24: **スリングを用いた股関節屈曲可動域改善運動**

股関節の屈曲伸展運動では、スリングを用いてベッドに対し下腿の平行を保った状態で股関節の屈曲伸展運動を行う。これにより単関節筋である腸腰筋、大殿筋の筋活動を高めることができる。

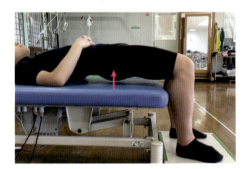

図 5-25: **大殿筋トレーニング**

下腿が床面に対し垂直となるようなポジションでヒップアップを行うと、ハムストリングスの活動は低下し、単関節筋である大殿筋の活動を強調することができる。

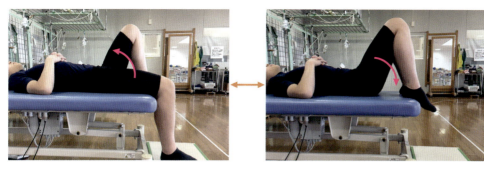

図 5-26: **速い速度での遠心性収縮運動**
反対側の股関節は屈曲位とし骨盤が前傾することを抑制する。その状態で対象側股関節の屈曲・伸展運動を速い速度で反復する。抵抗は無負荷から始め、安定した運動が遂行できるようになったら、1kg 程度の重錘を下腿遠位部に巻いて行う。

3）起立・荷重訓練

歩行は、足部で形成される支持基底面を立脚側から反対側へ連続的に変えながら、身体重心を前方へ移動する動作である。荷重訓練は、歩行の構成要素を分解して立脚相の一場面を練習する運動療法であり、歩行訓練を始める前に行う。

a. 荷重量のコントロール

荷重訓練は平行棒内で両手支持ができる状態で行う事が望ましい。初めて立位姿勢をとると、次ページ図 5-27 のように患側への荷重ができない事が多い。この状態で早期歩行を開始すると、正常から逸脱した歩容が学習されてしまい、結果的に、安定した歩行の獲得に時間を要す事や、転倒のリスクを増加させる事になる。荷重訓練では、患側への重心移動により荷重量を増加させていくが、患側への体幹の側屈によって重心を移動させるのではなく、骨盤を水平位に保ったまま、健側下肢の外転筋の働きで重心を患側へ押し出すようにする。段階的に上肢で体重支持する割合を減らし、患側への荷重量を増加させていく。その際、上肢支持は、両側手すり、健側手すり、患側手すりの順番で進めていく。姿勢矯正鏡によるフィードバックは有効であるため、利用するとよい。

b. 重心のコントロール

正しい立位姿勢がとれるようになれば、足部で作られる支持基底面の範囲内で重心移動を練習する。左右移動では、体節のアライメントを変化させずに、左右それぞれの足底へ交互に重心移動させる。体節のアライメントは両側の肩峰を結んだラインが水平となり、胸骨剣状突起と臍部（へそ）を結んだラインが常に垂直となるように意識させる（次ページ図

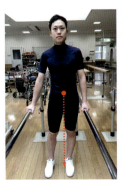
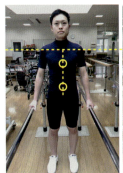
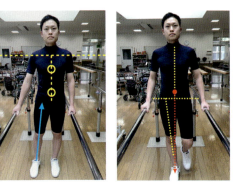

5-27: 荷重訓練

初めて立位姿勢をとると、逃避的に患側への荷重ができないことが多い（右が患側）。

図 5-28: 重心の左右移動

体節のアライメントを変化させずに、左右それぞれの足底へ交互に重心移動させる。体節のアライメントは両側の肩峰を結んだラインが水平となり、胸骨剣状突起と臍部（へそ）を結んだラインが常に垂直となるように意識させる。
※青矢印は床反力ベクトルを示す。

5-29: 患側での片脚立位練習

片脚立位は股関節を軽度内転位、骨盤前後傾中間位とし、体節のアライメントは変化させずに前額面で重心が足部の垂直線上に位置するように指導する。
※赤破線矢印は重心線を表す。

5-28）。十分に患側へ荷重がかけられるようになれば、立脚中期を想定して患側での片脚立位を練習する。片脚立位は股関節を軽度内転位、骨盤前後傾中間位とし、体節のアライメントは変化させずに前額面で重心が足部の垂直線上に位置するように指導する（図 5-29）。このとき、セラピストは患者の前方から股関節周囲筋の筋収縮を確認する。理想的な片脚立位では、腸腰筋、中殿筋、大殿筋、深層外旋筋群の適度な筋収縮を確認できる（右ページ図 5-30）。正しいアライメントから逸脱し、重心線が股関節の前方を通過すると腸腰筋は弛緩し、重心線が股関節の外側を通過すると中殿筋は弛緩するため、これらの筋の収縮を確認し、調整しながら誘導するとよい。股関節周囲筋に筋力低下があれば、筋力を必要としない異常アライメントで荷重しようとする反応が見られる。中殿筋や大殿筋上部線維の筋張力が発揮できない時には、理想的なアライメントに誘導する事ができない。その場合は、徒手的に仙骨・上後腸骨棘と大転子を近づけ、筋力を補助する操作を加えるとよい（右ページ図 5-31）。重心の前後移動は、患側を一歩前に踏み出した立位で行わせる。患側の立脚初期を想定し、健側下肢で前方に押し出した重心を骨盤ならびに体節部の安定性を保持しながら患側下肢で制御する。

　支持基底面の範囲内での重心移動がうまく制御できるようになれば、ステッピング動作で支持基底面を変化させて重心のコントロールを練習する。前方へのステッピングでは、健側を一歩後ろに下げた状態から患側を超えて一歩前に踏み出させる。骨頭の被覆も考慮しながら、立脚相での十分な荷重の下で歩行に必要な重心移動を反復する（右ページ図 5-32）。

母指：
腸腰筋の筋収縮を触診
重心線が股関節前方を通過すると弛緩

示指：
中殿筋後部の筋収縮を触診
重心線が股関節外側を通過すると弛緩

中指〜小指：
大殿筋・深層外旋筋群の筋収縮を触診
重心線が股関節後方を通過、かつ外旋位にて弛緩

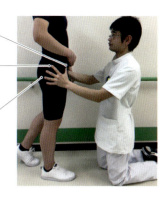

5-30: 筋収縮の確認位置

セラピストは患者の前方から股関節周囲筋の筋収縮を確認する。理想的な立位姿勢では、腸腰筋、中殿筋、大殿筋、深層外旋筋群の適度な筋収縮を確認することができる。

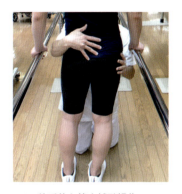

5-31: 徒手的な筋力補助操作

中殿筋や大殿筋上部線維の筋張力が発揮できない時には、理想的なアライメントに誘導することができない。その場合は、徒手的に仙骨・上後腸骨棘と大転子を近づけ、筋力を補助する操作を加えるとよい。

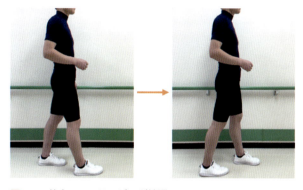

図 5-32: 前方へのステッピング練習

支持基底面の範囲内での重心移動がうまく制御できるようになったら、ステッピング動作で支持基底面を変化させて重心のコントロールを練習する。前方へのステッピングでは、健側を一歩後ろに下げた状態から患側を超えて一歩前に踏み出させる。骨頭の被覆も考慮しながら、立脚相での十分な荷重の下で歩行に必要な重心移動を反復する。

c. 荷重位での筋収縮練習

立脚相の股関節は、屈曲・伸展、内・外転、内・外旋の3軸複合運動であり、瞬間的に求心性収縮から遠心性収縮へ、主動作筋と拮抗筋の交互収縮から同時収縮へと収縮形態の切り替えが要求される。

このような歩行に必要な機能の向上を目的としたアプローチを紹介する。立位で体幹回旋による股関節の内・外旋運動では、大腿筋膜張筋や大殿筋上部線維は求心性収縮が主体であるが、中殿筋は求心性から遠心性収縮へ切り替える練習ができる（次ページ図5-33）。片脚

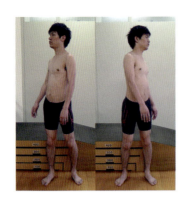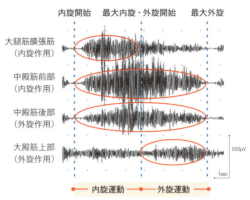

図 5-33: 体幹回旋による股関節の内・外旋運動

大腿筋膜張筋や大殿筋上部線維は求心性収縮が主体であるのに対し、中殿筋は持続的な筋活動がみられ、求心性から遠心性収縮へ収縮形態を切り替える練習ができる。

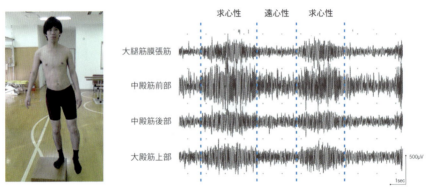

図 5-34: 外転筋の求心性ならびに遠心性収縮運動

片脚立位で骨盤の挙上・下制を行う運動では、外転筋群のなかでも二関節筋である大腿筋膜張筋よりも単関節筋の筋活動が高く、収縮の切り替えが練習できる。

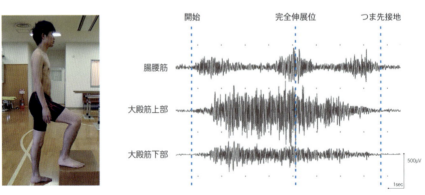

図 5-35: 対象側を上にしたステップ台昇降

患側を上にしてステップ台を昇り、反対側下肢は浮かせたまま再び床面まで戻り、つま先から接地する動作の筋活動をみている。
腸腰筋は開始時、大殿筋に先立ち筋活動が認められ、股関節完全伸展位、つま先接地前に筋活動の高まりがみられ、股関節前方安定性への関与が示唆される。大殿筋（特に上部線維）は伸張位から短縮位にわたる求心性ならびに遠心性収縮の筋活動が認められる。

立位で骨盤の挙上・下制を行う運動では、外転筋群の中でも二関節筋である大腿筋膜張筋よりも単関節筋の収縮の切り替えが練習できる（左ページ図 5-34）。また、患側を前にしてステップ台を昇る運動では、腸腰筋の収縮のタイミングや大殿筋の伸張位から短縮位にわたる収縮を練習する事ができる（左ページ図 5-35）。

4）歩行訓練

歩行訓練は、十分な荷重負荷と重心のコントロールができるようになってから開始する。両手支持から片手支持への移行や、平行棒から杖へ移行する際は代償運動が出現しやすいため注意する。代償運動の出現は、その課題の難易度が患者の歩行能力を超えている事を表している。その場合、難易度を少し下げて練習を反復し、正しい動作を誘導していく事が重要である。特に、平行棒からT字杖歩行へ移行する際には注意が必要である。平行棒内での歩行は、手すりを引っ張って重心を移動する事ができるが、杖歩行では支持基底面の中に重心を制御する能力が必要となるため、重心コントロールの難易度が高くなるからである。

歩行練習では、部分練習で獲得された歩行に必要な機能を使って、歩行運動を繰り返し練習する。平地から不整地へと変化する路面環境への適応や、耐久性の向上を図る。

NOTE: 高齢者の姿勢変化と歩行への影響

　高齢者を最も特徴づける姿勢変化に、脊柱の後弯が増強する円背とそれに伴う骨盤の後傾がある。加齢に伴い脊柱カーブが最も変化するのは胸椎であり、後弯が大きくなり、次第にその頂点が下方に移動して弯曲の範囲が拡大する。すると、脊柱の力学的均衡を保持するための代償として頸椎の前弯は増強し、腰椎の前弯は減少する[21]。この脊柱カーブの変化により体幹は前屈位となり、重心が大きく前方に移動するため、骨盤を後傾させることで矢状面上の重心位置を代償している。さらに、骨盤の後傾は股関節を伸展させるが、その角度以上に膝関節を屈曲させ、足関節の背屈によりバランスを保つように下肢のアライメントが変化する（図5-36）。体幹の前傾が強いほど膝関節屈曲による代償が増加するが、膝関節による代償は25〜30°が限界であり、それを超えると手を膝の上に置いて歩くといわれている[22]。

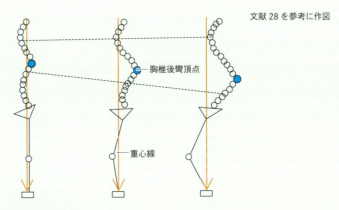

文献28を参考に作図

胸椎後弯頂点

重心線

図5-36: 加齢による脊柱の変化

左：若年者の生理的な脊柱彎曲
中央・右：高齢者では胸椎の彎曲（後弯）が大きくなりその頂点が下方へ移動し、彎曲範囲が大きくなる。

　先に述べたように、正常アライメントの立位姿勢では、ほとんど筋活動を必要としないのに対し、円背特有の姿勢においては、抗重力位を保つために主に下肢での代償が起こり、大殿筋、腸腰筋、大腿四頭筋、下腿三頭筋の筋活動が大きくなる。
　仲田ら[22]は、高齢者の姿勢を伸展型、S字型、屈曲型、手膝上型の4つに分類している（右ページ図5-37）。峯ら[23]は、この分類を用いて、努力性伸展時の円背姿勢変化と歩行への影響を検討している。それによると、最も典型的な円背姿勢である屈曲型は、体幹前傾位となって身体重心が前方に移動するため、背筋、大殿筋、大腿四頭筋、下腿三頭筋の筋活動が高くなる。努力性体幹伸展時には、体幹が伸展するが、同時に骨盤後傾と膝関節屈曲の増大による代償が著明となる。そして、前方に移動した身体重心を後方に修正することで大殿筋の活動は減少する一方、背筋群、大腿四頭筋、下腿三頭筋の負担が増大することを峯らは報告している。このように身体重心が前方に移動すると、姿勢保持のために股関節伸展筋

である大殿筋が活動を高め、体幹（骨盤）の安定化を図ることになる。つまり、股関節伸展筋の活動を高めた立位姿勢をとっていると、立脚中期以降に必要な股関節伸展筋力を供給できなくなり、股関節の角度を変えられず、推進力に重力を利用する安定した歩行の獲得が困難となる。

このような理由から、円背が進行した高齢者に対する歩行補助器具の使用は、長距離歩行の実現と安定した歩行獲得のために必要と考えられる。円背を伴う高齢者には、体幹の重さを支えるための操作方法が単純で、簡便に使用できるT字杖かシルバーカーが有用と考えられる。

円背は、歩容や姿勢の変化が病態そのものを表しているわけではなく、経時的に進行していくその異常への代償や適応反応が含まれて表現された結果である。盲目的に「胸を張って歩く」という外見上の歩容にこだわることは、身体への負担や転倒への恐怖心を増大させ、安全性を損なう結果を招く恐れがある。そのため、適切な歩行能力の評価と歩行効率を高めるための歩行補助器具の使用とが重要である。

文献22を参考に作図

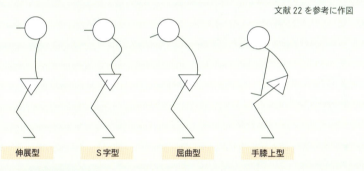

伸展型　　S字型　　屈曲型　　手膝上型

図 5-37: **仲田らの高齢者姿勢分類**

椎間板変性や椎体圧迫骨折の程度をよく反映しており、従来の分類と比べて臨床的であると考えられている。

NOTE: 静歩行と動歩行

二足歩行は移動中の身体重心と支持基底面の関係から、静歩行と動歩行の2つに大別される。静歩行とは、身体重心が常に支持基底面上にある歩行である。静歩行における身体重心は片脚を持ち上げた際には支持脚の足底に位置し、両脚支持期に踏み出した足の足底に移動する。つまり、静歩行では常にバランスを保っているため、歩行中のあらゆる瞬間で静止する事が可能である。これは暗闇の中を手探りで歩く場合や、平均台の上を慎重に歩く場合に選択される歩行様式である。

それに対して、日常われわれが用いているのが動歩行である。身体重心の移動を予測して、動的なバランスをとって歩くのが動歩行であり、身体重心は支持基底面内に存在するとは限らない。動歩行では、常にバランスを崩しながら身体重心を進行方向に移動し、倒れないように動的なバランスをとってもう片方の足を踏み出す事を繰り返している。動歩行では動きながらバランスをとっているため、歩行中のある瞬間で静止する事はできない（図 5-38）。

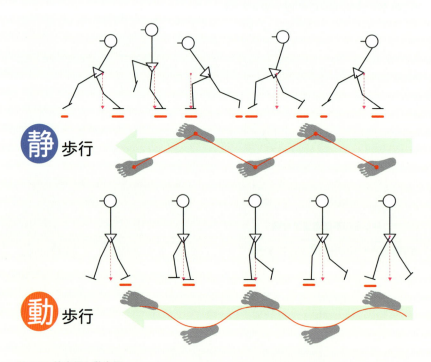

図 5-38: 静歩行と動歩行

二足歩行には、重心が常に支持基底面上にある「静歩行」と、進行方向に倒れ込むように重心を移動しながら、動的なバランスをとって歩く「動歩行」がある。静歩行では、片足を持ち上げた際に支持脚の足底に重心があるため、歩行中のあらゆる瞬間で静止することができるが、動歩行では歩行動作を途中で止めることはできない。

静歩行は姿勢制御が比較的容易で、いつでも静止できる事が利点であるが、歩行速度は遅く、重心移動の際に体幹の動揺が大きい事、歩行できる路面環境が平らな場所に限られるといった欠点がある。

　一方、動歩行は常に静的なバランスを崩しながら歩行するため、姿勢制御は難しいが、歩行速度は速く、不整地や路面環境の変化にも対応できる利点がある。動歩行は動的安定性によって支えられているため、途中で静止する事はできないが、コマや自転車のように動いていることで安定性を得ているといえる。

　静歩行は、先に述べたCPGを駆動させて無意識下に歩行を制御する事が難しく、随意的な運動制御を余儀なくされる。また、静歩行しかできない場合、平坦な路面しか歩く事ができず、転倒のリスクも高くなる。正常歩行は動歩行が基本であり、歩行の運動療法においては、実用的で機能的な動歩行を獲得すること事が重要となる。

参考文献

1) 石井慎一郎:動作分析臨床活用講座 バイオメカニクスに基づく臨床推論の実践, メジカルビュー社, 2014.

2) 松阪誠應:姿勢・歩行のメカニズム. MB Orthop 13（9）:15-21, 2000.

3) 中村隆一, 他:基礎運動学 第6版, 医歯薬出版:361-420, 2003.

4) 熊谷匡晃, 他:股関節内転制限および外転筋力が跛行に及ぼす影響について. PTジャーナル 49(1):87-91, 2015.

5) 古賀大介, 他:腰椎側方可動性が人工股関節全置換術前後の腰椎-骨盤冠状面アライメント変化および腰痛に与える影響. Hip Joint 33:171-175, 2007.

6) 川端悠士, 他:人工股関節全置換術例の自覚的脚長差に対する補高は下肢荷重率の均等化に有用か？ PTジャーナル 50（8）:797-802, 2016.

7) Grillner S, et al: On the initiation of the swing phase of locomotion in chronic spinal cats. Brain Res 146: 269-277, 1978.

8) Stephen R, et al: Sensori-motor function, gait patterns and falls in community-dwelling women. Age and Aging 25: 292-299, 1996.

9) Murray MP, et al: Walhing patterns in healthy old men. Gerontol 24: 169-178, 1969.

10) 植松光俊, 他:高齢女性の自由歩行における下肢関節モーメント. 理学療法学 24（7）:369-376, 1997.

11) Winter DA, et al: Biomechanical walking pattern changes in the fit and healthy elderly. Phys Ther 70: 340-347, 1990.

12) Crowinshield RD, et al: The effects of walking velocity and age on hip kinematics and kinetics. Clin Orthop 132: 140-146, 1978.

13) Perry J, et al: Basic functions. Chap 3. Gait Analysis: Normal and pathological function. 2nd ed, Slack, Thorofare, p19-47, 2010.

14) 加藤 浩:多関節運動連鎖からみた変形性股関節症の保存的治療戦略. 多関節運動連鎖からみた変形性関節症の保存療法 刷新的理学療法, 井原秀俊, 加藤浩, 木藤伸宏編, 全日本病院出版会: 116-138, 2008.

15) 姫野信吉:剛体バネモデルによる股関節骨頭合力の推定について. 関節の外科 18:1-6, 1991.

16) Lewis CL, et al: Effect of position and alteration in synergist muscle force contribution on hip forces when performing hip strengthening exercises. Clin Biomech 24 (1): 35-42, 2009.

17) 小栢進也, 他:関節角度の違いによる股関節周囲筋の発揮筋力の変化-数学的モデルを用いた解析-. 理学療法学 38（2）:97-104, 2011.

18) Kumagai M, et al: Functional evaluation of hip abductor muscle with use of magnetic resonance imaging. J Orthop Res 15: 888-893, 1997.

19) 奈良勲監修:二関節筋-運動制御とリハビリテーション-医学書院:146-150, 2008.

20) 重枝利佳:人工股関節全置換術後症例の骨盤前傾歩行と股関節屈曲筋群の遠心性収縮能力の関係. 国際医療福祉大学博士論文, 2015.

21) 山口義臣, 他:日本人の姿勢. 第2回姿勢シンポジウム論文集:15-33, 1977.

22) 仲田和正：老人の姿勢の研究．日整会誌 62：1149-1161，1988.

23) 峯 貴文，他：著明な円背を伴う高齢者の歩行練習．PT ジャーナル 40（8）：649-654，2006.

24) Neumann DA：筋骨格系のキネシオロジー（嶋田智明，平田総一郎監訳），医歯薬出版，東京：547-593，2005.

25) Whittington B, et al: The Contribution of Passive-Elastic Mechanisms to Lower Extremity Joint Kinetics During Human Walking. Gait Posture 27 (4): 628-634, 2008.

26) 高草木 薫：歩行の神経機構 Review．Brain Medical 19（4）：307-315，2007.

27) Martin HD, et al: The function of the hip capsular ligaments: a quantitative report. Arthroscopy 24: 188-195, 2008.

28) 高井逸史，他：加齢による姿勢変化と運動制御．日本生理人類学会誌 6：11-16，2001.

29) Kirsten GN：観察による歩行分析（月城慶一ほか訳）．医学書院，2005.

5

異常歩行（跛行）の評価と治療

6 股関節疾患に対する評価と運動療法

■ **大腿骨近位部骨折**
1. 疾患概説
2. 整形外科的治療
3. 評価
4. 運動療法

■ **股関節脱臼骨折、寛骨臼骨折**
1. 疾患概説
2. 整形外科的治療
3. 評価
4. 運動療法

■ **変形性股関節症**
1. 疾患概説
2. 整形外科的治療
3. 評価
4. 運動療法

■ **大腿骨寛骨臼インピンジメント(FAI)**
1. 疾患概説
2. 整形外科的治療
3. 評価
4. 運動療法

本章では、我々セラピストが臨床で扱う事が多い代表的な疾患について、理解しておきたい基礎知識、整形外科的治療、評価、運動療法の順で解説する。

評価や運動療法の考え方は、これまでの章で述べた内容が背景にあるため、適宜振り返って理解を深めていただきたい。

1. 大腿骨近位部骨折

1）疾患概説

骨粗鬆症を基盤として高齢者に好発する大腿骨近位部骨折は、転倒や打撲などの軽微な外力によって発生する事が多い。本邦では本骨折の発生率が増加傾向にあり、高齢化に伴い今後も患者数の増加が予想されている。患者が高齢であるため全身合併症を伴っている者が多く、寝たきりの原因としても脳血管障害に次ぐ。また、本骨折の生命予後に影響を与える因子としては、年齢、性別（男性が不良）、認知症の有無、退院時の歩行能力などがあげられている[1]。

本骨折の運動療法では、早期に受傷前の歩行機能を回復させ、社会復帰を図る事が重要である。

a. 分類

大腿骨近位部の骨折は、大腿骨頸部内側骨折（関節包内骨折）と大腿骨頸部外側骨折（関節包外骨折）とに分類され、両者を合わせて大腿骨頸部骨折と総称されてきた。これに対して、多くの欧米文献では femoral neck fracture、femoral trochanteric fracture と呼ばれている事から、現在ではそれぞれ大腿骨頸部骨折、大腿骨転子部骨折と呼称するようになっている。

大腿骨近位部骨折は、骨頭骨折、頸部骨折（骨頭下も含む）、頸基部骨折、転子

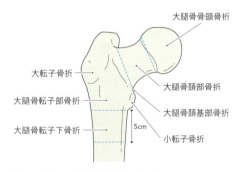

図6-1: **大腿骨近位部骨折の分類**

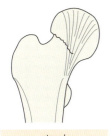 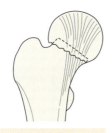 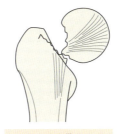 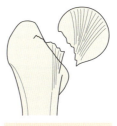

stage I	stage II	stage III	Stage IV
不全骨折	転位なし完全骨折	部分的な転位と完全骨折	完全な転位と完全骨折

図 6-2: Garden 分類

stage I: 不全骨折
外転骨折または嵌入骨折で内側の骨性連続が残存しているもの。予防策を講じないと完全骨折へ至ることもある。

stage II: 転位なし完全骨折
完全骨折であるが、骨頭の傾斜はない。軟部組織の連続性は残存しているが、外反位となりうる。

stage III: 部分的な転位と完全骨折
頚部の皮膜（Weitbrecht retinaculum）の連続性がある。主圧縮骨梁群の向きで骨頭の傾斜がわかる。外固定や内固定が行われない場合、Stage IV へと至る。

Stage IV: 完全な転位と完全骨折
頚部の皮膜が断裂し、全ての軟部組織の連続性が断たれる。
主圧縮骨梁群の向きは、臼蓋の骨梁と同じ走行を示す。

これらの分類だけでなく、それぞれの中間の stage がしばしば存在する。

部骨折、転子下骨折に分類される。頚部は関節包内、頚基部は関節包内から関節包外におよぶもの、転子部は関節包外の骨折である（左ページ 図 6-1）。

大腿骨頚部は骨癒合が得られにくい部位である。その理由として、骨膜が存在しないため外骨膜性仮骨による骨癒合が期待できず、一次性骨癒合しか求められない事、解剖学的に特殊な形状をしているため、筋力や荷重により骨折線に対し剪断力が作用する事、骨折により大腿骨頭への栄養血管が損傷されやすい事、患者が骨粗鬆症を有する高齢者に多いため、若年者に比べ骨再生能力が低下している事、などがあげられる。これに対して、転子部骨折は海綿骨が多く血流も豊富な部位での骨折であり、骨癒合は得られやすい。

大腿骨頚部骨折の分類には、Garden 分類が最もよく用いられている（図 6-2）。この分類は単純 X 線像による分類で、stage I から IV までの 4 段階に分けられる。stage I は不完全骨折、stage II は転位のない完全骨折、stage III は部分転位を伴う完全骨折、stage IV は完全転位を伴う完全骨折である。Garden 分類は、検者間での一致率が低く合併症発症率や治療成績から、stage I と II を非転位型、stage III と IV を転位型に大別し、治療法の選択に役立てようとする考え方が主流となっている[2]。

大腿骨転子部骨折の分類は Evans 分類が最もよく用いられる（次ページ 図 6-3）。これは、

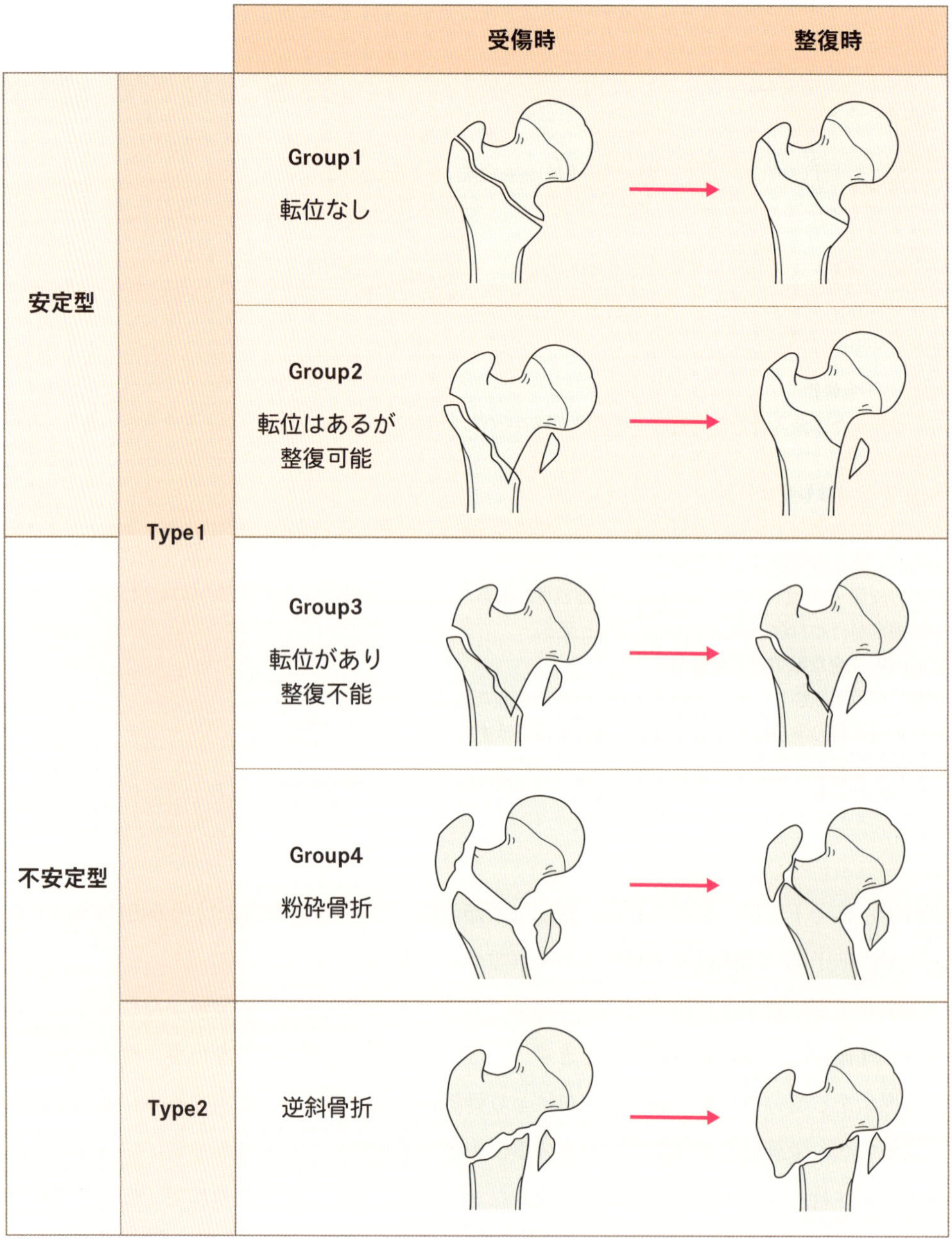

		受傷時	整復時
安定型	Type1	**Group1** 転位なし	→
		Group2 転位はあるが 整復可能	→
不安定型		**Group3** 転位があり 整復不能	→
		Group4 粉砕骨折	→
	Type2	逆斜骨折	→

図 6-3: Evans の分類

Type1: 主骨折線が小転子近傍から大転子の方向へ向かうもの
　　Group1: 内側の皮質骨に転位がなく、完全な整復位で骨癒合が得られるもの。
　　Group2: 内側の皮質骨の単純な重なりが徒手整復で改善し、安定型の骨折となるもの。
　　Group3: 内側の皮質骨の重なりが完全に改善せず、骨折部が不安定で内反股が予測されるもの。
　　Group4: 内側の皮質骨の粉砕骨折があり、内反股が予測されるもの。
Type2: 主骨折線が小転子近傍から外側遠位に向かうもの

単純X線正面像で内側骨皮質の損傷の程度と、整復操作を行った後の整復位保持の難易度とにより分類している。骨折線が小転子から外側近位の大転子に向かうものを Type I、逆に小転子から外側遠位に向かうものを Type II と大別し、Type I をさらに整復位保持の難易度により4つの group に分類したものである。Evans 分類の group 1、2 は安定型とよばれ、group 3、4 は不安定型とよばれる。

2）整形外科的治療

a. 大腿骨頚部骨折

保存療法は非転位型でも偽関節発生率が高く、症例の大半が高齢者である。そのため、全身状態が許す限り、早期離床を図るために手術療法が選択される。手術方法には骨接合術と人工骨頭置換術とがある。非転位型では骨癒合が期待できるため、骨接合術が選択される。転位型では偽関節や大腿骨頭壊死の発生率が高いため、人工骨頭置換術が選択される（図 6-4）。しかし、青壮年者には人工骨頭の耐用年数を考慮して、転位型でも骨接合術を選択する場合が多い。最近では骨接合の内固定材としてハンソンピン（Hansson pin）やcannulated cancellous screw（CCS）が用いられる事が多い（次ページ図 6-5、6-6）。

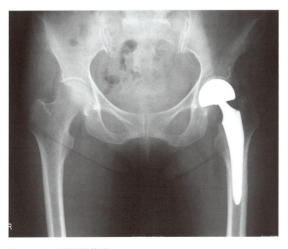
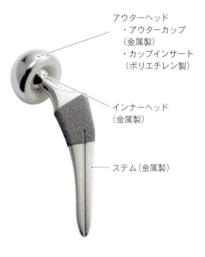

図 6-4: **人工骨頭置換術**

人工骨頭にはモノポーラ型とバイポーラ型があるが、バイポーラ型が主流である。バイポーラ型の人工骨頭（写真）は、アウターヘッド、インナーヘッド、ステムで構成される。臼蓋とアウターヘッド間、アウターヘッドとインナーヘッド間の2カ所で可動し、衝撃・摩耗が少ない点でもモノポーラ型より優れている。

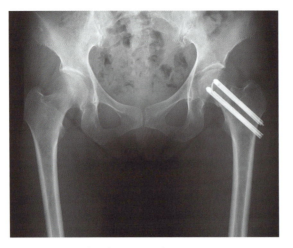 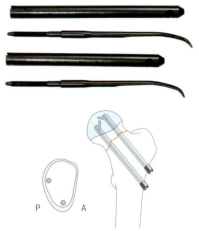

図 6-5: **ハンソンピン（Hansson pin）**

ハンソンピンは、先端側方に穴が開いた中空構造の外筒と先端にフック構造をもつ内筒の 2 重構造をしている。遠位ピンは、頚部内側髄内皮質に接して挿入されることで骨頭の内反転位を防止する。近位ピンは、頚部後方皮質に接して固定されることで骨頭の後方回旋転位を防止する。先端部のフックが骨密度の高い海綿骨に挿入されることにより骨頭とピンがしっかり固定される。さらに、2 本のハンソンピンが平行に挿入されることにより、ピンに固定された骨頭がピンとともに大腿骨頚部をスライドし、骨折部に持続的なダイナミゼーションがかかり骨癒合を促進する効果を持つとされている。

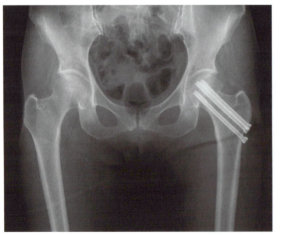 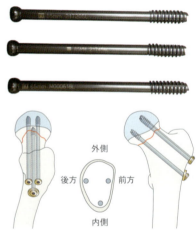

図 6-6: cannulated cancellous screw（CCS）

CCS は、中央にガイドピンが通過する穴が開いた中空構造になっている。3 本の CCS をガイドピンにかぶせて挿入し固定する。適切な整復位を保持し、転位を予防するためには、スクリューを至適位置に挿入する必要がある。頚部断面において 1 本目は内側、2 本目は後方、3 本目は前方に挿入し、スクリューの位置が逆三角形かつ平行になるようにする。

b. 大腿骨転子部骨折

大腿骨頚部骨折と異なり骨癒合の得られやすい骨折だが、変形治癒や拘縮、長期臥床に伴う合併症を防ぐために、骨接合術が選択される事が多い。以前は Ender nail による固定も行われていたが、現在用いられている内固定材は、sliding hip screw（SHS）または short femoral nail（SFN）の 2 つに大別できる（図 6-7、次ページ 6-8）。双方はプレートか、それとも髄内釘かという構造的な差であり、short femoral nail は sliding hip screw に比べてレバーアームが短くなるため、力学的利点があるといわれている（次ページ図 6-9）。

3）評価

社会的背景、受傷前の生活状況、合併症の有無などの情報を、カルテや本人・家族から収集しておく事は重要である。

a. 画像

画像からは骨折の状態だけでなく、筋の付着とその影響を考える必要がある。大転子や小転子、その周辺には 223 ページ図 6-10a のような筋の付着がある。図 6-10b に示す大腿骨転子部骨折のそれぞれの骨片には、そこに付着する筋の牽引力が働く。大転子の骨片は梨状筋が内側方向へ、中殿筋が近位方向へそれぞれ牽引し、小転子の骨片には腸腰筋が付着して

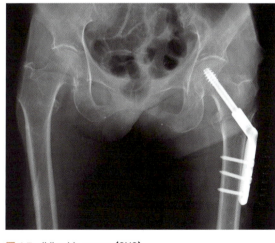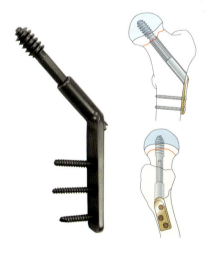

図 6-7: sliding hip screw（SHS）

安定型骨折に対し良好な固定が得られ、最も良い適応がある。遠位骨片を固定するプレートと骨頭を固定する太い径のラグスクリューで構成されている。ラグスクリューはスライディング機構があり、荷重により骨折部を圧着させ、骨癒合の促進が期待できる。

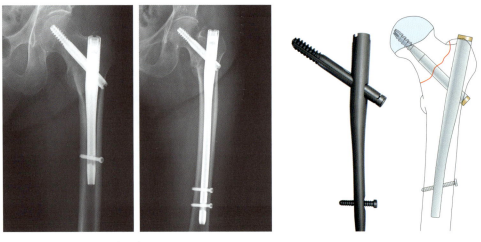

図 6-8: short femoral nail（SFN）

本法は、スライディングラグスクリューと髄内釘の利点を併せ持つ優れた内固定材料であり、現在では大腿骨転子部骨折の第一選択の手術方法となっている。髄内釘に穴が開いており、ラグスクリューがネイルを貫通して大腿骨頭に刺入・固定される構造である。ネイルの遠位部には横止めネジが刺入できるようになっており、大腿骨骨幹部にネイルが固定される。骨折線が遠位に及ぶ症例などの不安定型には、ロングネイルが選択される。特殊例として、大腿骨の髄腔が極端に狭いあるいは大腿骨の弯曲が強いためネイルが挿入できない症例は適応外となる。

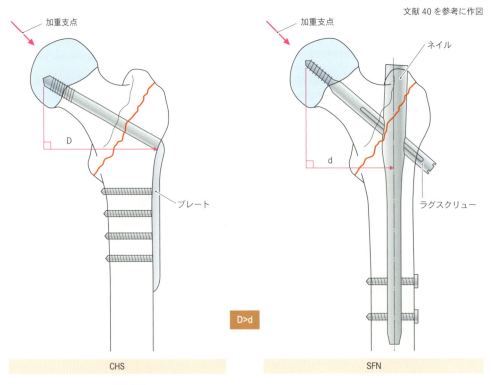

図 6-9: SFN のメカニカルな利点

SFN の利点として、髄内にネイルを挿入することで CHS 法と比較して骨頭の加重支点と荷重軸が近くなるためレバーアームが短くなり、インプラントに作用する内反モーメントが小さいことが挙げられる。

Pr: 梨状筋　　Gmin: 小殿筋　　Il: 腸腰筋　　VL: 外側広筋　　VM: 内側広筋　　VIM: 中間広筋　　文献41を参考に作図

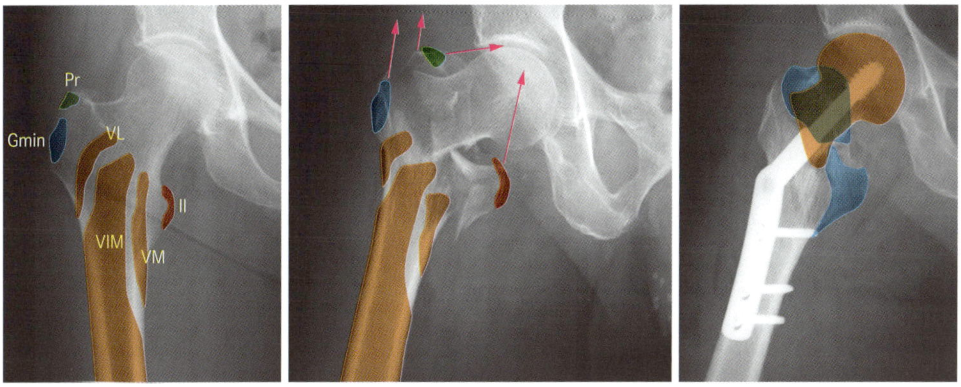

a: 大腿骨近位部の筋の付着　　b: 大腿骨転子部骨折における筋の付着と作用　　c: 術後画像

図 6-10: **筋の付着とその影響**

a: 転子部周辺に付着する筋を示す。転子部前面には大腿四頭筋が付着し、大転子部には小殿筋、大転子近位には梨状筋が付着する。小転子には腸腰筋が付着している。
b: 大転子骨片には中殿筋と梨状筋が内側へ、小転子骨片には腸腰筋が作用し近位へ転位する。遠位骨片には小殿筋はじめ大殿筋、内転筋群が作用し、間接的にもハムストリングスや薄筋、縫工筋、大腿筋膜張筋などが関与して近位へと牽引するため、骨折部は屈曲変形している。
c: 骨頭を含む骨片と遠位骨片とは CHS により固定されているが、小転子骨片と大転子骨片に付着する筋が作用すると、骨片は転位する可能性をもつ。

※ b・c の画像は浅野先生のご厚意による。

近位方向に牽引する。遠位の骨片には小殿筋や大腿四頭筋がそれぞれ付着している。このような骨折に対する骨接合術後の画像を見ると、大転子の骨片や小転子の骨片は固定されていない事が分かる（図 6-10c）。この状態で荷重歩行を行えば、痛みが出現する事は容易に想像できる。

骨接合術後の整復状態や固定性に関する情報は、運動療法を行う上で重要である。大腿骨頸部骨折の整復位について、McElvenny は overreduction（過矯正位）が大腿骨頸部の内側皮質の buttress 効果により骨片が安定する（いわゆる one cortex medial position）としている（次ページ図 6-11）。大腿骨転子部骨折では、以前より強い骨梁からなる calcar femorale を整復する事が重要視されていた。しかし、術中に calcar femorale を一致させても、荷重段階で近位骨片が遠位骨片の髄内に転位する事が多く、最近では強固な前内側壁を確実に重ねる髄外型の整復が推奨されている（次ページ図 6-12）。ラグスクリューは、単純 X 線正面像で骨頭頸部内下方および側面像で骨頭頸部中央の位置に、深さは骨頭軟骨下骨近傍まで十分に刺入する事が理想的である。脚長差の有無についても確認しておく。

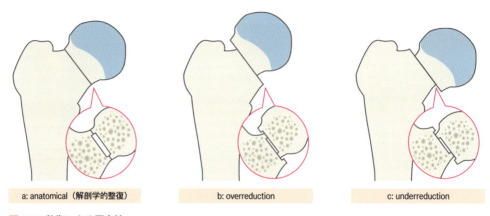

図 6-11: 整復による固定性

overreduction（いわゆる one cortex medial position）の安定性が最も大きい。

※ one cortex medial position: 正面像で頚部内側骨皮質が、骨頭内側骨皮質より内側に位置する。

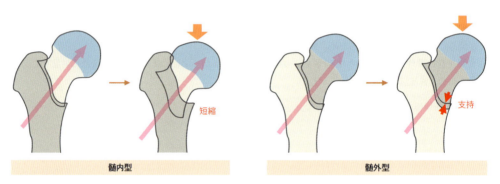

図 6-12: 髄内型の整復と髄外型の整復

転子部後方皮質骨は薄く粉砕しやすいのに対し、前方皮質骨は比較的厚みがあり強い構造をしている。宇都宮ら[42]は骨頭骨片が骨幹部骨片の髄腔に入り込むタイプを髄内型、髄腔外に出るタイプを髄外型と分類した。また生田[43]は側面像で、骨頭骨片前方骨皮質が骨幹部骨片前方骨皮質に対し、前方に位置するものを subtype A（髄外型）、同じレベルに位置する subtype N（解剖型）、後方に位置する subtype P（髄内型）に分類した。髄内型では荷重により頚部の短縮が生じやすく、前内側骨性支持が獲得できる髄外型の整復が推奨されている。

※浅野昭裕先生著（共著）「Crosslink 理学療法テキスト 骨関節障害」（メジカルビュー社、2019 年発行予定）に掲載の図を参考に作図。

b. 手術記録

術野の展開には、皮膚・筋膜の切開や皮下・筋間への進入が必要である。侵襲の加わった軟部組織は疼痛や筋出力不全、滑走障害による可動域制限の原因となる。そのため、手術進入（アプローチ）に伴う軟部組織の侵襲範囲やその後の修復過程を理解しておく必要がある（図6-13、図6-14および次ページ図6-15、図6-16）。股関節後方アプローチでは前方や外側アプローチと比べて術後脱臼率が高いため、関節包と短外旋筋群の処理について確認しておくべきである。

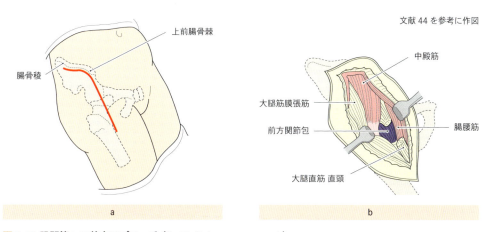

図6-13: 股関節への前方アプローチ（Smith-Peterson approach）

a: 腸骨稜の前半に沿って上前腸骨棘までの皮膚を切開し、下方へ向きを変え膝蓋骨外縁に向けて約8〜10cmの皮切を加える。
b: 外側大腿皮神経をよけて縫工筋と大腿筋膜張筋との間の筋膜を切開し、両筋を分ける。深層の大腿直筋の起始部を切離し大腿直筋と中殿筋を分けていく。前方関節包を切開し、骨頭の除去や人工骨頭を挿入する。最小侵襲手術（minimum invasive surgery: MIS）に用いられる direct anterior approach（DAA）では、大腿直筋に切離は行われず内側によけて行われる。

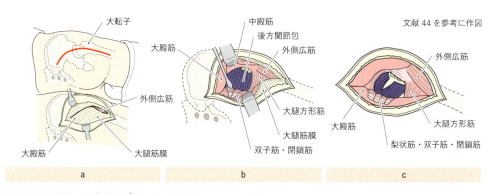

図6-14: 股関節への後方アプローチ（Southern approach）

a: 大転子後縁が中央部となるように大殿筋に沿って10〜15cm程度の弓状の切開を加え、大腿筋膜を切開する。
b: 大殿筋を鈍的に分け、大腿方形筋以外の深層外旋筋群を大転子付着部で切離する。
c: 後方関節包を切開し、骨頭の除去や人工骨頭を挿入する。

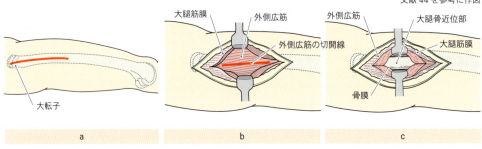

図 6-15: 大腿骨への側方アプローチ

a: 大転子中央より大腿骨に沿うように遠位方向へ皮膚切開を加える。
b: 大腿筋膜を切開し、大腿筋膜張筋や腸脛靱帯を鈍的に分けて大腿骨に達する。
c: 外側広筋の筋膜を縦に切開し、外側広筋と中間広筋を鈍的に分けて大腿骨に達する。インプラントの挿入後に、外側広筋の筋膜や大腿筋膜、腸脛靱帯、皮膚は縫合される。

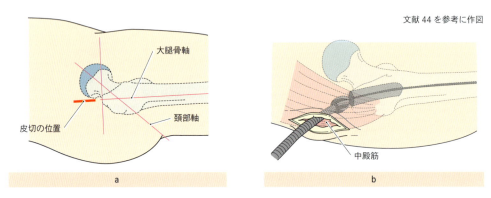

図 6-16: 髄内釘のための大腿骨近位部へのアプローチ

a: 大腿骨軸の延長で大転子近位端よりもやや近位に約 3cm の皮膚切開を行う。
b: 大腿筋膜を切開し、中殿筋などを鈍的に分ける。大転子近位端を指先で確認し、ネイル挿入孔の作製操作に移る。

c. 関節可動域

　腰椎・骨盤を含めた股関節複合体としての可動域と股関節固有の可動域とを区別して測定する（144 ページ参照）。関節拘縮の評価（155 ページ参照）や異常歩行の評価（195 ページ参照）で述べたように、ADL では屈曲の可動域が、歩行では伸展や内転の可動域が重要であるため、これらの可動域制限については詳細に確認する必要がある。

　大腿骨転子部骨折の不安定型で運動療法が制限された場合には、将来起こりうる可動域制限と異常歩行の関連について予測しておくべきである。

　可動域制限には手術侵襲やアライメント異常などが関与するが、その原因については、ある運動の制限が、どの組織の異常によってもたらされているかを明確にする事が重要となる。

後方アプローチにより人工骨頭置換術を施行されたケースにおける内転制限を例に説明すると、股関節内外転軸の外側を走行する筋の中でも、手術侵襲が加わった大殿筋や梨状筋など、後方に位置する筋が制限因子になりやすい。このような例では、内転に伴って緊張を増す組織を触診で識別する事に加え、圧痛部位、内転角度、股関節軽度屈曲位と伸展位とで、他動内転時の抵抗感にどのような違いがあるかを確認する事が大切となる。内転に伴い前外側組織の緊張が高まり、股関節屈曲位よりも伸展位で内転角度が減少すれば、この内転制限は大腿筋膜張筋や中殿筋の前部線維、小殿筋の前部線維が真の制限因子と考える。SHSやSFNでは、遠位スクリューが腸脛靱帯・外側広筋・中間広筋を貫通して刺入されるため、膝関節の可動域制限があれば、これらの関与を疑う必要がある。

d. 筋力検査

異常歩行との関連性が高い外転筋力の評価は重要である。手術侵襲が加わった筋は修復過程において滑走障害と共に筋力低下を生じるため、経時的な変化を確認する。

e. 疼痛

主観的評価である visual analog scale（VAS）などを用いた痛みの強さだけでなく、安静時痛か運動時痛かを明確にし、筋攣縮の評価として圧痛部位も確認しておく。

荷重時痛や異常歩行の評価については、第5章を参照されたい。

4）運動療法

廃用症候群や合併症の予防のために可及的すみやかに運動療法を開始する。手術までの待機期間が長い場合には術前から介入し、患肢以外の関節可動域練習や筋力強化運動、良肢位保持の指導を行う。必要に応じて呼吸筋トレーニングや排痰練習を行い、肺機能障害を予防する。

a. 骨接合術後の運動療法

術後早期には、手術侵襲が加わった組織や圧痛を認める筋に対して、リラクセーションと組織間の滑走性改善とを目的に、低負荷での筋収縮練習を行う。様々な運動方向の組み合わせが可能なスリングを用いた自動運動が有効である（次ページ図6-17）。小転子の転位を伴う不安定型の大腿骨転子部骨折に対し腸腰筋や恥骨筋の筋収縮練習や股関節伸展位での運動を行う場合には、骨折部の安定化に留意し、疼痛を指標としながら少し遅らせて実

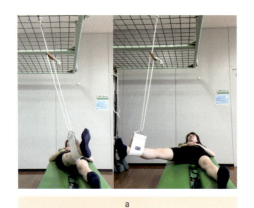
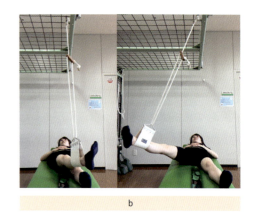
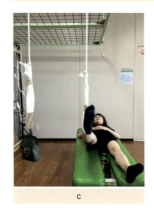

図 6-17: スリングを用いた低負荷での筋収縮練習

a、b は内転 - 外転方向の自動運動、c は屈曲 - 伸展方向の自動運動を示す。恥骨筋や内転筋に対する反復収縮やリラクセーションを得ることを目的とする場合は、スリングの位置を股関節より外側に設定する (a)。大腿筋膜張筋や中殿筋に対する反復収縮やリラクセーションを得ることを目的とする場合は、スリングの位置を股関節より内側に設定する (b)。屈曲 - 伸展方向の運動は、下肢の重みを感じない程度の重り (2 〜 3kg) を負荷し、主に深層外旋筋群に対する反復収縮やリラクセーションを得ることを目的とする。

施する事もある。

　皮膚は他の組織に比べて早期に修復されるため、創部周辺の皮下癒着の予防を念頭に運動療法を行う事が大切である。術後早期には創部に加わる緊張に配慮して関節運動を妨げない方向へ皮膚を誘導し、術後 2 週間以降には皮下の滑走を促す操作を適宜行う。

　可動域練習は、股関節周囲筋のリラクセーションが得られた状態で、損傷組織への負担が少ない運動から始める。術後早期は手術侵襲が加わった筋の出力が低下しているため、セラピストが下肢の重量を支えて自動介助にて運動を行う。いきなり他動運動や自動運動を行うと強い疼痛を生じ、骨盤による代償運動が出現するため、目的とする筋の運動が得られにくい。基本動作の獲得には、股関節の屈曲可動域が必要となる。大転子下方から骨頭の方向に軽く軸圧を加えながら行う頚部軸回旋運動は、疼痛が生じにくく有用である（右ページ図 6-18）。また、股関節屈曲可動域を拡大するには、椅坐位での体幹前屈運動も有効である。体幹前屈時に骨盤が後傾位に固定されていると、脊柱による代償運動が出現するので注意が必要である（右ページ図 6-19）。可動域の改善は起き上がりや立ち上がり動作の再獲得や歩行の安定化に繋がるため、制限因子を明確にした上で運動療法を行う事が重要である。

　筋力強化練習は、可能な限り迅速に、下肢への荷重を加えた状態でのプログラムを実施する事が一般的である。一方で低負荷での開放運動連鎖（OKC）による抵抗運動は疼痛をコ

ントロールしやすく、荷重練習に先立ち分離した運動を修得させるのに有用である。

荷重練習ならびに歩行練習は、第5章で述べた内容を荷重量に応じて実施し、安定した立脚期の獲得を目指す。

最近ではクリニカルパスの導入により、荷重開始や荷重量、歩行開始の時期などが一定のプロトコールに従って進められることが多いが、クリニカルパスに則って画一的に歩行練習を進める事がセラピストの役割ではない。むしろ常に主治医と連携を取り、パスに乗り切れない症例について、患部の固定性、骨質、疼痛などを総合的に吟味して荷重時期を検討したり、荷重量を調節したりする事が大切である。

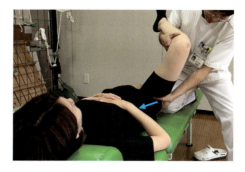

図 6-18: **頸部軸回旋を利用した可動域練習（骨接合術後）**

頸体角と前捻角を考慮し、大転子後下方から近位前方に圧迫しながら頸部軸回旋を用いて可動域練習を行う。

b. 人工骨頭置換術後の運動療法

骨接合術と人工骨頭置換術とでは荷重時期が異なる。骨接合術は骨癒合を目的とするため、不安定型の骨折や骨折部の固定性不良の場合には荷重時期を遅らせる事もあるが、人工骨頭置換術では術後翌日より全荷重を許可される事が多い。

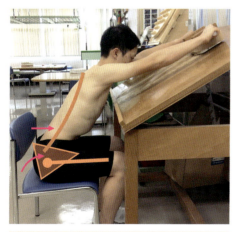
骨盤直立位からの体幹屈曲

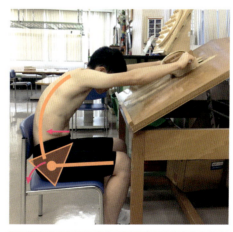
骨盤後傾位での体幹屈曲

図 6-19: **体幹前屈を用いた股関節屈曲運動**

骨盤が後傾位に固定されたまま腰椎による代償で行われることを防ぐために、可能な限り体幹を伸展し、骨盤を前傾させて行う。

1. 大腿骨近位部骨折 | 229

術後早期には骨接合術と同様に、手術侵襲が加わった組織や圧痛を認める筋に対するリラクセーションや滑走性の維持を目的とした筋収縮練習、創部の滑走練習を行い、可動域の改善を目指す。

人工骨頭置換術では脱臼予防の観点から、カルテよりアプローチ方法、関節包や外旋筋群の修復状況、術中の脱臼角度を確認しておく必要がある。術後3週までの可動域練習では、臼蓋に対する骨頭の接触面が一定となる頚部軸回旋運動を行う事で、脱臼のリスクを大幅に軽減する事ができる。骨接合術の場合は骨折部を圧着させるように大転子下方から骨頭に向けて軸圧を加えながら動かすのに対し、人工骨頭置換術の場合は、骨頭の前方変位を防ぐために、骨頭を前方から軽く押さえながら行うとよい（図 6-20）。

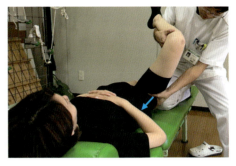

図 6-20: 頚部軸回旋を利用した可動域練習
　　　　（人工骨頭置換術後）

股関節の安定性を高めるため、骨頭を前方から軽く圧迫しながら、頚部軸回旋を用いて可動域練習を行う。

2. 股関節脱臼骨折、寛骨臼骨折

1）疾患概説

　股関節は深い球関節であり、関節内の大腿骨頭靱帯や寛骨臼縁に付着する関節唇、関節包靱帯により補強されていて、安定性は高い。そのため、外傷性の股関節脱臼は交通事故などの高エネルギー外傷で発生する。

　脱臼は臼蓋に対する大腿骨頭の位置によって前方脱臼と後方脱臼とに大別される。さらに中心性脱臼を加えるものもあるが、これには必ず臼蓋底の骨折を伴うので、真の脱臼ではなく寛骨臼骨折として考えた方がよいとされる。脱臼整復までの時間が大腿骨頭壊死症の発生率に影響すると言われており、早急な脱臼の整復が求められる。外傷性股関節脱臼は大多数が後方脱臼である。後方脱臼の典型的な受傷形態はダッシュボード損傷（dashboard injury）であり、股関節屈曲内転位で前方から膝に向かって大腿骨長軸方向に力が作用して発生する。後壁の骨折を伴う事も多く、骨片の関節内嵌頓による整復障害がある場合や骨片が大きい場合には観血的治療が必要とされる。

　前方脱臼は骨頭の位置により閉鎖孔脱臼と恥骨脱臼に分けられ、前者は股関節外転、外旋、屈曲を強制されて起こり、後者は外旋、過伸展を強制されて起こる。

　寛骨臼は腸骨稜前部から寛骨臼前方を通り恥骨に至る前柱と、腸骨下部から坐骨に至る後柱とにより逆Y字状に取り囲まれ、さらにこれに前壁と後壁を加えた4つの要素より構成されている[3]（図6-21）。寛骨臼骨折は大腿骨頭を介する力により発生し、その力の大きさ

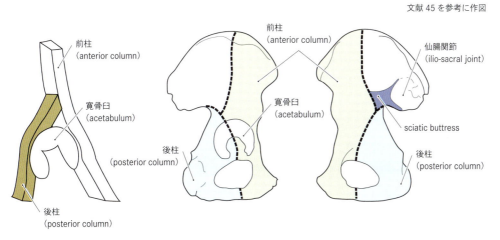

文献45を参考に作図

図6-21：**外科的寛骨臼と two column concept**

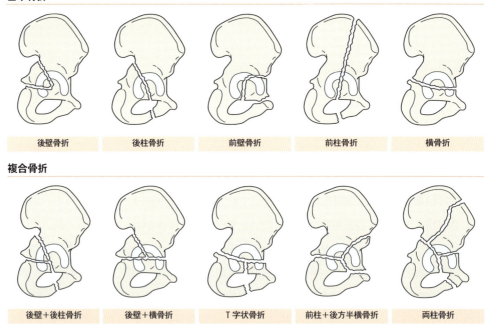

図 6-22: Judet-Letournel の分類

基本骨折（elementary fracture）：臼蓋を構成する4つの要素（前柱・後柱・前壁・後壁）のうち、1つの要素の全てまたは一部分が分離した骨折。
複合骨折・合併骨折（associated fracture）：基本骨折が2つ以上含まれる骨折。

と方向により種々の骨折型を生じる。寛骨臼骨折の分類には、寛骨臼の骨折状態を最も的確に表現する Judet-Letournel 分類が広く用いられている（図 6-22）。

外傷性股関節脱臼・寛骨臼骨折の合併症としては、外傷性大腿骨頭壊死と変形性股関節症、後方脱臼に伴う坐骨神経麻痺が重要であり、長期にわたる経過観察と適切な治療が必要である。

2）整形外科的治療

外傷性股関節脱臼の大部分を占める後方脱臼の治療は、大腿骨頭壊死の発生を減少させる意味から、診断がつき次第、ただちに脱臼の整復を行う。骨折を伴わない脱臼や転位のない骨折では、2～3週間の牽引を主体とする保存療法を行う。

寛骨臼骨折の治療は、転位がない場合あるいは牽引することにより良好な整復位が得られる場合には、保存療法を行う。転位のない骨折には2～3週間の介達牽引を、転位のある骨折には、4～6週間の下肢牽引を行い、その後徐々に股関節の可動域練習と部分荷重を許可し、

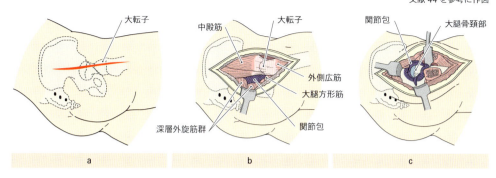

図 6-23: 寛骨臼への後方アプローチ（Kocher-Langenbeck approach）

a: 側臥位にて、腸骨稜の下部より大転子を通る皮膚切開を加える。
b: 大殿筋の前縁から大腿筋膜を切開し、筋膜切開部を後方へよけることで梨状筋やその他の外旋筋群を展開する。そして、これらの筋を停止部付近で切離し後方関節包を展開する。
c: レトラクターで術野を広げた後に、関節包をT字状に切開し骨折部を確認する。通常、この状態でスクリューやプレート固定が行われる。後柱より広範な展開が必要な場合は、大転子の骨切りが行われる。

受傷後3ヵ月で全荷重とする流れが一般的である。

整復不能な脱臼骨折や直達牽引により関節面、特に荷重部関節面の整復が得られない場合（2mm以上の転位）には手術適応となる。代表的な手術進入法には前方アプローチであるilioinguinal進入法と後方アプローチであるKocher-Langenbeck進入法（図6-23）とがあり、スクリューやプレートにより整復固定を行う。術後は関節面の修復を促し関節拘縮を防止するため、早期より関節可動域練習を開始する。術後4～6週で部分荷重を開始し、術後10～12週で全荷重とする。

3）評価

保存療法の場合、治療初期には受傷側下肢は牽引中であるため、健側下肢の可動域と筋力とを評価する事から始める。牽引中の下肢は股関節を動かす事を控え、疼痛、足関節の可動域と筋力、膝蓋骨の可動性を評価する。特にダッシュボード損傷（dashboard injury）では、膝関節周囲組織の損傷の有無を評価しておくべきである。長期間の下肢牽引固定により、本来問題ないはずの膝関節に拘縮を生じると、その後の治療に難渋するため、下肢牽引中には膝蓋骨の可動性を確認する必要がある。感覚障害や坐骨神経症状の有無についても確認しておく。牽引が除去された後、受傷側股関節ならびに膝関節の可動域と筋力を評価する。

手術療法の場合は、画像により関節面の整復状態を確認すると共に、主治医から整復状態

と固定性、外旋筋群と関節包の再縫合など術中所見について情報を得るようにする。

4）運動療法

保存療法の場合、牽引期間中は健側下肢の可動域と筋力の維持を中心とした患部外運動を行う。受傷側の下肢は牽引により股関節ならびに膝関節の可動域練習は困難となるため、膝蓋大腿関節と足関節を対象に可動域練習を行う。

牽引中の膝関節拘縮の予防を目的とした運動療法としては、膝蓋大腿関節の可動性維持、大腿直筋以外の大腿四頭筋に対する選択的なQuadriceps settingを行い、膝蓋支帯を含めた伸展機構の癒着や滑走障害の予防を行う[4]（図6-24、右ページ図6-25）。牽引除去後や手術後における受傷側の可動域練習では、大腿骨近位部骨折の運動療法で述べたように、受傷時に損傷したり手術侵襲が加わったりした組織を中心に筋収縮練習を行い、創部周辺の癒着を防止する事が大切である。

離床については、骨癒合や靱帯の修復を考慮し、主治医と協議の上で免荷歩行から部分荷重、全荷重歩行へと進めていく。

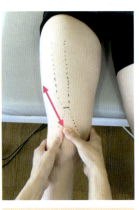 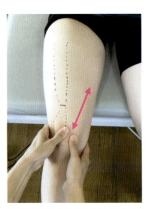 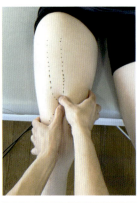

a: 外側広筋　　　　　　　　b: 内側広筋　　　　　　　　c: 中間広筋

図6-24: 大腿四頭筋の選択的な筋収縮練習

膝蓋骨を筋線維の走行に合わせ末梢方向へ引き下げ、筋収縮のタイミングに合わせて指を離す。筋収縮が得られにくい場合は、伸張反射を利用した膝蓋骨を素早く数回引き下げる方法も適宜選択する（a、b）。中間広筋に対しては、二関節筋である大腿直筋の活動を抑制するために、筋腱移行部への局所的なストレッチングにてゴルジ腱器官を刺激し、Ib抑制を効かせたまま膝関節の伸展を行う（c）。

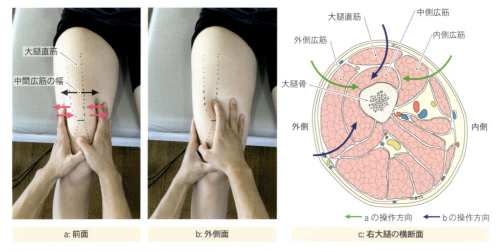

図 6-25: **中間広筋に対する横方向の柔軟性改善**

中間広筋の幅は 5cm 程度と大腿直筋より広い。左右の指で中間広筋の筋腹を押し合いながら大腿骨上を横方向に動かす（a）。中間広筋は大腿の前面から外側面に幅広く付着しているため、外側部の中間広筋に対しても同様に行う（b）。

3. 変形性股関節症

1）疾患概説

　変形性股関節症は、関節軟骨の退行性変化や摩耗による関節破壊と、骨硬化や骨棘などの反応性の骨増殖性変化が、徐々に進行しながら、関節変形をきたす慢性の股関節疾患である。本症は先天性股関節脱臼や臼蓋形成不全などの先天異常もしくは後天的疾患に続発する二次性変形性股関節症と、明らかな原因が不明な一次性変形性股関節症とに分けられる。本邦では二次性が大多数を占め、臼蓋形成不全がその原因として最も多く、一次性の割合はわずかである。

　臼蓋形成不全では、関節の求心性の喪失により関節不安定性をきたすと共に、荷重部関節面の狭小化により単位面積あたりの負荷が増大する事が本症の原因となる。一次性変形性股関節症は、加齢による軟骨細胞の脆弱化に度重なる力学的ストレスが加わり発症すると考えられている。

　初期の変化は、関節軟骨における硝子軟骨の変性から始まる。関節軟骨は、関節運動により摩耗し、病勢の進行と共に菲薄化が起こり、軟骨下骨に加わる負荷が増大する事で骨硬化を生じる。さらに負荷が集中する部位では、骨硬化、骨嚢胞の形成、骨棘形成がみられ、次第に骨頭および臼蓋が変形していく。骨棘の増大や関節包の肥厚は関節安定性を補うための反応と考えられるが、関節可動域制限の原因ともなる。

　変形性股関節症の病期は、単純X線所見から前股関節症・初期股関節症・進行期股関節症・末期股関節症の4期に分類される（図 6-26）。関節裂隙、骨構造の変化、臼蓋および骨頭の

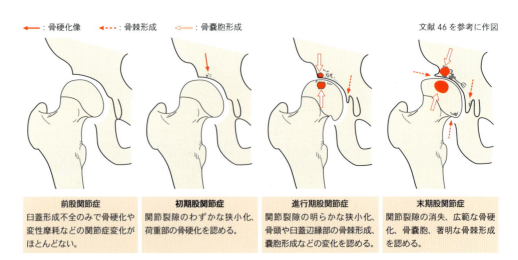

図 6-26: 変形性股関節症の病期分類

変化をもとに分類するが、特に関節裂隙の評価が重視される。すなわち、解剖学的な異常のみで関節裂隙の狭小化がみられない前股関節症、関節裂隙の狭小化がみられる初期股関節症、一部関節裂隙が消失し軟骨下骨質の接触がみられる進行期股関節症、広範に関節裂隙が消失した末期股関節症に分けられる。変形性股関節症の単純X線像は、病期の進行に従って、荷重が集中する部位での骨硬化像、骨嚢胞像、関節周囲の骨棘形成など特徴ある所見がみられる（図 6-27）。

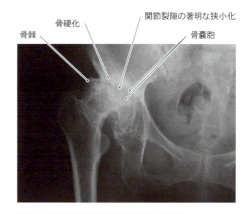

図 6-27: 変形性股関節症患者のX線像

右変形性股関節症である。関節裂隙が著明に狭小化しており、骨硬化、臼蓋縁ならびに骨頭の骨棘、骨嚢胞の形成がみられる。
骨頭は扁平化しつつ外上方へ変位しているため、シェントン線に乱れが認められる。

病期が進行すると疼痛の増強と共に可動域制限を生じる。骨頭や臼蓋の変形が進行すると可動域制限はさらに高度になるが疼痛は軽減する事がある。臼蓋形成不全による二次性変形性股関節症の場合には、大腿骨頭が上外側方へ亜脱臼する傾向があり、進行例では屈曲、内転、外旋位拘縮を呈する事が多い。中には外転位拘縮を示すケースもある。日常生活動作では、足趾の爪切り、靴下の着脱、和式トイレの使用などに支障が認められるようになる。

2）整形外科的治療

a. 保存療法

変形性股関節症に対する保存療法には、運動療法、物理療法、患者教育、薬物療法などがある。運動療法の主な目的は、関節拘縮の改善や股関節周囲筋の筋力強化により関節応力を軽減させ求心性を高める事である。物理療法には、種々の温熱療法がある。患者教育としては、体重コントロールや杖の使用、疼痛誘発動作を控えるような生活指導などがあげられる。

b. 手術療法

保存療法にて症状の緩和が得られない場合や関節症の進行を認める場合には手術療法が考慮される。手術療法は関節を温存する手術と、温存しない手術の２つに大別される（次ページ表 6-1）。手術法の選択における重要な因子は年齢と病期である。骨切り術に代表される

表 6-1: 股関節症に対する手術療法

文献 46 を参考に作図

関節温存手術	骨盤側の骨切り術	・寛骨臼移動術 ・寛骨臼回転骨切り術 (rotational acetabular osteotomy: RAO) ・寛骨臼骨切り術 (periacetabular osteotomy: PAO) ・Chiari 骨盤骨切り術 ・寛骨臼形成術（棚形成術）
	大腿骨側の骨切り術	・大腿骨内反骨切り術 ・大腿骨外反骨切り術 ・大転子移動術
	軟部組織に対する手術	・関節鏡視下関節デブリドマン ・筋解離術
関節非温存手術	・人工股関節全置換術（THA） ・関節固定術 ・切除関節形成術	

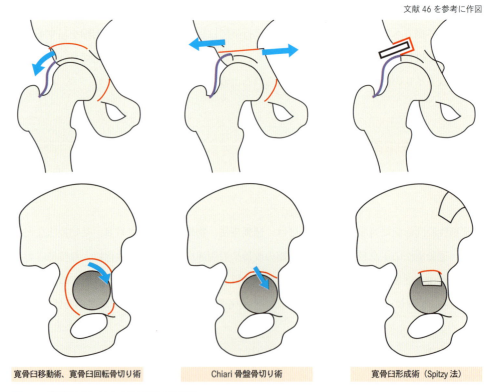

図 6-28: 股関節症に対する骨盤側骨切り術

骨切り線（赤）と骨片移動方向（青矢印）を示す。紫は上外方関節包。

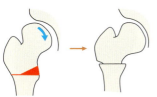

図 6-29: 股関節症に対する大腿骨側骨切り術

大腿骨内反骨切り術
楔状に骨切除し（赤色部分）、近位骨片を内反することで（青矢印）、関節適合性と求心性が改善する。

大腿骨外反骨切り術
楔状に骨切除し（赤色部分）、近位骨片を外反することで（青矢印）、大腿骨頭内側の骨棘（斜線部分）が支点となり、荷重部の関節裂隙が開大する。

大転子移行術
大転子を骨切りし（赤線）、大転子を遠位外方に移行し（青矢印）、外転筋（赤矢印）のレバーアーム（緑点線）を延長させることで、股関節合力を減少させるとともに大腿骨頭を安定化させる。

関節温存手術の目的は、股関節亜脱臼や臼蓋形成不全などの構築的な異常を改善し、症状の緩和と関節症の進行を抑制する事である（左ページ図 6-28、6-29）。一方、関節非温存手術の代表は全人工股関節置換術（total hip arthroplasty: THA）であり、除痛や可動域制限を改善し、股関節機能ならびに歩行機能を回復させる事を目的とする（図 6-30）。

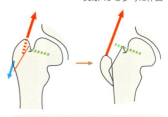

図 6-30: 人工股関節の基本構造

人工股関節は臼蓋側のソケット、大腿側のヘッド、ステムで構成される。ソケットとステムの固定については、骨セメントを用いる場合と、骨セメントを使用せずに直接骨へ圧着（press-fit）させ、bone-ingrowth により固定するセメントレスの場合とがある。

3）評価

a. 画像

臼蓋形成不全の有無や程度を確認する。本邦では判定基準として、単純 X 線正面像で CE 角 < 20°、Sharp 角 > 45°、AHI < 75％、寛骨臼傾斜角（ARO）> 15°などが用いられている。ただし、これらの指標は骨盤の前後傾アライメントの影響を受けるため注意が必要である（108 ページ図 3-51）。骨盤の前後傾アライメントは骨盤腔の形で判断できる（次ページ図 6-31）。骨盤・股関節の単純 X 線画像は背臥位で撮影される事が多いが、背臥位と立位では骨盤アライメントが大きく変化するケースも見られるため、撮影肢位を確認しておくべきである。

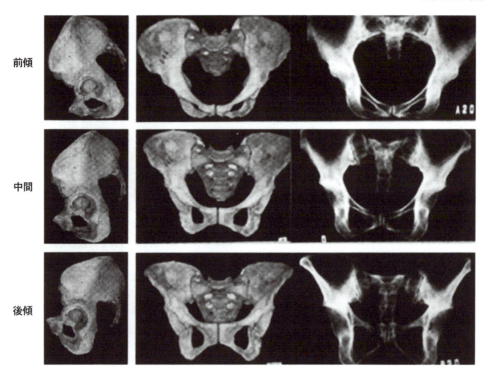

図 6-31: 骨盤傾斜と骨盤腔形態の関係

骨盤標本を中間位から前方へ傾斜させると、股関節正面像では骨盤腔は丸くみえ、反対に後方へ傾斜させると骨盤腔は扁平化する。

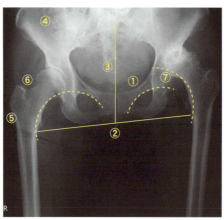

文献48を参考に作図

観察のポイントを①〜⑦に示す。

①骨盤腔・閉鎖孔の形状から骨盤の前後傾を判断
②坐骨を結ぶ水平線と小転子の位置で脚長を確認
③恥骨結合からの垂直線と仙骨・尾骨の位置から骨盤の回旋、腰部の変形を判断
④腸骨の幅の違いから骨盤の回旋を推察
⑤大転子・小転子の写り方(見え方)から大腿骨の回旋を判断
⑥大腿骨頚部の特徴(頚体角)から幼少時の疾患を推察
⑦シェントン線(点線)から骨形態や隣接する骨の位置異常を判断

※シェントン線:股関節正面像において、正常では大腿骨の内側を近位にたどるラインが、大腿骨頚部で内側にカーブを描き、その延長が閉鎖孔の上縁にスムースにつながる。

図 6-32: 股関節正面像から得られる情報

骨盤や大腿骨の形態と相互の位置関係とを把握することができる。頚部の長さ、骨頭の形、寛骨臼の形、股関節の角度、頚体角、骨梁の状態などは、両側を比較することによりその特徴を指摘できる。

亜脱臼性股関節症における重症度の評価には、Crowe らの分類が用いられる。その他、股関節正面像から脚長差、骨盤のねじれ、大腿骨の回旋などを評価する（左ページ図 6-32）。さらに骨盤の側方傾斜に伴う脊椎の側屈や回旋についても確認しておく。

b. 手術記録

大腿骨近位部骨折の項で述べたように、手術進入法（アプローチ）から軟部組織への侵襲程度を理解し、期間から修復過程を推定する必要がある。

病期により手術の目的や選択される手術方法は異なるが、人工股関節置換術の機器や手術の技術面での進歩は目覚ましく、股関節機能の回復、治療期間の短縮などが得られやすい事から、現在は多くの施設で人工股関節置換術が行われている。

人工股関節置換術では、除痛に加え股関節の位置の異常や変形を可及的に矯正する目的もある。カップの設置角度やステムとの位置関係についての情報は、術後の関節可動域練習や生活動作におけるリスク管理に活用できる。カップの設置角度については、前方開角 10～20°、外方開角 45°前後が最適とされている[5]。最近では、CT 画像に基づいた 3 次元テンプレートによる術前計画が導入されるようになり、THA 後の脱臼予防には、カップ前方開角とステム前捻角の和である combined anteversion を一定の範囲内に収めることが重要と考えられている。本邦では、日本整形外科学会のガイドライン[49] で 40～60°が推奨されている。

術後の患者満足度を大きく左右する脱臼の原因は、カップと骨頭頸部が衝突し、てこの原

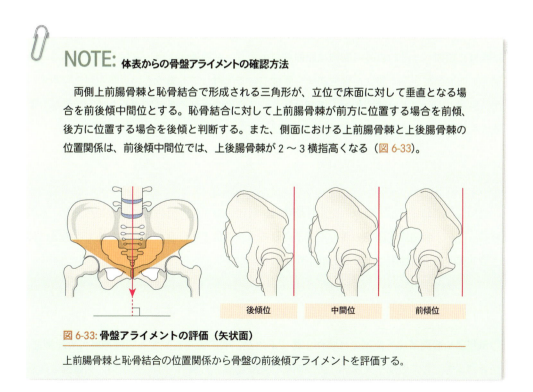

図 6-33: 骨盤アライメントの評価（矢状面）

上前腸骨棘と恥骨結合の位置関係から骨盤の前後傾アライメントを評価する。

> **NOTE: 体表からの骨盤アライメントの確認方法**
>
> 両側上前腸骨棘と恥骨結合で形成される三角形が、立位で床面に対して垂直となる場合を前後傾中間位とする。恥骨結合に対して上前腸骨棘が前方に位置する場合を前傾、後方に位置する場合を後傾と判断する。また、側面における上前腸骨棘と上後腸骨棘の位置関係は、前後傾中間位では、上後腸骨棘が 2～3 横指高くなる（図 6-33）。

理で骨頭が臼蓋より逸脱するインプラント・インピンジメントと、インプラント周囲の骨同士が衝突し、そこを支点として脱臼が生じる骨性インピンジメントの2つに大別される[6]（図6-34）。骨頭径が大きくなればインプラント・インピンジメントは発生しにくくなるが、骨性インピンジメントを減少させる事はできない。

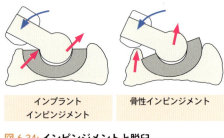

図6-34: **インピンジメントと脱臼**

c. 関節可動域

関節可動域制限には、骨頭や寛骨臼の変形による関節面の咬合不全に伴う骨由来の制限、関節内遊離体嵌入、軟部組織の短縮や筋スパスムによる軟部組織由来の制限、痛みによる制限などがある。様々な要因により可動域制限が起こるため、詳細な評価により制限因子を推察する事が重要である（164ページ「制限因子の推察方法」参照）。

病期の進行と共に、股関節の可動域は全可動方向で減少するが、特に伸展と外転が制限されやすい[7]。変形性股関節症患者の場合、痛みや可動域制限により、腰椎・骨盤の代償運動が生じやすいため、股関節複合体としての可動域と股関節固有の可動域とから制限因子を推察する。

また、胸椎の回旋と股関節は関係が深い。脊柱の可動性は右ページ図6-35のようにレベルによって異なる[8]。腰椎部では屈伸域は大きいが、回旋域はきわめて小さい。胸椎の下部は腰椎に類似し、それ以外の胸椎は屈伸域が小さく、回旋域が大きいという特徴がある。股関節の伸展制限がある時に、骨盤前傾や腰椎前弯で代償してしまうという問題が生じやすいが、胸椎の回旋により股関節への過剰なストレスを軽減させる事ができるため、前胸部の柔軟性も含めた胸椎の回旋可動域について確認しておく（右ページ図6-36）。

d. 筋力検査

変形性股関節症では、痛みや廃用性筋萎縮、骨頭の扁平化や外方化によるレバーアームの短縮などが、股関節周囲筋の筋力を低下させる。さらに手術侵襲が加わった筋では癒着に伴う殿筋周囲の滑走障害により筋力低下が生じる。

e. 疼痛

鼠径部や股関節前外側部の疼痛が主体であるが、関節包を支配する閉鎖神経、大腿神経、坐骨神経を介して殿部や大腿部、膝関節部に鈍痛を訴える場合も少なくない。大腿部に疼痛

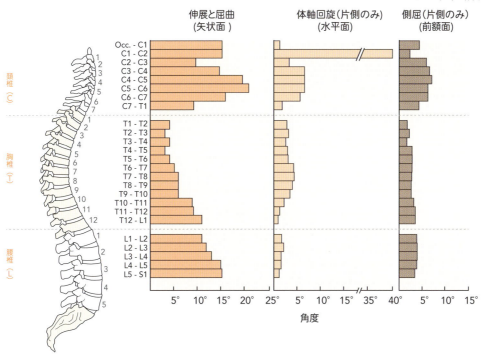

図 6-35: **脊椎の可動域**

脊柱の可動性はレベルによって異なる。腰椎部では屈伸域は大きいが、回旋域はきわめて少ない。胸椎の下部は腰椎に類似し、それ以外の胸椎では屈伸域は少なく、回旋域は大きいという特徴がある。

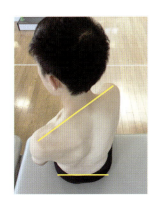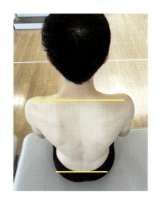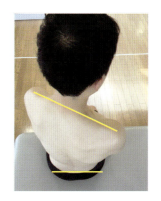

図 6-36: **胸椎・胸郭の可動性評価**

骨盤は前後傾中間位に保持し、体幹の回旋可動域を評価する。骨盤を基準として両側の肩峰を結んだ線のなす角を評価する。可動範囲のみでなく、胸骨が回旋方向を向いているか、どのレベルの高さで回旋運動が出現しているかなども確認する。

がある場合は、腰椎由来の疼痛との鑑別が必要となる。

初期には長距離歩行後のだるさや歩行開始時の疼痛（starting pain）が多く、進行すると疼痛は持続性となり、安静時や夜間にも出現してくる。病期の早い時期から比較的強い疼痛を訴える場合には関節唇断裂を伴っている事がある。

変形性股関節症の痛みは、軟骨摩耗粉による滑膜炎や軟骨下骨層の破壊、軟部組織へのメカニカルストレスなどにより生じる。疼痛の原因が化学的要因（炎症）であるのか、運動療法の適応となる機械的（メカニカル）な要因であるのかの鑑別が不可欠である（71ページ「疼痛の評価」参照）。

二次性変形性股関節症における歩行時痛の要因として、骨頭被覆量の減少による関節合力の増大と大腿骨頭の外上方への不安定性とが挙げられる。加えて大腿骨頭ならびに臼蓋前方部分へのメカニカルストレスの集中も疼痛の原因と考えられている。メカニカルストレスには臼蓋形成不全による骨頭被覆量の減少と、股関節周囲筋の緊張増大や拘縮が関与している。したがって、骨盤の前後傾アライメントや腸腰筋、内転筋群などの股関節周囲筋の柔軟性についても確認しておく。

f. 下肢長（脚長差）

片側性の変形性股関節症では、軟骨消失、大腿骨頭の扁平化や外上方変位により罹患側の脚短縮が生じる。脚長差は棘果長（SMD）や単純X線画像の骨指標を基準にして評価する。また、股関節内・外転拘縮に伴う骨盤傾斜などのアライメント異常が存在すると、機能的脚長差が生じる。THAで形態的脚長差が解消されても術前の体幹・骨盤アライメント異常が残存する事により、術後に機能的（自覚的）脚長差感が拡大する事が少なくない。さらに、脚延長の程度によっては坐骨神経や梨状筋、上双子筋の緊張が高くなり、脚延長が3cm以上の場合には神経損傷のリスクが高くなるとされ、注意が必要である。

> **NOTE: O'Malley 筋解離術の目的と効果**
>
> 股関節周囲筋の拘縮が関節軟骨に異常な力を加え、変形性股関節症を増悪させる要因であるという考えから、1959年にO'Malleyが腸腰筋、関節包前内側部（Y靱帯）、内転筋群起始部、大腿直筋起始部の切離を行うという筋解離術を提唱した。本法の優れた点は疼痛の改善であり、筋内圧や関節内圧を低下させる事に加え、関節運動における骨頭中心の運動軌跡が安定する事であり、これらが除痛理論として考えられている[9]。この事は、股関節前内側部にある股関節周囲筋や関節包靱帯の柔軟性の改善こそが、変形性股関節症の疼痛改善に重要な役割を果たすという可能性を示唆するものである。

4）運動療法

a. 保存療法

　変形性股関節症に対する治療の原則は保存療法であり、どの年齢においても保存療法をまず試みるべきである。運動療法の報告は、筋力強化や関節可動域練習を主体にしたものが多く[10),11)]、システマティックレビュー[12)]によると、短期的には症状の改善に有効であるが、長期的な病期進行に対する予防効果に関してはエビデンスがないとされている。

　Felsonら[13)]は、変形性股関節症を悪化させる要因であるメカニカルストレスとして臼蓋と大腿骨頭とに生じる接触応力（contact force）を挙げ、メカニカルストレスにアプローチする事が股関節の変形とメカニカルストレスの悪循環を断つために効果的であると述べている。Correaら[14)]は、歩行時の股関節の接触応力についてコンピュータシミュレーションにより検証を行い、接触応力の大半は筋活動により生成されており、股関節前方への接触応力は中殿筋と腸腰筋、上方へは中殿筋と大殿筋、内側へは中殿筋が関与していると報告している。変形性股関節症では、健常者に比べ、殿筋の筋活動が歩行周期を通じて増加する事が明らかになっている。筋活動の増加や関節可動域制限の存在は、接触応力を高める要因となる。

　また、臼蓋形成不全股では、骨頭被覆量が正常股よりも減少しているため、荷重時に大腿骨頭の前上方部に関節応力が集中し、滑膜炎や股関節痛が発現しやすいと報告されている[15),16)]。

　このような背景から、変形性股関節症の保存療法では、骨盤の前傾により機能的な骨頭被覆量を増加させ、股関節周囲の柔軟化により臼蓋外側へ集中するメカニカルストレスを減少させて、股関節の安定性を向上させる事が基本的な考え方となる。赤羽根ら[17)]や細居ら[18)]はこれらを踏まえた運動療法を実施し、良好な成績が得られたと報告している。

　運動療法の実際としては、股関節拘縮の改善に伴う関節合力の減少を目的に、股関節周囲筋である腸腰筋・内転筋群・殿筋群に対して柔軟性の獲得とストレッチングとを行う（101ページ図3-39〜103ページ図3-43、171ページ図4-33、次ページ図6-37）。さらに、股関節の機能的な被覆量の増大を目的に、端座位での腰椎前弯位保持および生理的な骨盤前傾位獲得（118ページ図3-67）、腰椎前弯位を保持した状態での腸腰筋トレーニング（201ページ図5-22a）、セラバンドに抗した上肢挙上運動による僧帽筋ならびに体幹伸筋群の強化などを行うとよい（次ページ図6-38）。

　股関節の安定化において、前額面で特に重要な筋は、梨状筋、小殿筋、中殿筋とされる[19)]。中でも股関節深層筋である小殿筋に関して、近年報告が散見されるようになってきた。小殿筋は力学的支持や関節運動を誘導する働きがあり[20)]、中殿筋と比較してそのベクトルは求心方向を向くため、股関節の安定化に重要な働きをしているとされる[21)]。小殿筋のトレーニングでは、外転0°よりも外転20°の収縮率が高くなると報告されている事から[22),23)]、小殿筋

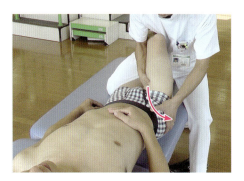

図 6-37: 内転可動域拡大を目的とした可動域運動

腸脛靱帯近位部では、大腿筋膜張筋の表面へと移行する線維以外に、大腿筋膜張筋と中殿筋との間の筋膜へ移行する。その筋膜に対し両筋は羽状筋のように付着することで腸脛靱帯の緊張をコントロールしている[50]。そのため、腸脛靱帯の緊張を緩和するためには、大腿筋膜張筋と中殿筋を1つのユニットとして捉え、両筋の柔軟性を改善する必要がある。反復収縮などの手技を用いて大腿筋膜張筋と中殿筋のリラクセーションを、258ページ図 6-51 に示す方法などを用いて小殿筋のリラクセーションや柔軟性の改善を得た上で写真に示す操作を行う。

背臥位で健側の股関節を内転位とすることで、患側骨盤の下制を制動する。セラピストは左手の母指と示指から小指で上前腸骨棘と大転子後縁を把持する。もう一方の手で患者の大腿近位部内側を把持し、大腿骨頭を近位外側へ押し込みながら股関節の内転を行う。この時、上前腸骨棘が前方へ浮き上がる（骨盤左回旋）事を防止するとともに、大転子の動きと外転筋の緊張が高まる様子を触診する。股関節はできるだけ伸展位とし、最終域では股関節の内転よりも大腿骨軸方向への軸圧を加える方がよい。

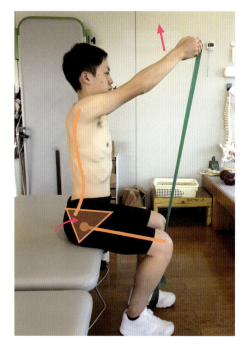

図 6-38: 生理的な腰椎の前弯・骨盤の前傾を維持するための脊柱起立筋トレーニング

骨盤の前傾、腰椎の前弯を保持した状態でセラバンドに抗した上肢挙上運動を行う。肩甲骨ならびに体幹固定作用（腹筋群・脊柱起立筋群）を利用したトレーニングである。

の選択的強化には外転 20°での筋力強化練習を行うとよい（201 ページ図 5-22b）。

b. 手術療法

① 寛骨臼回転骨切り術

寛骨臼回転骨切り術（rotational acetabular osteotomy: RAO）は、臼蓋形成不全股に対して、寛骨臼をドーム型に骨切りし、前外方へ回転させる事で、骨頭の被覆を改善し、骨頭の引き

下げと内方化を目的とする手術である。

手術記録から大転子切離の有無、中・小殿筋、深層外旋筋群や大腿直筋に対する侵襲と修復について確認しておく。

RAOは、関節包を付着させたまま切離した寛骨臼を前外下方に回転させるため、術後は前外側の関節包の緊張が緩み、反対に後内側の関節包の緊張が高まることにより可動域が変わる。通常、前・初期股関節症においても術後屈曲可動域が10°、外転が5°程度減少する[24]。

術後早期には、手術侵襲が加わった組織や圧痛を認める筋に対してリラクセーションおよび組織間の滑走性改善を目的とし、低負荷での筋収縮練習を行う。骨頭と臼蓋の関節面のリモデリングには、スリングを用いた屈曲、外転方向への自動運動も有効である。大転子を骨切りしている場合には、積極的な筋収縮練習や内転可動域練習は行わず、段階的に荷重練習を進めていく。

近年、RAO後に生じる二次性大腿骨寛骨臼インピンジメント（femoroacetabular impingement: FAI）が注目されつつある。野口ら[25]は、術後の過矯正に伴う過被覆によりAIIS impingementを起こす事が原因であると述べており、したがって手術前後の画像評価が重要となる。股関節の可動域練習では大腿骨頚部軸を作用軸とした運動が有効である。

② 人工股関節置換術

骨切り術に代表される関節温存手術と人工股関節置換術（THA）では荷重時期が異なる。骨切り術では、段階的に荷重を進めるのに対し、THAでは手術翌日より全荷重を許可される事が多い。

術後早期には手術侵襲が加わった組織や圧痛を認める筋に対してリラクセーションや滑走性の維持を目的とした筋収縮練習、創部の滑走練習を行い、可動域の改善を目指す。

THAでは脱臼予防の観点からアプローチ方法、関節包や外旋筋群の修復状況、術中の脱臼角度に加え、カップの設置角やステムの前捻角、オシレーション角など手術情報についても確認しておく必要がある。オシレーション角はステムの頚部がカップに当たるまでの角度であり、最大可動域を表している（次ページ図6-39）。オシレーション角は、骨頭径、ネック径、ライナーの形状によって異なり、骨頭径が大きくネックが細いほど、大きなオシレーション角が得られる。カップの設置角に関しては、前方開角が大きくなるとオシレーション角が屈曲方向へ移動し、減少すると伸展方向へ移動するため、可動範囲の指標となる。また、ステム側の前捻角が大きくなると、骨頭前面の被覆が減少するため、前方脱臼のリスクが高まる。逆にステムが後捻している場合は、後方脱臼のリスクが高まる。したがって、安全に可動域練習を行うためには、カップとステムの相互位置関係を確認しておく必要がある[5]。術後3週までの可動域練習では、臼蓋に対する骨頭の接触面が一定となる頚部軸回旋を中心に行う事により、脱臼のリスクを大幅に軽減できる。人工骨頭置換術の場合と同様、骨頭の

前方変位を防ぎ求心位を得るために、骨頭を前方から軽く押さえながら行うとよい。

また、THA術後早期に立脚終期の股関節伸展制限による骨盤の代償動作を認める場合には、早期より股関節伸展制限を改善させる事が重要である。

THA施行例の多くは、術前より外転筋力が低下しており、また、術式によっては殿筋群が大きく侵襲を受ける。そのため、術後の外転筋力の回復は重要であるが、概ね術後2週間で術前値あるいはそれ以上まで回復すると報告されている[26), 27)]。

日常生活においては、立ち上がり、靴下の着脱や足趾の爪切りなど股関節屈曲を強いられる動作が多く、後方脱臼に注意しなければならない。靴下の着脱や爪切り動作における股関節屈曲角度は90°以内とされる[28)]ため、自助具を使用しない安全な動作の獲得を目的としてADL指導を行う。

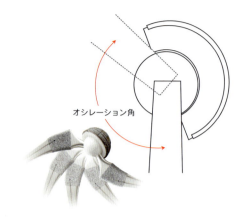

図6-39: **オシレーション角**

ネックがライナーに対して可動できる角度をオシレーション角という。オシレーション角を超える動きが強制されるとインピンジメントした部分を支点とする、てこの働きで脱臼が起こる。骨頭径が大きくネックが細いものほど大きなオシレーション角を得られる。

4. 大腿骨寛骨臼インピンジメント（FAI）

1）疾患概説

大腿骨寛骨臼インピンジメント（femoroacetabular impingement: FAI）は、2003年にGanzらによって初めてその病態と臨床的意義が体系的に示され、明らかな原因疾患のない一次性股関節症の一因として注目されるようになった[29]。FAIの概念は、臼蓋または大腿骨の形態異常により、股関節の運動時に寛骨臼と大腿骨が繰り返し衝突する事で、関節唇断裂や軟骨損傷をきたす病態とされる。

FAIには、寛骨臼側の形態異常を主体とするピンサー型（pincer type）、大腿骨頭側の形態異常を主体とするカム型（cam type）、そして両者を併せ持つ混合型（mixed type）がある（図6-40）。ピンサー型のインピンジメントは臼蓋前方被覆の増加や臼蓋後捻によって生じる。単純X線画像においては、臼蓋の過剰被覆を示唆するCE角の増大が重要な所見で

部は形態異常が生じている。　　　　　　　　　　　　　　　　　　　　　文献29を参考に作図

 normal タイプ 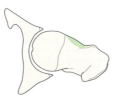 pincer タイプ cam タイプ 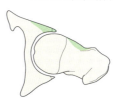 mixed タイプ

図6-40: FAIの分類

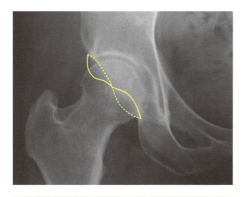

cross over sign: 臼蓋前縁のライン（実線）と臼蓋後縁のライン（点線）が交差している。

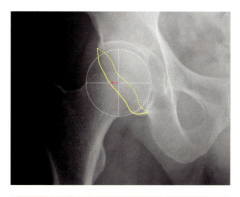

posterior wall sign: 骨頭中心よりも寛骨臼後壁が外側に位置する。

図6-41: Pincer type FAIのX線所見

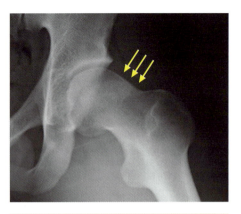

pistol grip deformity: 骨頭－頚部移行部の前外側が膨隆している（矢印）。

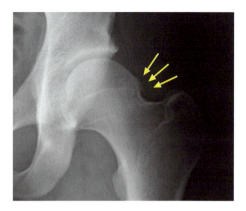

bump formation: 骨頭－頚部移行部の外側に骨隆起が存在している（矢印）。

図 6-42: Cam type FAI の X 線所見

＊：明らかな股関節疾患に続発する骨形成異常を除いた大腿骨―寛骨臼間のインピンジメント。

画像所見
- Pincer typeのインピンジメントを示唆する所見。
  ① CE角40°以上
  ② CE角30°以上かつAcetabular roof obliquity（ARO）0°以下
  ③ CE角25°以上かつcross-over sign陽性
  ＊正確なX線正面像による評価を要する。特にcross-over signは偽陽性が生じやすいことから、③の場合においてはCT・MRIで寛骨臼のretroversionの存在を確認することを推奨する。

- Cam typeのインピンジメントを示唆する所見。
  CE角25°以上
  主項目：α角（55°以上）
  副項目：Head-neck offset ratio（0.14未満）、Pistol grip変形、Herniation pit
  （主項目を含む2項目以上の所見を要する）
  ＊X線、CT、MRIのいずれによる評価も可。

身体所見
- 前方インピンジメントテスト陽性（股関節屈曲・内旋位での疼痛の誘発を評価）。
- 股関節屈曲内旋角度の低下（股関節90°屈曲位にて内旋角度の健側との差を比較）。

最も陽性率が高く頻用される所見は前方インピンジメントテストである。Patrickテスト（FABERテスト）（股関節屈曲・外転・外旋位での疼痛の誘発を評価）も参考所見として用いられるが、ほかの股関節疾患や仙腸関節疾患でも高率に認められる。また、上記の身体所見も他の股関節疾患で陽性となりうることに留意する必要がある。

診断の目安
上記の画像所見を満たし、臨床症状（股関節痛）を有する症例を臨床的にFAIと判断する。

除外項目
以下の疾患の中には二次性に大腿骨－寛骨臼間のインピンジメントを来たしうるものもあるが、それらについては本診断基準をそのまま適用することはできない。

- 既知の股関節疾患
  炎症性疾患（関節リウマチ、強直性脊椎炎、反応性関節炎、SLEなど）、石灰沈着症、異常骨化、骨腫瘍、痛風性関節炎、ヘモクロマトーシス、大腿骨頭壊死症、股関節周囲骨折の−既往、感染や内固定材料に起因した関節軟骨損傷、明らかな関節症性変化を有する変形性股関節症、小児期より発生した股関節疾患（発育性股関節形成不全、大腿骨頭すべり症、Perthes病、骨端異形成症など）、股関節周囲の関節外疾患
- 股関節手術の既往

図 6-43: FAI※の診断指針（日本股関節学会） ※狭義

あり、寛骨臼形成不全との鑑別に役立つ。寛骨臼後捻を示唆する単純 X 線所見として cross over sign や posterior wall sign を認める（249 ページ図 6-41）。カム型のインピンジメントは、head-neck junction の張り出しや大腿骨頭と頚部の offset 減少により生じる。単純 X 線所見では、α角の増大や pistol grip deformity、大腿骨頭頚部移行部の骨隆起（bump）、などが認められる（左ページ図 6-42）。

症状としては、緩徐に発症する鼠径部痛が特徴的で、しゃがみ動作や深屈曲動作による疼痛を訴える例が多い。動作時の鼠径部痛や大腿部の痛みが主であるが、症状が進行すると、夜間痛や安静時痛も伴うようになる。FAI はスポーツ傷害の側面もあり、スポーツを積極的に行っている青壮年の発症も多い。

狭義の FAI の診断については、2015 年に日本股関節学会が指針を出しており、理学所見や画像所見、除外診断などについて明記されている（左ページ図 6-43）。疼痛誘発テストとしては、股関節を 90°屈曲し最大内転した後に内旋を強制し、疼痛を誘発させる前方インピンジメントテスト（図 6-44）の陽性率が高い。関節唇損傷を伴っている場合は、FABER テスト（図 6-45）も陽性になる事が多い。ただし、これらの疼痛誘発テストは股関節病変や

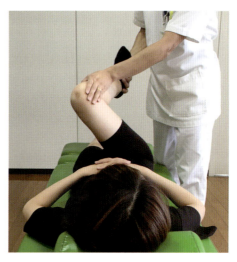

図 6-44: **前方インピンジメントテスト**

股関節を 90°屈曲し、股関節の内転・内旋を強制したときの疼痛の有無をみる。

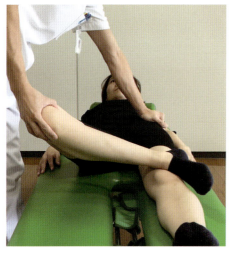

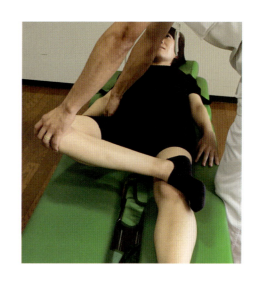

図 6-45: **FABER テスト（Patrick テスト）**

患側の足関節を健側の膝上において開排させた時の疼痛の有無、床から膝までの高さの左右差をみる。

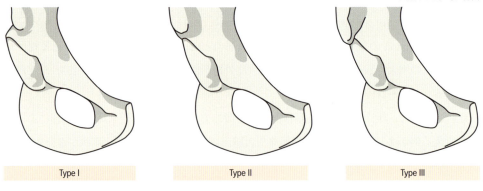

図 6-46: AIIS のタイプ分類
AIIS と臼蓋縁との関係から臼蓋縁の上までの I 型、臼蓋縁辺縁まで突出している II 型、臼蓋縁を超えて遠位に突出している III 型に分類される。

仙腸関節障害で陽性となる事も多いため、FAI に特異的な検査法とはいえず、それらとの鑑別が必要である（95 ページ「仙腸関節障害に伴う股関節痛」参照）。疼痛の原因が関節内にあるかどうかの判断には、キシロカインテスト（関節内へ局所麻酔薬を注入し、疼痛緩和の有無を見るテスト）が有用である。

さらに、関節外の要因として、Larson[30] および Hetsroni ら[31] は下前腸骨棘（anterior inferior iliac spine: AIIS）の突出が、FAI の原因となる事を報告している。AIIS の形態は様々で、Hetsroni ら[32] は、3D-CT で AIIS と臼蓋縁との関係から臼蓋縁の上までの I 型、臼蓋縁辺縁まで突出している II 型、臼蓋縁を超えて遠位に突出している III 型に分類している（図 6-46）。

2）整形外科的治療

a. 保存療法

運動制限による股関節の安静、消炎鎮痛剤の投与、あるいはステロイド剤の関節内注射に加え、腰椎や股関節に対する可動性改善や股関節周囲筋の機能改善などの運動療法が有効である。FAI の形態異常が明らかであり、保存療法で症状が 3 カ月以上持続する場合や症状が再燃する場合は、手術療法を選択する。

b. 手術療法

　損傷された関節唇の縫合や関節軟骨に対する処置に加え、変形性股関節症への進行を予防するために骨性隆起部の切除が行なわれる。骨切除は、FAI のタイプにより寛骨臼縁や大腿骨頭頸部移行部に生じた bump に対して行われる。FAI の手術療法としては、Ganz らによって報告された surgical dislocation[33]（手術的脱臼法）の手技を用いた観血的治療が先行して行われたが、病態や程度に応じ侵襲の少ない鏡視下手術が積極的に行われるようになっている。

c. surgical dislocation による骨軟骨形成術

　大転子を骨切りした後に前方より関節包を切開して、骨頭を前方に脱臼させる方法である。直視下に骨膨隆部および寛骨臼が確認できるために、正確なインピンジメント部の切除が行える有用な展開法である。しかしながら、侵襲が大きく、術後に大転子骨切り部の滑液包炎や偽関節などの合併症が報告されている[34]。

d. 鏡視下手術

　手術は牽引手術台を用いて行う。体位は仰臥位で股関節屈曲 10°、外転 10°とし、2 〜 3 ポータル（前方・前外側・後外側）を交互に使用しながら行う。実際の手術では、股関節唇および関節軟骨へのアプローチに加え、変形性股関節症の進行を予防するための骨切除が行われる。カム型では関節唇と寛骨臼側関節軟骨が損傷されている事が多いが、関節唇の解剖学的ならびに機能学的な役割が重要視されるようになっている事から、可能なかぎり関節唇修復術が選択される。損傷した関節唇に対して、寛骨臼縁にスーチャーアンカーを打ち込み、関節唇に縫合糸を通して寛骨臼縁に逢着する関節唇縫合術や、欠損した関節唇の形成術などが行われる。関節軟骨の損傷は、関節唇損傷部位に連続する部分が軟骨下骨から剥離している事が多く、軟骨解離（delamination）を認める。損傷程度によりマイクロフラクチャー手技（microfracture）などにより関節軟骨の修復を促す処置を行う。骨切除は、寛骨臼と大腿骨のインピンジメントを回避するために、ピンサー型に対しては寛骨臼縁の切除、カム型に対しては bump の切除が行われ、混合型に対しては、その両方が行われる。

　関節唇損傷の原因は、主に FAI と臼蓋形成不全の 2 つであるが、現在のところ本邦に多い臼蓋形成不全由来の関節症の進行を鏡視下手術により予防する事は、困難とされている[35]。

3）評価

a. 画像

単純X線像からFAIに特徴的な大腿骨や臼蓋の骨性変化を、疾患概説の項で述べた指標を中心に評価し、インピンジメントの原因と部位とを把握する。単純X線検査の正面像でピンサー病変を診断する事はできるが、寛骨臼の後捻やカム病変は、はっきりとしない事が少なくない。これらを正確に評価するためには、CTによる三次元評価が有効である。MRIでは形態評価のみならず骨、関節唇、関節軟骨、その他の軟部組織の質的評価が可能である。

b. 手術記録

股関節鏡視下手術の発展により、FAIは鏡視下手術が最も適応される疾患となっている。切離した関節包は縫縮されるが、術後早期には縫合部への伸張ストレスを避けるため、股関節伸展域を制限する。また、軟骨損傷に対してマイクロフラクチャー術（microfracture surgery）を施行した場合は、免荷期間を設定する事が多い。鏡視下手術は低侵襲ではあるが、運動療法に先立ち、術式から侵襲される軟部組織を知り、その修復過程を理解しておく事が重要である。

c. 疼痛

疼痛部位や圧痛所見、疼痛が増強する動作について確認する。FAIでは、鼡径部から大転子にかけての痛みを訴え、疼痛部位に対しCサインを示す事が多い（右ページ図6-47）。しゃがみ込みや長時間の座位など股関節を深く屈曲する姿勢、スポーツ選手であれば、股関節の捻りやランニング、ジャンプ、キックなどの動作で疼痛増強を認める。圧痛は、大腿骨頭前面の腸腰筋、大腿直筋起始部やAIIS、大腿筋膜張筋、小殿筋、外閉鎖筋、恥骨結合などに認める事が多い。

疼痛誘発テストとして、前述した前方インピンジメントテストやFABERテストに加え、後方インピンジメントテストなどを行う（右ページ図6-48）。

d. 関節可動域

可動域制限によるインピンジメントの要因は、骨盤後傾の可動性低下および股関節後方支持組織の柔軟性低下によるobligate translation（関節包・関節靱帯・筋肉の拘縮が引き起こす骨頭の変位）の2つに大別される。股関節屈曲角度には、骨盤の後傾を許容する腰椎の後弯角度が含まれている。骨盤非固定で測定した見かけ上の屈曲角度から股関節固有

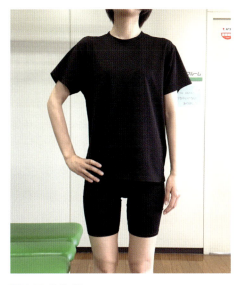

図 6-47: **Cサイン**

FAI では、鼠径部から大転子にかけての痛みを訴え、手で「C」の形をつくり疼痛部位を示すことが多い。

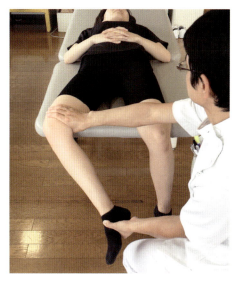

図 6-48: **後方インピンジメントテスト**

股関節伸展位にて股関節外転外旋位を強制した時の疼痛の有無をみる。

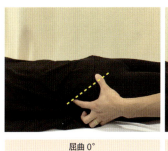
屈曲 0°

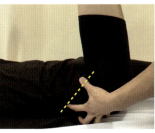
屈曲 90°

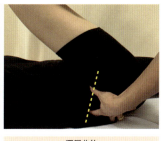
深屈曲位

図 6-49: **PMテスト**

股関節を屈曲していく際の股関節と骨盤の協調運動を評価するテストである。正常であれば屈曲角度が増加するとともに ASIS と腸骨稜とを結んだ線と水平線のなす角が大きくなる。

の屈曲角度を減じた角度が、腰椎の後弯角度を含む骨盤後傾の可動域である。骨盤後傾の可動性を制限するものとしては、腰椎椎間関節の拘縮、多裂筋の攣縮、および腸腰靱帯の拘縮が挙げられる。骨盤の後傾可動性を評価する方法には、PLF テスト（posterior lumbar flexibility test）（92 ページ図 3-27）や PM テスト（pelvic mobility test）（図 6-49）がある。股関節固有の可動域が減少している場合には、骨頭を前方へ obligate translation させる深層外旋筋群や大殿筋、坐骨大腿靱帯を中心とした後方関節包の柔軟性低下が原因として考えられる（122 ページ図 3-71）。

e. 筋力検査

FAIでは、股関節屈曲・内転・外転・外旋筋力が低下すると報告されている[36]。股関節の動筋が適切に働くためには、体幹の安定性が必要である。そのため、股関節の筋力を評価する際には、股関節の動筋と体幹固定筋の両方の筋力を評価する必要がある。

例えば、股関節の屈曲力に低下がみられる場合、一般に腸腰筋の筋力低下を疑うが、体幹の筋力低下により安定が得られないならば、腸腰筋の筋力低下と断言する事は必ずしもできない。腸腰筋が適切に働くためには、その起始部を安定させる体幹筋力が必要である。このような場合は、股関節屈曲力を骨盤固定状態と非固定状態とで比較する事により、腸腰筋と体幹固定筋のどちらに筋力低下が存在するかを判断できる（図6-50、右ページ表6-2）。

近年、体幹トレーニングがもてはやされる傾向にあるが、セラピストは、本当に体幹が弱いのかを評価した上で方法を選択する事が重要である。

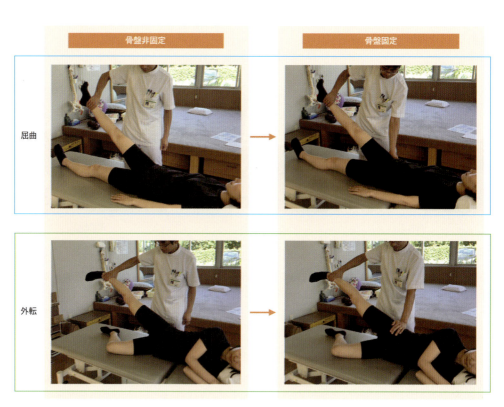

図6-50: 股関節の動筋と体幹筋の筋力評価

股関節の筋力は、股関節の動筋と骨盤の安定化に関与する体幹筋の合算された筋力である。股関節の動筋に機能不全がある場合、骨盤非固定時の筋力評価では体幹筋での代償によって筋力を保つこともあるが、骨盤固定時には体幹筋での代償が行えないため、筋力の弱化を認める。一方、体幹筋の機能不全がある場合、骨盤固定時の筋力評価では筋力の弱化は認めないが、骨盤非固定時には骨盤の安定化が得られず、筋力は弱化する。

表 6-2: 股関節の筋力評価

	骨盤非固定	骨盤固定
股関節動筋の弱化	一見すると正常	弱化
体幹筋の弱化	弱化	一見すると正常
正常	骨盤固定時・非固定時で筋力に差がない	

4）運動療法

a. 保存療法

　骨形態異常のみがインピンジメントの要因であるならば、手術で骨形態を変えない限り治らないはずである。しかし、FAI 患者の約 8 割は運動療法を主体とした保存療法で症状が改善し、手術を回避している。FAI に対する運動療法では、インピンジメントが起きうる機能的な要因を改善する事が、基本的な治療概念となる。

　関節可動域制限の評価により、問題が骨盤の可動性なのか、股関節の可動性なのかを判断し、治療対象を明確にした上でその改善を図りたい。骨盤の可動性を高めるためには、腰椎椎間関節の拘縮除去、多裂筋の攣縮解除、腸腰靱帯の拘縮除去を行い、股関節を屈曲した時に骨盤が十分に後傾できる柔軟性を獲得する（103 ページ図 3-44、104 ページ 3-45 および 121 ページ 3-70）。股関節自体の可動域制限は、後方組織と前方組織とに大別して考える。股関節後方組織に対しては、大殿筋や深層外旋筋群（特に外閉鎖筋）や坐骨大腿靱帯を中心とした後方関節包の柔軟性を改善し、骨頭の運動軌跡の正常化を図る（123 ページ図 3-73、133 ページ 3-84 および 136 ページ 3-89）。股関節前方組織に対しては、インピンジメントの原因となる大腿直筋起始部の柔軟性改善や隣接組織との滑走性改善、筋連結をもつ小殿筋の柔軟性の改善を図る（次ページ図 6-51）。開排時の疼痛に対しては、制限因子となりやすい長内転筋や小殿筋のリラクセーションとストレッチングを行う。

　また、インピンジメントを回避する運動として、頚部軸回旋による屈曲が有効である。矢状面上の屈曲ではインピンジメントを起こしやすいが、正しい頚部軸で回旋させると、インピンジメントは生じ得ない。さらに、頚部軸で最終域まで運動させると後方組織が十分に伸張されるため、頚部軸回旋の可動域増大は後方組織の伸張を反映し、obligate translation の改善を意味する事になる。

　筋力強化は、股関節周囲筋、体幹筋を対象に行う。股関節の求心力を高めるためには、深層外旋筋群、小殿筋、腸腰筋の筋機能改善は重要である。体幹トレーニングとして腹横筋の

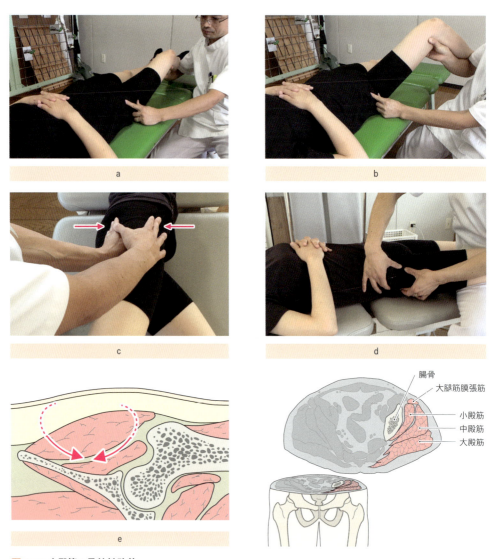

図 6-51: 小殿筋の柔軟性改善

a, b：小殿筋（前部線維）のリラクセーションを目的とした反復収縮を行う際の開始肢位（a）と最終肢位（b）を示す。セラピストの母指と示指をそれぞれ小殿筋の大転子付着部と小殿筋前部線維の起始部に置き、母指を示指に近づけるように関節運動を誘導し筋収縮を行う。

c, d：小殿筋の直接的ストレッチング。（c）患側を上にした側臥位で行うには、左右の手で前後から挟んだ筋を前後方向に動かす。（d）背臥位で行うには、両手で前後からつまむように把持した筋を前後方向に動かす。ともに外転筋群を弛緩させるため股関節を軽度外転位としたうえで、深層に位置する小殿筋を腸骨から剥がす感覚で直接動かす。

e：骨盤レベルの外転筋群と、c，d の手技に対する小殿筋の操作方法を示す。

活動を高める事は、広背筋や腰方形筋、脊柱起立筋などのアウターマッスルの過活動を抑制し、骨盤後傾運動の安定化に有効である[37), 38)]。

b. 手術療法

　基本的な考え方は、保存療法の場合と同様である。FAIに対する鏡視下手術後の早期運動療法では、修復した関節包や関節唇へのストレスを避ける事が重要となる。前方関節包が伸張される股関節伸展や前上方部の関節唇にストレスが加わる股関節屈曲・外転・内旋運動には注意が必要である。関節唇自体には荷重による負荷はそれほど加わらない。軟骨損傷に対して、マイクロフラクチャー術（microfracture surgery）を施行した場合は、免荷期間を設定される事が多い。

　術後2〜3週までは、残存する炎症や修復部位への機械的ストレスに配慮しながら、癒着予防を目的に、術中のポータル作成時に侵襲が加わる大腿筋膜張筋や中殿筋、小殿筋、大腿直筋に対して筋収縮練習や愛護的な可動域練習を実施する。

　術後3週以降は、股関節の過伸展も含めて段階的に可動域練習の範囲を拡大し、筋機能の改善や基本的な運動機能の獲得を進める。FAI術後患者は、健常者と比べて立脚終期で股関節伸展可動域が低下すると報告されており[39)]、伸展可動域に影響する因子を明らかにした上で、適切な可動域練習を行う必要がある。また、鏡視ポータル作成時に侵襲が加わった筋で柔軟性低下や筋力低下を併発しやすいため、これらに対する積極的な筋力強化や、収縮様式と運動方向に留意したトレーニングを行う。

　スポーツ選手の場合、術後3ヵ月以降から競技特性を踏まえたトレーニングを開始し、およそ3〜4ヵ月での競技復帰を目指す。

参考文献

1) 日本整形外科学会，日本骨折治療学会（監修）：大腿骨頚部/転子部骨折診療ガイドライン，改定第2版，南江堂，2011．

2) Parker MJ: Garden grading of intracapsular fractures: mcaningful or misleading? Injury 24: 241-242, 1993.

3) Judet R, et al: Fractures of the acetabulum. Classification and surgical approaches for open reduction. J Bone Joint Surg 46-A: 1615-1646, 1964.

4) 整形外科リハビリテーション学会 編：整形外科運動療法ナビゲーション 下肢・体幹，メジカルビュー社：76-79，2008．

5) 伊藤 浩，他：THA術後脱臼の予防．関節外科 25：19-23，2006．

6) Bartz RL, et al: The effect of femoral component head size on posterior dislocation of the artificial hip joint. J Bone Joint Surg 82A: 1300-1307, 2000.

7) Holm I, et al: Reliability of goniometric measurements and visual estimates of hip ROM in patients with osteoarthrosis. Physiother Res Int 8 (4): 241-248, 2000.

8) Neumann DA：筋骨格系のキネシオロジー 原著第3版（Andrew PD，有馬慶美，日高正巳監訳），医歯薬出版，東京：377-405，2018．

9) 高田一彦：変形性股関節症に対する筋解離術の臨床的研究．日整会誌 51（4）：181-193，1977．

10) 古谷逸夫，他：二次性変股症に対する運動療法．京都理学療法士会誌 28：58-63，1999．

11) 前山 彰，他：臼蓋形成不全股における外転筋力訓練による股関節動的不安定性の変化．Hip joint 35：719-721，2009．

12) McNair PJ, et al: Exercise therapy for the management of osteoarthritis of the hip joint: a systematic review. Arthritis Research & Therapy 11: R98, 2009.

13) Felson DT: Osteoarthritis as a disease of mechanics. Osteoarthritis Cartilage 21 (1): 10-15, 2013.

14) Correa TA, et al: Contributions of individual muscles to hip joint contact force in normal walking. J Biomech 28; 43 (8): 1618-1622, 2010.

15) 帖佐悦男，他：Hip-spine syndromeの分類における症状とX線学的特徴．関節外科 23（4）：28-35，2004．

16) 土井口祐一，他：骨盤傾斜異常と股関節症の進展メカニズム－股関節正面像を用いた骨盤傾斜の解析から－．関節外科 23（4），2004．

17) 赤羽根良和，他：変形性股関節症に対する我々の運動療法と治療成績について．整形リハ学会誌 12：7-12，2009．

18) 細居雅敏，他：変形性股関節症に対する積極的運動療法－骨盤前方被覆量の増加と関節合力の減少に着目した運動療法の試み－．整形リハ学会誌 11：61-64，2008．

19) A.I.KAPANDJI：カパンジー機能解剖学Ⅱ 下肢，医歯薬出版，東京：28-36，1986．

20) 田中貴広，他：股関節の運動学．理学療法 23：1642-1650，2006．

21) Gottschalk F, et al: The functional anatomy of tensor fasciae latae and gluteus medius and minimus. J Anat 166: 179-189, 1989.

22) 平尾利行，他：股関節深層筋トレーニングに関する検討－超音波画像診断装置を用いて－．Hip joint 35：62-65，2009.

23) Kumagai M, et al: Functional evaluation of hip abductor muscle with use of magnetic resonance imaging. J Orthop Res 15: 888-893, 1997.

24) 茂呂 徹，他：寛骨臼回転骨切り術．整・災外 44：637-642，2001.

25) 野口森幸，他：寛骨臼回転骨切り術後の二次性 FAI に対して股関節鏡視下骨軟骨形成術を行った 6 例．仙台市立病院医誌 35：6-11，2015.

26) 島添裕史，他：人工股関節全置換術後早期の股関節外転筋力の推移．理学療法学 32：423-428，2005.

27) 室伏祐介，他：変形性股関節症に対する理学療法．高知県理学療法 19：15-23，2012.

28) 南角 学，他：人工股関節置換術後患者の術後早期における靴下着脱方法と股関節屈曲可動域の関連性．理学療法科学 24：241-244，2009.

29) Ganz R, et al: Femoroacetabular Impingement. Clin Orthop Relat Res 417: 112-120, 2003.

30) Larson CM, et al: Making a case for anterior inferior iliac spine/subspine hip impingement: three representative reports and proposed concept. Arthroscopy 27: 1732-1737, 2011.

31) Hetsroni I, et al: Anterior inferior iliac spine deformity as an extraarticular source for hip impingement: a series of 10 patients treated with arthroscopic decompression. Arthroscopy 28: 1644-1653, 2012.

32) Hetsroni I, et al: Anterior Inferior Iliac Spine Morphology Correlates With Hip Range of Motion: A Cla, 2013.

33) Ganz R, et al: Surgical dislocation of the adult hip a technique with full access to the femoral head and acetabulum without the risk of avascular necrosis. J Bone Joint Surg 83-B: 1119-1124, 2001.

34) Beaulé PE, et al: Quality of life following femoral head-neck osteochondroplasty for femoroacetabular impingement. J Bone Joint Surg 89-A: 773-779, 2007.

35) 内田宗志：股関節鏡視下手術の関節症予防効果．関節外科 35（3）：274-279，2016.

36) Casartelli NC, et al: Hip muscle weakness in patients with symptomatic femoroacetabular impingement. Osteoarthritis Cartilage 19: 816-821, 2011.

37) 立石聡史，他：FAI の術後リハビリテーション．関節外科 36（2）：176-188，2017.

38) 藤井康成，他：骨盤の運動性と下肢運動連鎖．臨スポーツ医 30：247-254，2013.

39) Brisson N, et al: The effects of cam femoroacetabular impingement corrective surgery on lower-extremity gait biomechanics. Gait Posture 37: 258-263, 2013.

40) 正田悦朗：大腿骨転子部骨折．髄内釘型内固定材料を用いた治療－その利点と問題点－．関節外科 28（10）：1197-1204，2009.

41) 浅野昭裕：運動療法に役立つ単純 X 線像の読み方，メジカルビュー社：180-181，2011.

42) 宇都宮啓，他：大腿骨転子部骨折の分類法－近位骨片と遠位骨片の回旋転位に注目して－．整・災外 48：1561-1568，2005.

43) 生田拓也：大腿骨転子部骨折における骨折型分類について．骨折 24：158-162，2002.

44) 松本正知：骨折の機能解剖学的運動療法 その基礎から臨床まで 体幹・下肢，中外医学社，2015.

45) 久保俊一（編）：股関節学 寛骨臼骨折，金芳堂：687，2014.

46) 久保俊一（編）：股関節学 変形性股関節症，金芳堂：570-621，2014.

47) 土井口祐一，他：骨盤傾斜異常と股関節症の進展メカニズム－股関節正面像を用いた骨盤傾斜の解析から－．関節外科 23（4）：484-492.

48) 永井 聡，他：入門講座　画像のみかた③股関節画像のみかた．PTジャーナル 43（6）：534，2009.

49) 日本整形外科学会診療ガイドライン委員会，変形性股関節症ガイドライン策定委員会編：変形性股関節症診療ガイドライン．6，南江堂，東京：130‐133，2008.

50) 林典雄：運動療法のための運動器超音波機能解剖 拘縮治療との接点，文光堂：110‐114，2015.

索引

索引（あ～か）

■あ

圧痛	14, 134, 158
圧痛所見	135, 165
圧分散	52
あひる歩行	186
アプローチ	225, 233, 241
アライメント	81, 82, 106, 239
アンクルロッカー	194
安静時痛	227
安定した関節	68
安定性	245

■い

閾値	72
異常歩行	181
痛みの悪循環	113, 158
位置エネルギー	176
一次性股関節症	105, 106, 249
一次性変形性股関節症	236
インピンジメント	21, 69, 119, 121, 124, 166
陰部大腿神経	35
インプラント・インピンジメント	242

■う

ウォード三角	22
運動エネルギー	176
運動学	46
運動軌跡	165
運動時痛	227
運動のトラッキング	68

運動力学	46

■え

栄養供給	52
炎症期	160
炎症の鎮静化	160
遠心性収縮	110, 202
円靱帯	19, 26
エンドフィール	164
円背	208

■お

横靱帯	51
オシレーション角	247
温熱療法	237

■か

外寛骨筋	27, 30
外傷性股関節脱臼	231
外側広筋	109, 128
外側骨端動脈	41
外側大腿回旋動脈	41
外側大腿皮神経	35
外腸骨動脈	40
外転筋力	227
外反股	21
外閉鎖筋	30, 38, 122, 134
外閉鎖筋溝	13
外閉鎖筋の圧痛所見	135
開放運動連鎖（OKC）	228

外方開角	241
化学的刺激	73
過矯正位	223
下骨幹端動脈	41
下肢伸展挙上テスト	130
荷重位での筋収縮練習	205
荷重応答期	179
荷重訓練	203
下前腸骨棘	15, 25, 252
下双子筋	30
鵞足	32, 34
滑液	50
カップの設置角／角度	241, 247
合併症の予防	227
滑膜炎	244
滑膜関節	50
下殿神経	35, 38, 130
下殿動脈	40
下殿皮神経	35
可動域制限	164, 242
下被膜下動脈	41
カム型	249
感覚受容器	71
寛骨	17
寛骨臼	17, 18, 231
寛骨臼縁	24
寛骨臼横靱帯	19, 51
寛骨臼窩	18
寛骨臼回転骨切り術	63, 246
寛骨臼角	53
寛骨臼荷重部硬化帯	54
寛骨臼関節唇	51
寛骨臼傾斜角（ARO）	239
寛骨臼後捻	251
寛骨臼骨折	232
寛骨臼上縁	25
寛骨臼切痕	19
観察指標	195
患者教育	237
関節液の拡散	50
関節応力	58, 63, 245
関節温存術／手術	62, 239
関節可動域制限	242
関節可動域制限の評価	164
関節可動域測定の目的	145
関節拘縮の発生機序	155
関節合力	56, 58, 62, 63, 244
関節固定術	68
関節周囲筋の収縮力	58
関節唇	19, 51, 70
関節唇断裂	244, 249
関節唇の構造	51
関節唇のバイオメカニクス	51
関節性拘縮	157
関節中心	196
関節内圧	58
関節内圧の上昇	113
関節軟骨	19, 49, 51, 52
関節軟骨損傷	50, 249
関節の求心性	236

索引（き〜こ）

関節パワー	188
関節非温存手術	239
関節不安定性	236
関節包	24
関節包枝	35
関節包靱帯	24, 167
関節モーメント	188, 196
関節裂隙	236
関連痛	37, 74

■き

機械受容器	35, 71
機械的刺激	73
偽関節	219
キシロカインテスト	252
機能的脚長差	244
機能不全	116
脚延長	244
脚長差	82, 192, 241, 244
臼蓋横靱帯	24
臼蓋形成不全	53, 61, 69, 236, 246
臼蓋前方被覆	249
臼蓋の深さ指数	54
弓状線	18
求心性	236
急速破壊型股関節症	113
境界潤滑	50
鏡視下手術	253
強直	155
胸椎	208
胸椎の回旋	242
棘果長	244
筋活動	245
筋機能	198
筋腱移行部	169
筋腱移行部への伸張刺激	170
筋作用の逆転	32
筋収縮距離	161
筋収縮練習	227, 230
筋出力不全	225
筋伸張距離	161
筋性拘縮	157
筋内圧	110, 124
筋の質的機能向上	198
筋節の再合成	170
筋のリラクセーション	169
筋ポンプ作用	168, 169
筋力低下	242
筋力強化練習	228
筋力を補助する操作	204
筋攣縮	160

■く

屈曲弛緩現象	94, 110
クリニカルパス	229

■け

頚基部骨折	216
脛骨神経	39
脛骨粗面	32

頸体角	21, 123	股関節	10
形態的脚長差	244	股関節外旋筋群	122, 129
頸部	20	股関節外転筋力	184
頸部骨折（骨頭下も含む）	216	股関節可動障害	162
頸部軸回旋	228, 230, 247	股関節屈曲拘縮	83
頸部軸屈曲	128, 145	股関節後方アプローチ	225
頸部内側骨皮質	21	股関節後方支持組織	121
頸部の存在意義	21	股関節合力増加	113
頸部の短縮	23	股関節固有の可動域	144
結合織	161	股関節周囲筋活動	110
結合組織性拘縮	157	股関節症	57, 62, 105, 106, 113, 236, 246
結合組織の粘弾性	169	股関節正面像	241
月状面	18	股関節唇損傷	69
ゲンスレンテスト	98	股関節伸展角度	202
		股関節伸展制限	248
		股関節前方支持組織	123
■こ		股関節痛	88, 95
後頸動脈	41	股関節内旋位での下肢伸展挙上テスト	130
拘縮	69, 119, 155, 158	股関節内転拘縮	192
拘縮改善	104, 132	股関節内転制限	184
拘縮期	161	股関節に作用する力	56
後仙腸靱帯	95, 103, 104	股関節の安定性	245
剛体バネモデル	60	股関節の可動域	46
後殿筋線	30	股関節の関節包	167
後天性拘縮	157	股関節複合体	119, 144, 226, 242
広背筋	115	股関節複合体の可動域	144
後部腰椎可動性テスト	92	股関節包	35
後方脱臼	231	呼吸筋トレーニング	227
絞扼	129	骨間靱帯	95
絞扼性神経障害	126	骨幹部	20
高齢者の姿勢	208		

索引 (さ～す)

骨棘形成	237
骨硬化像	237
骨性インピンジメント	242
骨脆弱性	113
骨性の制限	164
骨接合術	219
骨頭骨折	216
骨頭の陥没変形	41
骨頭の求心位	69
骨頭被覆面積	109
骨頭被覆面積減少	113
骨頭被覆量	244, 245
骨嚢胞像	237
骨のランドマーク	15
骨盤	18
骨盤・脊椎冠状面アライメント	82
骨盤・脊椎矢状面アライメント	81
骨盤アライメント	239
骨盤腔の形	239
骨盤傾斜	80, 244
骨盤傾斜角	81
骨盤形態角	80
骨盤後傾	113, 144, 191
骨盤後傾アライメント	106
骨盤骨切り術	62
骨盤水平線（両側涙滴下端を結ぶ線）	53
骨盤前傾	83, 191
骨盤前傾角度	202
骨盤前傾姿勢	116
骨盤の回旋角度	77
骨盤の形態	11
骨盤の側方傾斜	241
骨盤の代償動作	146
骨癒合	217
骨梁構造	21
固有感覚受容器	71
コラーゲン	49
コラーゲン線維の架橋（cross link）形成	161
ゴルジ・マッツオーニ小体	35
ゴルジ腱器官	169
混合型	249

■さ

坐骨	17
坐骨棘	31
坐骨結節	15, 31
坐骨神経	14, 35, 38, 130, 242
坐骨神経の絞扼	129
坐骨神経麻痺	232
坐骨切痕	38
坐骨大腿靱帯	24, 122

■し

シェントン線	54
視覚的アナログスケール	74
自覚的脚長差	186
支持基底面	210
耳状面	18, 95
矢状面の観察指標	195
矢状面バランス	78

姿勢矯正鏡	203	上殿神経	35, 38, 130
姿勢の変化による股関節周囲筋活動	110	上殿動脈	40
四足動物	10	上殿皮神経	35
膝蓋骨の可動性	233	上被膜下動脈	41
膝蓋支帯	234	初期股関節症	236
主圧縮骨梁群	21	初期接地	179
重心	11	触診による制限因子の確認	166
重心移動	203	除痛理論	244
自由神経終末	35, 71	心因性疼痛	71
重心のコントロール	203	侵害受容性疼痛	71, 72
収束投射説	75	深屈曲テスト	98
修復過程	225, 241	神経学的抑制手技	158
重力	196	神経障害性疼痛	71, 72
腫脹	160	神経性拘縮	157
術創部への離開ストレス	168	進行期股関節症	236
受動的な要素	188	人工股関節置換術	241, 247
主引張骨梁群	21	人工骨頭置換術	219, 229
潤滑	49	深層外旋6筋	30
潤滑機構	50	身体重心	196
循環障害	160	伸展弛緩現象	94
循環の改善	168	真の股関節屈曲角度	123
衝撃吸収	49		
症候性大腿骨頭壊死症	40, 219	■す	
上後腸骨棘	15, 30	髄外型の整復	223
小骨盤	18	スカルパ（Scarpa）三角	16, 85
踵骨歩行	194	ステッピング動作	204
上前腸骨棘	14, 15	ストレッチング	160
上双子筋	30	スリング	202, 227, 247
小殿筋	30, 38, 86, 125, 200, 245		
小転子	22		

索引 (せ～た)

■せ

生活指導	237
制限因子の推察方法	164
成熟・再構築期	160
正常な運動軌跡	170
整復位	223
静歩行	210
生理的な骨盤前傾位	245
脊髄神経後枝外側枝	88
脊髄神経後枝内側枝	88, 94
脊髄神経の後枝内側枝	88
脊髄反射	158
脊柱起立筋	113
脊椎冠状面アライメント	82
脊椎矢状面アライメント	81
脊椎の側屈変形	186
脊椎の側屈や回旋	241
接触応力	245
前・後仙腸靱帯	95
線維化	156, 157
線維脂肪組織	19
線維軟骨	19
前額面の観察指標	195
仙棘靱帯	95
仙結節靱帯	30, 95
前後傾中間位	241
前股関節症	236
仙骨	30
仙骨耳状面	95
仙骨神経叢	35, 38
全人工股関節置換術	239
前仙腸靱帯	95
尖足変形	194
尖足歩行	194
仙腸関節	17, 93, 95
仙腸関節障害に伴う股関節痛	95
仙腸関節性疼痛	97
仙腸関節の拘縮改善	104, 132
仙腸関節由来の梨状筋症候群	129, 131
仙腸関節を支配する神経	96
前殿筋線	30
先天性拘縮	157
先天性股関節脱臼	14, 236
前捻角	22, 123, 241, 247
前方インピンジメントテスト	251
前方開角	241
前方関節包	22
前方脱臼	231
前遊脚期	180

■そ

早期	168
創傷治癒過程	161
増殖期	160
総腓骨神経	39
創部の滑走練習	230, 247
足圧中心	196
足角	177
足関節底屈拘縮（尖足変形）	194
足関節背屈拘縮	194

側縫線	115	大腿骨転子間外反骨切り術	62
鼠径溝	14	大腿骨転子間線	25
鼠径靱帯	14, 126	大腿骨転子間内反骨切り術	62
鼠径部痛	251	大腿骨転子部骨折	168, 216, 221
組織間の滑走	168	大腿骨頭	16, 20, 26
組織間の滑走性改善	247	大腿骨頭壊死	232
組織の修復過程	160	大腿骨頭頚部移行部の骨隆起	251
疎性結合織	161	大腿骨頭靱帯（円靱帯）	19, 26
粗線	12	大腿骨頭靱帯動脈	40, 41
粗線内側唇	33	大腿骨頭脱臼度	54
		大腿骨頭被覆	17
■た		大腿骨の回旋	241
体幹の後傾	191	大腿骨の形状	12
体幹の前傾	191	大腿四頭筋	37, 126
大骨盤	18	大腿四頭筋腱	32
大坐骨孔	38	大腿四頭筋麻痺	191
代償運動	185, 242	大腿神経	32, 35, 38, 242
大腿筋膜張筋	15, 30, 38, 85, 102, 125, 166, 200	大腿神経障害	126
		大腿神経の滑走運動	128
大腿骨	20	大腿神経の前皮枝	35
大腿骨寛骨臼インピンジメント	61, 122, 249	大腿深動脈	40
大腿骨距	23	大腿直筋	32, 46, 87, 109, 113, 124, 128, 166, 200
大腿骨近位部	20		
大腿骨近位部骨折	216	大腿直筋短縮テスト	87
大腿骨頚部外側骨折	216	大腿直筋の深部での圧迫	126
大腿骨頚部骨折	22, 216, 219	大腿直筋反回頭	26
大腿骨頚部軸回旋	100	大腿動脈	40
大腿骨頚部内側骨折	216	大腿内側皮膚溝	14
大腿骨骨切り術	62	大腿二頭筋	34, 39, 109, 115
大腿骨粗線外側唇	34	大腿の屈筋	34

索引 (ち〜に)

大腿の伸筋	32
大腿の内転筋	32
大腿方形筋	23, 30
大腿方形筋枝の関節包枝	35
大殿筋	14, 27, 30, 38, 115, 202
大転子	16, 22, 30
大転子骨梁群	22
タイドマーク	49
大内転筋	28, 33, 34, 38
大腰筋	29
大腰筋腱	26
脱臼予防	230
ダッシュボード損傷	231, 233
多裂筋	15, 93, 103, 113, 116, 119
多裂筋の機能不全	116
多裂筋の反射性攣縮	88, 94, 113, 132
多裂筋の反復収縮	103
単脚支持期	177
短縮	157, 167
短内転筋	34, 38

■ち

恥骨	17
恥骨筋	32, 37, 38, 100, 110, 126, 191
恥骨筋線	33
恥骨結合	15, 33
恥骨結節	14
恥骨櫛	18, 33
恥骨上枝	25
恥骨大腿靱帯	24, 29, 122, 167
恥骨脱臼	231
中間広筋	128
中殿筋	28, 30, 38, 86, 103
中殿筋効率	21
中殿筋歩行	186
中殿皮神経	35
腸脛靱帯	30, 85
腸骨	17
腸骨下腹神経	35
腸骨下腹神経皮枝	35
腸骨棘	15
腸骨筋	29
腸骨結節	15
腸骨耳状面	95
腸骨鼡径神経	35
腸骨大腿靱帯	22, 24, 29, 31, 70, 122, 167
腸骨翼	15
腸骨稜	15, 30
腸骨稜外唇	30
腸骨稜切線	15
長内転筋	27, 32, 33, 38, 200
重複歩	177
腸腰筋	29, 84, 100, 109, 110, 113, 126, 191
腸腰筋血腫	126
腸腰筋の機能	200
腸腰筋の機能不全	116
腸腰靱帯	95, 119, 121
直頭	124
直立二足歩行	10, 176

■つ

椎間関節	88
椎間関節障害に伴う股関節痛	88
椎間関節障害の臨床所見	92
椎間関節の拘縮改善	132
椎間関節の椎間別疼痛発生部位	89
椎間関節由来の梨状筋症候群	132

■て

定形結合織	161
デュシャンヌ跛行	183
デルマトーム	98
殿筋筋膜	30
殿筋粗面	30
殿溝	14
転子窩	31
転子下骨折	217
転子窩前面外側	25
転子間線	22, 24
転子間部	22
転子間稜	23, 24, 31
転子部	20, 22

■と

動作の誘導	196
疼痛	160
疼痛誘発テスト	251
動歩行	210
倒立振子モデル	176
特発性大腿骨頭壊死	40

徒手筋力テスト	183, 198
トラッキング	68
トレーニング	201, 227
トレンデレンブルグ跛行	183

■な

内寛骨筋	27, 29
内側広筋	109, 128
内側大腿回旋動脈	40, 41
内腸骨動脈	40
内転筋群	87
内転筋結節	34
内反股	21
内閉鎖筋	30, 122
軟骨下骨	50
軟骨下骨質	237
軟骨基質	49
軟骨細胞	49
軟骨の圧縮と復元	50

■に

二次性股関節症	62
二次性大腿骨寛骨臼インピンジメント	247
二次性変形性股関節症	236
二足歩行	10
日本整形外科学会股関節機能判定基準	47
ニュートンテスト	98

索引 (は〜よ)

■は

パーステスト	130
バイオメカニクス	46, 62
肺機能障害	227
排痰練習	227
パチニ小体	35
薄筋	32, 38, 149
発痛物質	158
発痛物質の排泄	168
パトリックテスト	98
ハムストリングス	34, 46
反回頭	124
半腱様筋	32, 34, 39
反射性攣縮	112
ハンソンピン	219
反復収縮	128
反復性等尺性収縮	169
半膜様筋	34, 39

■ひ

ヒールロッカー	194
非活動性侵害受容器	72
皮下の滑走性	168
皮下の滑走性維持	160
尾骨	30
腓骨頭	34
膝関節拘縮	155, 234
膝関節伸展拘縮	192
皮切への機械的刺激	157
皮膚性拘縮	157
皮膚知覚領域への放散痛	112
皮膚のランドマーク	14
皮膚分節	98
ヒルトンの法則	112
ピンサー型	249

■ふ

不安定性	236
不安定な関節	68
フォアフットロッカー	194
フォース・カップル	113
副圧縮骨梁群	22
腹横筋	113, 116
腹横筋の機能不全	116
伏在神経	126
副引張骨梁群	22
副閉鎖神経	35
浮腫	160
浮腫管理	156
物理療法	237
フライベルグテスト	130
ブリッジ運動	202
プロテオグリカン	49
分界線	18

■へ

閉鎖孔脱臼	231
閉鎖孔部の圧痛	134
閉鎖神経	35, 242
閉鎖神経絞扼障害	134

閉鎖神経支配	32	モーメント	187
閉鎖神経皮枝	35		
閉鎖動脈	40	■や	
ペルテス病	40	薬物療法	237
片脚立位	204	ヤコビー線	15
変形性股関節症	57, 62, 236		

■ほ

■ゆ

縫工筋	15, 32, 37, 125, 126, 200	遊脚後期	180
方向制御によるトレーニング	201	遊脚初期	180
歩隔	177	遊脚相	177
歩行開始時の疼痛	244	遊脚中期	180
歩行訓練	207	床反力	196
歩行周期	177	癒着	156, 157, 167
歩行速度	193	癒着期	161
歩行の制御	189	緩みの肢位	167
歩行補助器具	209		
歩行パターン生成機構	189	■よ	
歩行評価	195	腰神経叢	35
ポリモーダル受容器	72, 73	腰椎前弯位保持	245
		腰仙椎部後弯域の拡大	103

■ま

前開き角	18	腰椎の後弯	191
摩擦係数	50	腰椎の前弯	191
末期股関節症	236	腰背筋膜	115
		腰背腱膜	30
		腰部変性後弯（LDK）	106, 109
		よちよち歩行	186

■め

メカニカルストレス	69, 244, 245
メカノレセプター	71

索引 (ら〜ろ)

■ら

ラグスクリュー	223
ランドマーク	14, 15
ランチョ・ロス・アミーゴ国立リハビリテーションセンター	179

■り

離開ストレス	168
梨状筋	30, 122, 171
梨状筋下孔	38, 130
梨状筋上孔	38, 129
梨状筋症候群	129, 131, 132
梨状筋単独の梨状筋症候群	132
立脚終期	179
立脚相	177
立脚中期	179, 204
流体潤滑	50
両脚支持期	177
輪帯	24

■る

ルフィニ小体	35

■れ

礫音	165
レバーアーム	242
攣縮	158, 160

■ろ

ローザー・ネラトン線	16
ロッカー機能	194
路面環境	211

索引 (#〜D)

■

α角 ······ 53, 61, 251

■ A

acetabular depth ratio ······ 54
acetabular head index ······ 53
acetabular labrum ······ 51
acetabular roof obliquity ······ 54
Adams 弓 ······ 21
adhesion ······ 156, 157
adhesional phase ······ 161
ADR ······ 54
AHI ······ 53, 239
AIIS ······ 252
AIIS impingement ······ 247
amplitude ······ 161
ankle rocker ······ 194
anterior impingement sign ······ 122
anterior inferior iliac spine: AIIS ······ 252
Anterior pelvic plane（APP）······ 77
APP ······ 77
ARO ······ 54, 107, 239

■ B

biomechanics ······ 46
bump ······ 251

■ C

C7 plumb line ······ 78
calcaneal gait ······ 194
calcar femorale ······ 23, 223
cam type ······ 249
cannulated cancellous screw（CCS）······ 219
CCS ······ 219
center-edge angle ······ 53
central pattern generator: CPG ······ 189
CE 角 ······ 53, 61, 107, 239, 249
Chiari 骨盤骨切り術 ······ 63
close-packed position ······ 191
combined anteversion ······ 241
compensate sagittal balance ······ 78
complex hip-spine syndrome ······ 76
contact force ······ 245
contractive phase ······ 161
counter-nutation ······ 95, 105
CPG ······ 189
crepitation ······ 165
cross link ······ 161
cross over sign ······ 251
Crowe 分類 ······ 54
Crowe らの分類 ······ 241

■ D

dashboard injury ······ 231, 233
decompensate sagittal balance ······ 78
deep flexion test ······ 98
dense connective tissue ······ 161
dermatomes: 皮膚分節 ······ 98
direct head ······ 32, 124
double limb support ······ 177

索引 (E〜P)

duck gait ... 186

■ E

early phase ... 160, 168
end feel: 最終域感 ... 164
Ender nail ... 221
entrapment neuropathy ... 126
equine gait ... 194
Evans 分類 ... 217
excursion ... 161

■ F

FABER テスト ... 251
facet joint ... 88
FAI ... 61, 122, 247, 249
femoral neck fracture ... 216
femoral trochanteric fracture ... 216
femoroacetabular impingement: FAI ... 61, 122, 247, 249
fibrosis ... 156, 157
flexion relaxation phenomenon ... 94, 110
forefoot rocker ... 194
Freiberg test ... 130

■ G

Gaenslen test ... 98
gait cycle ... 177
Garden 分類 ... 217
Gerdy 結節 ... 30
gluteus medius gait ... 186

■ H

hamstrings ... 34
Hansson pin ... 219
head-neck junction ... 145, 251
heel rocker ... 194
Hilgenreiner 線 ... 53
hip-spine syndrome ... 76

■ I

Ia 抑制 ... 169
ilioinguinal 進入法 ... 233
iliolumber ligament: ILL ... 121
ILL ... 121
impingement ... 21
inferior retinacular artery: IRA ... 41
initial contact ... 179
initial swing ... 180
IRA ... 41

■ J

Jacoby line ... 15
JOA ヒップスコア ... 47
Judet-Letournel 分類 ... 232

■ K

kinematics ... 46
kinetics ... 46
Kocher-Langenbeck 進入法 ... 233

L

late segmental collapse	41
lateral rapha	115
LDK	106
ligamentumteres artery: LTA	41
loading response	179
loose connective tissue	161
loose-packed position: LPP	122, 167
LPP	122
LTA	41

M

manual muscle test: MMT	183, 198
mechanoreceptor: 機械受容器	71
mid stance	179
mid swing	180
misdiagnosed hip-spine syndrome	76
mixed type	249
MMT	183, 198

N

Newton test	98
nutation	95, 104, 119

O

O'Malley 筋解離術	244
Ober テスト	85
obligate translation	69, 119, 121, 254, 257
offset	251
OKC	228
one cortex medial position	223
one point indication	74
one point indication sign	98
orbicular zone	24
overreduction（過矯正位）	223

P

Pace test	130
palmar indication	74
Patric test	98
Pauwels I	62
Pauwels II	62
Pauwels の静的平衡理論	56
pelvic incidence	80
pelvic morphologic angle: PR-S1	80
perceived leg length discrepancy: PLLD	186
pincer type	249
pistol grip deformity	251
PLF テスト	92, 255
PLLD	186
PM テスト	255
polymodal receptor	73
posterior lumbar flexibility test: PLF テスト	92
posterior wall sign	251
PR-S1	80
pre-swing	180
primary OA	106
proprioceptor	71

索引 (Q～Y)

■ Q

Quadriceps setting	234

■ R

Rancho Los Amigos National Rehabilitation Center: RLANRC	179
RAO	63, 246
rapidly destructive coxopathy: RDC	113
RDC	113
reflect head	32, 124
RLANRC	179
rocker function	194
Roser Nelaton line	16
rotational acetabular osteotomy: RAO	63, 246

■ S

sacroiliac joint	95
Scarpa 三角	16
sealing 機能	52
secondary hip-spine syndrome	76, 105
SFN	168, 221
Sharp 角	18, 53, 107, 239
Shenton 線	54
short femoral nail（SFN）	168, 221
shortening	157
SHS	168, 221
simple hip-spine syndrome	76
single limb support	177
sleeping fiber	72
sliding hip screw（SHS）	168, 221

SLR test	130
SMD	244
sourcil	54
SRA	41
Staffel の姿勢分類	106
stance phase	177
starting pain	244
stiffness	69
straight leg raising test: SLR test	130
stride	177
suction 機能	52
superior retinacular artery: SRA	41
surgical dislocation	253
swing phase	177

■ T

terminal stance	179
terminal swing	180
THA	239
Thomas テスト	84
tidemark	49
total hip arthroplasty: THA	239
tracking: 動き方、軌跡	68

■ V

VAS	74, 227
visual analogue scale: VAS	74

■ W

waddling gait	186

Ward's triangle 22
Weitbrecht 支帯 26, 41
wrap around 構造 134

■ X
X 線評価 53

■ Y
Y 状靱帯 25
Y 軟骨 17
Y 軟骨線 53

股関節拘縮の評価と運動療法

2019年12月25日	第1版第1刷発行
2023年 2月10日	第1版第3刷発行

- ■ 監修　　　　　林 典雄　浅野 昭裕
- ■ 執筆　　　　　熊谷 匡晃（くまがい ただあき）
- ■ イラスト　　　（株）Feeling Good　（有）スタジオ杉
- ■ 表紙デザイン　S. Katsumata
- ■ 本文デザイン　S. Katsumata
- ■ DTP　　　　　（株）Feeling Good
- ■ 編集　　　　　S. Katsumata
- ■ 発行者　　　　園部俊晴
- ■ 発行所　　　　株式会社 運動と医学の出版社
　　　　　　　　〒225-0011
　　　　　　　　神奈川県横浜市青葉区あざみ野1-7-1
　　　　　　　　ゴールドワンあざみ野2階B
　　　　　　　　URL: https://motion-medical.co.jp
- ■ 印刷所　　　　シナノ書籍印刷株式会社

ISBN978-4-904862-39-1

©motion-medical,2023.Printed in Japan

●本書に掲載された著作物の複写、複製、転載、翻訳、データーベースへの取り込み及び送信（送信可能権含む）・上映・譲渡に関する許諾権は、（株）運動と医学の出版社が保有します。

● JCOPY 〈出版者著作権管理機構 委託出版物〉
本書の無断複製は著作権法上での例外を除き禁じられています。
複製される場合は、そのつど事前に、出版者著作権管理機構の許可を得てください。
（電話 03-5244-5088、FAX 03-5244-5089、e-mail : info@jcopy.or.jp）

この書籍を読んだあなたにオススメの書籍

BOOK SELECTION

BOOK 01

▶ 拘縮シリーズより、待望の足関節編が発売！

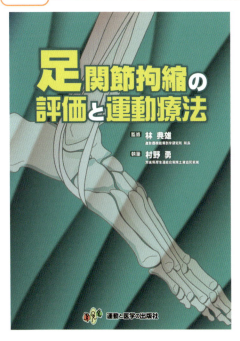

足関節拘縮の評価と運動療法

監修：林 典雄　執筆：村野 勇

第1章 関節拘縮の基礎知識

第2章 足関節の機能解剖

第3章 腫脹管理の重要性

第4章 足関節底屈可動域制限の評価と運動療法

第5章 足関節背屈可動域制限の評価と運動療法

第6章 症例提示

林典雄先生の「拘縮シリーズ」から待望の足関節編が発売！
本書最大の特徴は、超音波検査(エコー)から描出された画像が多く掲載され、そのうえで軟部組織の形態や位置関係が詳細に解説されていることです。病態がどのような状態で、徒手操作によってどのような効果が得られるか、これらを想像から可視化へと広げ、一気に治療成績をあげるチャンスが本書にはあります。
足関節外傷の基礎知識や機能解剖から応用的な評価と運動療法まで、足関節リハビリに関わるセラピストのためのバイブルが完成しました！

BOOK 02

▶ 術前・術後の膝関節リハビリテーションを学びたい方にオススメ！

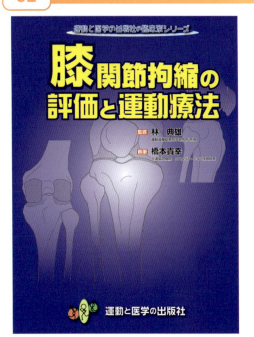

膝関節拘縮の評価と運動療法

監修：林 典雄　執筆：橋本 貴幸

第1章 関節拘縮の基礎知識

第2章 膝関節の機能解剖

第3章 腫脹・浮腫管理の重要性

第4章 膝関節屈曲制限の評価と治療

第5章 膝関節伸展制限の評価と治療

第6章 症例提示

大ヒット作「肩関節拘縮の評価と運動療法」「股関節拘縮の評価と運動療法」に続く、林典雄先生の「拘縮シリーズ」第3弾！
拘縮の治療概念は、全ての運動療法の基盤となります。本書では術前・術後における膝関節リハビリテーションの基礎と応用の全てが記されています。膝関節の屈曲・伸展制限の評価と治療だけでなく、腫脹・浮腫の管理について記されているため、術後のトータルマネジメントを学ぶ事ができます。また、豊富なイラストと写真でわかりやすく解説しています。膝関節の全てをこの一冊で学ぶことができます。

運動と医学の出版社の書籍は一流の臨床家が執筆しているので、臨床の現場で役立つ内容が沢山詰まっています。

＼ご購入はこちら／

www.motion-medical.co.jp

BOOK 03

▶肩関節のリハビリテーションを学ぶための必読書！

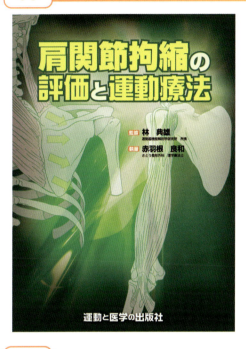

肩関節拘縮の評価と運動療法
監修：林 典雄　執筆：赤羽根 良和

第1章 肩関節の基礎知識
第2章 肩関節拘縮の基本評価
第3章 肩関節拘縮に対する基本的な考え方
第4章 筋攣縮と筋短縮との相違
第5章 筋が原因となる拘縮
第6章 肩関節上方支持組織の癒着が原因となる拘縮
第7章 関節包靭帯が原因となる拘縮
第8章 肩甲帯機能不全と肩関節可動域（拘縮）との関連

発刊以来、肩関節治療に関わる多くのセラピストに「読みやすい」「わかりやすい」と支持されロングセラー作となっています！肩関節のリハビリをどのように行ってよいかわからない、根拠を持って治せていない全セラピストが必ず読むべき本です。
運動器のリハビリテーションにおいてセラピストが求められている治療効果は、拘縮の改善と関節機能の回復に付随して疼痛を軽減および消失させることです。この本は、拘縮を円滑に除去するために必須の一冊となります！

BOOK 04

▶電子書籍で気軽に運動器疾患リハを学ぶ

Kindleシリーズ

▶Amazon Kindle ストアにて販売中

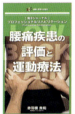 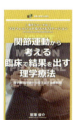 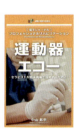
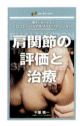 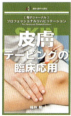 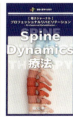

- 腰痛疾患の評価と運動療法
  赤羽根 良和（著）
- 関節運動から考える臨床で結果を出す理学療法
  宮澤 俊介（著）
- 運動器エコー：セラピストが臨床現場で活用するために
  中山 昇平（著）
- 肩関節の評価と治療
  千葉 慎一（著）
- 皮膚テーピングの臨床応用
  福井 勉（著）
- Spine Dynamics 療法
  脇元 幸一（著）

運動と医学の出版社では実際に臨床で結果を出している臨床家が執筆した書籍の一部を Kindle ストアにて出版しています。タブレットを中心に様々な電子機器で気軽に一流の臨床知見を得ることができます。

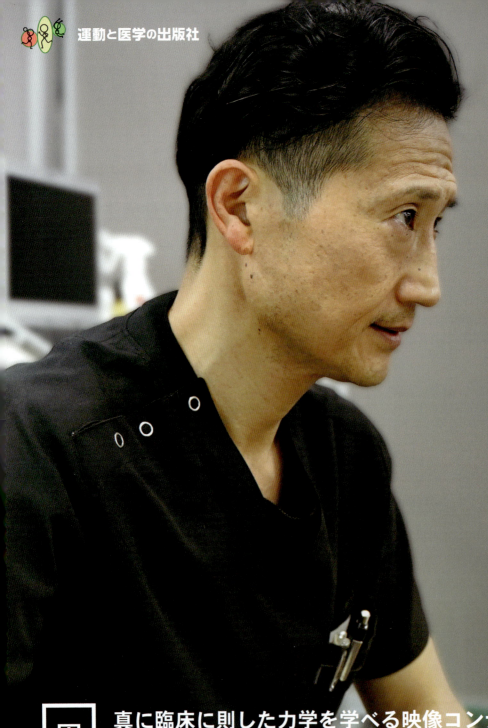

運動と医学の出版社

真に臨床に則した力学を学べる映像コンテンツ

園部俊晴の臨床

力学的推論シリーズ

治せるセラピストを目指す上で必須のスキルとは？

近年、様々な臨床知見を書籍・セミナーなどで得ることができるようになりました。特に、機能解剖学を中心に痛みを発している組織に対する知識・技術が広く普及するようになりました。

今やレベルの高い治療家を目指す上で必須のスキルとなっています。更に治せるセラピストを目指すために、何のスキルが必要でしょうか？

あなたは、臨床場面でこのような経験したことはありませんか？『治療後は、凄く楽になりました。』「でも…翌日には元に戻りました。」

なぜ痛みを発している組織に対してアプローチしているのに、戻ってしまうのでしょうか？それは、痛みの発している組織に対して、どのような「力学負荷」が加わって痛くなったという解釈が無いからです。つまり、治せるセラピストを目指す上で、『力学』は必要不可欠な要素なのです。

30年の臨床で培った究極の力学

私はあの伝説の理学療法士、入谷誠先生から力学の極意と無限の可能性を一番近くで学んできました。

その後、30年かけて結果の出せる『力学』アプローチを構築し、今では私の治療を受けに、数多くのプロスポーツ選手や患者が全国から集まるまでになりました。そんな私の臨床知見の一部は会員定額サービスのオリジナルコンテンツ『園部俊晴の臨床コース』や書籍『園部俊晴の臨床：膝関節』で解説しています。そしてこの度、より『力学』に特化したコンテンツを作成しました。

その名も『園部俊晴の臨床 - 力学的推論 -』シリーズです。

力学を極める3つのシリーズ

このシリーズでは『ベーシック編』『アドバンス編』『実技編』の3つで構成されています。まずは全ての基礎となる全14回の映像コース『ベーシック編（無料）』を受講することをオススメします。

そこで力学の基盤を整えたら、段階的に『アドバンス編』、『実技編』を受講することで、レベルの高い力学アプローチを体得する事ができます。

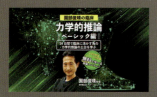

無料 ｜ 初～中級者向け ｜ 映像コース

ベーシック編

力学的推論の基礎と応用を全14回の映像の中で、動作分析からアプローチへの的確なつなげ方や、組織学的推論との連携方法を体得することができます。

- 1日目：力学的推論とは
- 2日目：力学的推論の実例
- 3日目：動作分析を仮説検証に活かす為に忘れてはならないこと
- 4日目：臨床推論の重要なトレーニング
- 5日目：スタティックモーメントの基本となる考え方
- 6日目：身体におけるスタティックな関節モーメント
- 7日目：歩行の概要を理解しよう！
- 8日目：歩行時の各関節の動き（矢状面）
- 9日目：ダイナミックなモーメントと筋活動
- 10日目：関節モーメントと筋活動の原則的概念
- 11日目：体幹アライメントの原則
- 12日目：動作分析の大原則
- 13日目：倒立振り子と理学療法の展開
- 14日目：病態と力学の融合があなたの臨床を加速的に成長させる

まずはここから！

無料視聴登録はこちら

運動と医学の出版社 公式LINEアカウント

LINE友だち登録で特典動画プレゼント！

園部先生が股関節の痛みを動画で解説!!

"股関節痛を発しやすい組織とその理由（股関節前方および内側の痛み）"

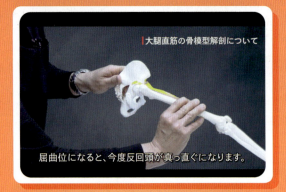
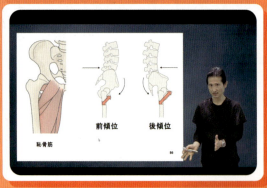

※ 特典映像は『園部俊晴の臨床コース』第5クールより一部抜粋

特典動画の視聴手順

ここから特典動画を視聴できます

1
スキャン
左のQRコードを読み取る

2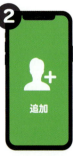
追加
「追加」ボタンで友だち追加

3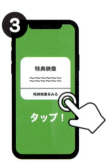
タップ！
送られてきたリンクをタップ！